健康科普指南

——医生健康科普必读

主编　郎景和

U0339447

中国科学技术出版社
·北　京·

图书在版编目（CIP）数据

健康科普指南：医生健康科普必读 / 郎景和主编 . — 北京 : 中国科学技术出版社 , 2020.3

ISBN 978-7-5046-8617-6

Ⅰ . ①健… Ⅱ . ①郎… Ⅲ . ①健康教育—科学普及—指南 Ⅳ . ① R193-62

中国版本图书馆 CIP 数据核字 (2020) 第 034827 号

策划编辑　焦健姿　费秀云
责任编辑　焦健姿
装帧设计　佳木水轩
责任印制　李晓霖

出　　版　中国科学技术出版社
发　　行　中国科学技术出版社有限公司发行部
地　　址　北京市海淀区中关村南大街 16 号
邮　　编　100081
发行电话　010-62173865
传　　真　010-62179148
网　　址　http://www.cspbooks.com.cn

开　　本　850mm × 1168mm　1/32
字　　数　228 千字
印　　张　11
版　　次　2020 年 3 月第 1 版
印　　次　2020 年 3 月第 1 次印刷
印　　刷　北京威远印刷有限公司
书　　号　ISBN 978-7-5046-8617-6 / R · 2508
定　　价　39.80 元

健康科普指南

——医生健康科普必读

主　编　郎景和

副主编　杨维中　胡大一　袁　钟

彭南燕　支修益　王立祥

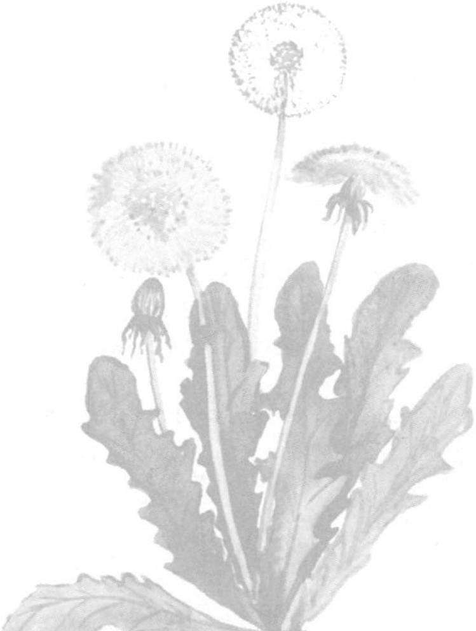

编委会名单

杨秋兰（健康报社　副总编辑）
余可谊（北京协和医院骨科　副教授）
陈　伟（北京协和医院临床营养科　教授）
陈　罡（北京协和医院肾科　主治医师）
林国乐（北京协和医院基本外科　教授）
罗会明（中国疾病预防控制中心研究生院　副院长）
赵之心（原北京体育学院　教师）
赵立新（中国科协创新战略研究院　副院长）
郝凤桐（首都医科大学附属北京朝阳医院职业病与中毒医学科　主任医师）
袁　月（搜狐媒体总监　搜狐健康主编）
袁　钟（中国医师协会医学人文分会　副主委）
聂文涛（百科名医网　首席运营官）
徐晓峰（上海全景医学影像诊断中心　主任医师）
曹　彬（中日友好医院呼吸与危重症医学科　教授）
彭南燕（中国协和医科大学出版社　编审）
韩　英（中国人民解放军总医院第七医学中心消化科　教授）
谭先杰（北京协和医院妇产科　教授）
谭淑平（北京回龙观医院精神医学研究中心　教授）
魏　玮（中国中医科学院　首席研究员、教授）

内容提要

编者着眼于国家“健康中国行动”的各项任务，以《国务院关于实施健康中国行动的意见》中提出的重大疾病防控内容为重点，将众多专家多年做健康科普的成功经验汇集总结成册，编写了《健康科普指南——医生健康科普必读》。本书通过实际案例介绍及相关专业健康科普要点阐述，帮助健康科普主力军——广大医务工作者掌握更多的健康科普方法和经验，知晓健康科普的各种形式，进一步了解群众需要什么样的健康科普知识，如何写好健康科普文章，如何通过电视、网络、视频等媒体平台做好健康科普演讲，如何在日常诊疗工作中做好健康科普工作，进而灵活运用到实际工作中，提升广大医务工作者从事健康科普的能力、效率和内容创作水平，真正做到将日常临床诊疗工作重心前移到以预防为主的工作中，为提升全民健康素养水平，实施健康中国行动而努力！

序

党中央、国务院发布的《“健康中国 2030”规划纲要》提出了健康中国建设的目标和任务。党的十九大作出实施健康中国战略的重大决策部署，强调坚持预防为主、防治结合，倡导健康文明生活方式，预防控制重大疾病。

目前，我国慢性病高发，新发再发传染病时有流行，伤害发生率仍维持在较高水平。在疾病谱中，心脑血管疾病、癌症、慢性呼吸系统疾病、糖尿病等慢性非传染性疾病仍占主导地位，居民健康知识知晓率偏低，高热量饮食、缺乏运动锻炼、吸烟、过量饮酒等不健康生活方式较为普遍。因此，引导群众建立正确健康观，面向家庭和个人普及预防疾病、早期发现、紧急救援、及时就医、合理用药等维护健康的知识与技能很重要。

中国科协先后在全国范围组织开展了 10 次科学素养调查，公众回答最感兴趣的科技信息排在首位的一直是“医学与健康”。2015 年以来，中国科协联合百度数据研究中心，对网民科技搜索行为进行了分析。分析研究报告表明，医学与健康领域的科普知识一直是网络上公众关注的最大热点。由此可见，公众对健康知识的需求在日益增长。

普及健康科普知识的主力军应该是广大医务工作者。他们在医疗卫生第一线工作，每天接触大量的患者或咨询者，无论是在医院、还是防疫站或社区，都是健康知识普及的最佳场所。此外，在全媒体时代的当下，很多医生都会踊跃参与各类科普讲座、科普文章写作、电视演讲及短视频、抖音拍摄等活动，这对宣传、普及健康知识起到了非常积极的作用。实际工作中，由于医务人员长期按照专业化训练和思维方式开展医务工作，而面对普通群众，就是那些对健康科普知识有需求但缺乏医学专业知识的人群，开展健康科普工作时，如何将权威、科学、适用的健康科普知识交给广大群众，如何将深奥的医学专业知识通过浅显易懂的通俗语言表达出来，这些问题都需要通过思维转化或换位思考等方式来解决，需要历练和科普技能培训，才能使普通群众听得懂、学得会、用得上，才能从真正意义上做好健康促进工作。

在健康科普工作中，应依据公众关注的热点，介绍科学事实和医学基本知识，应反映学术界现有共识的成熟观点，学术界尚在争论的观点不应作为公众健康教育的内容。可采用多种写作形式，如问答式、简述式、卡片式、叙事式、趣味式等，将健康科普内容清晰地表达出来。因此，尽快提升健康科普的主力军——广大医务工作者从事健康科普的能力、效率和内容创作水平，开展对医务人员进行相关科普能力和方法培训，显得尤为紧迫和重要。

《国务院关于实施健康中国行动的意见》中要求强化医疗卫生机构和医务人员开展健康促进与教育的激励约束。本书的出版可为广大医务工作者进一步提高健康科普技能提供帮助。

本书由国家卫健委权威医学科普项目参与执行单位、十年来一直专注于权威医学科普内容创作与传播的百科名医网组织编写，邀请了中华预防医学会、中国健康教育中心、健康报社、中国科协创新战略研究院、中国医师协会、北京协和医院、解放军总医院、中日友好医院、北大人民医院等单位的老中青优秀健康科普专家共同参与编撰。主编郎景和院士不仅在妇产科专业领域有很深的造诣，在健康科普领域亦是开拓者，曾编写过30余种健康科普图书。参与本书编写的专家大都在健康科普领域有独到的建树和突出的成就。

编者从群众健康需求的实际出发，结合自身的研究成果和心得，详细解答了百姓想听、想了解的相关问题。本书汇集了众多优秀健康科普专家多年做科普的经验，可以帮助广大医务人员进一步了解群众需要什么样的健康科普知识，如何写好健康科普文章，如何通过电视、网络、视频做好健康科普演讲，如何在日常诊疗工作中做好健康科普工作。通过提升医务人员健康科普能力与水平，为广大群众提供更多科学、适用的健康科普信息，指导广大群众树立正确的健康观念、培养健康的生活方式，进一步强化“每个人是自己健康的第一责任人”的自觉性，为实现健康中国而努力！

王陇德

2019年12月25日

前 言

常常在手术结束后，回到那间“坐拥书城、风铃摇曳”的办公室小憩。闭上眼睛，让清风徐来，听风铃的召唤、风铃的指引、风铃的吉祥、风铃的祈福。美妙的风铃声，好似谁与我进行灵魂对话，又好似医生与谁进行灵魂对话——“我们不能保证治好每个病，但保证好好治疗每个病”。

患者一个又一个，手术一台又一台，我们如何对话？面对不同的患者，同样的内容有多种表述方法，正如吴阶平先生所言“医生要会看病、会说话”。对工人、农民、干部，不应使用同一种表述方法；对老人、妇女、儿童，更不能用同样的沟通方式。要达到吴阶平先生所言的水平，就必须经常读书，特别是自己专业以外的书，如哲学、伦理学、史学、心理学、文学等方面的书。

采用多种方法与患者沟通也是健康科普的基本能力。如今，健康科普的呈现形式很多，如游戏、动漫、叙事、戏剧、电影、电视、小说等。我的学生谭先杰就曾另辟蹊径地以传统章回体形式写健康科普文章，这也是一种呈现形式。这次编写《健康科普指南——医生健康科普必读》，集合了杨维中、胡大一、支修益、王立祥、于健春、于康、陈伟、罗会明、赵之心、孙晓红、马小军、陈罡等众多优秀的健康科普专家。他们着眼于“健康中国行动”的各项任务，尤其是健康科普任务，借鉴国际先进经验和成熟的规范，总结自身及国内学者的相关工作经验，整理出一系列规范和共识，最终汇集编撰成册。本书既传播实用知识又渗透价值观，既传播科普知识又传播优秀传统文化，真正做到兼顾传播科学知识与提高科学素养，相信对广大医务人员提升健康科普能力与水平有所帮助。

很高兴成为本书编写工作团队的一员，感谢大家的辛勤付出，希望我们的劳动能结出丰硕果实。

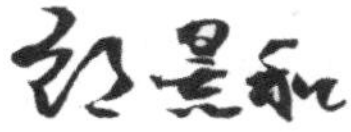

2019 年 12 月 24 日

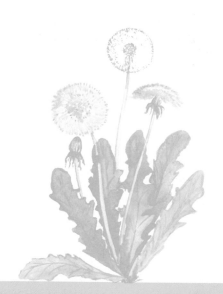

目　录

上篇　健康科普战略篇

中篇　健康科普实例篇

上篇

健康科普

战略篇

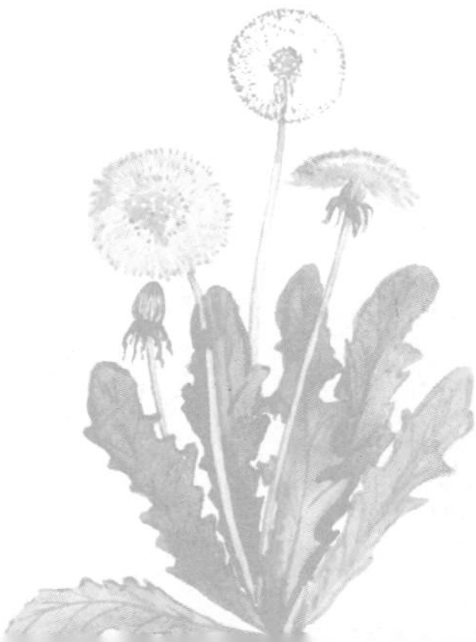

第1章 我国健康与疾病现状和趋势

一、健康科普相关概念

1. 健康

世界卫生组织将“健康”（health）定义为：身体上、心理上和社会适应上的完好状态，而不仅仅是没有疾病或者虚弱。该定义是现代关于健康的较为完整的科学概念，体现了积极健康观，身体、心理和社会适应三者互相联系、紧密依存，构成了健康的三个维度。

2. 疾病

疾病（disease）的概念随着人类对疾病认识水平的不断提高以及疾病本身的发展而变化。目前一般认为，疾病是机体在内外环境中一定致病因素的作用下，因稳态破坏而发生的内环境紊乱和生命活动过程异常。

3. 亚健康

亚健康（sub-health）的概念最早由苏联学者布赫曼教授于20世纪80年代中期提出，是指人体除了健康和疾病状态外，还存在介于两者之间的第三种状态，也称潜病状态、病前状态、亚临床状态、灰色状态等，现在一般称为亚健康。亚健康是相对于健康状态提出的，它是指机体在内外环境的不良刺激下引起心理、生理发生异常变化，但尚未达到明显病理性反应的程度。从生理学角度来讲，就是人体各器官功能稳定性失调，但尚未引起器质性损伤，医学上称为慢性疲劳综合征（chronic fatigue syndrome，CFS）。

4. 公共卫生

1920 年，耶鲁大学公共卫生系创始人查尔斯·温斯洛（Charles-Edward A. Winslow）将公共卫生（public health）定义为“通过有组织的社区努力来预防疾病、延长寿命、促进健康和提高效益的科学与艺术”。1988 年，美国国家医学研究院指出：“公共卫生就是社会为了保障国民能够获得健康生活的条件和环境而进行的一切群体性活动。”2003 年，中国国务院副总理兼卫生部部长吴仪在全国卫生工作会议上对公共卫生定义为：“公共卫生就是组织社会共同努力，改善环境条件，预防控制传染病和其他疾病流行，培养良好卫生习惯和文明生活方式，提供医疗服务，达到预防疾病、促进人民身体健康的目的。”

5. 发病率

发病率（incidence rate）指一定期间内，一定范围人群中某病新发生病例出现的频率。发病率是疾病流行强度的指标，反映疾病对人群健康影响的程度，发病率高对人群健康危害大。常用于描述疾病分布，探索病因及评价防治措施效果等。其计算公式为：

$$\text{发病率}=\frac{\text{一定时期内某人群中某病新病例数}}{\text{同期该人群暴露人口数}}\times K$$

K=100%，1000‰，10 000/ 万，100 000/10 万等

6. 患病率

患病率（prevalence）也称现患率，是指某特定时间内总人口中某病新旧病例所占的比例。患病率可根据观察时间的不同分为时点患病率和期间患病率。时点患病率的观察时间一般不超过一个月，而期间患病率所指的是特定一段时间，通常为几个月，但调查时间应尽可能短，以免季节、温度等影响患病率的因素发生变化。计算公式为：

$$\text{时点患病率}=\frac{\text{某一时点某人群中某病新旧病例数}}{\text{该时点人口数}}\times K$$

$$\text{期间患病率}=\frac{\text{某观察期间某人群中某病新旧病例数}}{\text{同期的平均人口数}}\times K$$

K=100%，1000‰，10 000/ 万，100 000/10 万等

7. 死亡率

死亡率（mortality rate）表示在一定期间内，某人群总死亡人数（或死于某病的患者数）在该人群中所占的比例，是测量人群死亡危险最常用的指标。其分子为某人群某时期死亡人数，分母为该人群同期平均人口数。死亡率是反映一个人群总死亡水平的指标，用于衡量某一时期某地区人群死亡危险性的大小。死亡专率可提供某病死亡在人群、时间、地区上变化的信息，用于探讨病因和评价防治措施。计算公式为：

$$\text{死亡率}=\frac{\text{某人群某时期内总死亡人数}}{\text{该人群同期平均人口数}}\times K$$

K=100%，1000‰，10 000/ 万，100 000/10 万等

8. 病死率

病死率（case fatality rate）表示一定时期内因某病死亡者占该病患者的比例，表示某病患者因该病死亡的危险性。病死率表示确诊某病者的死亡概率，可反映疾病的严重程度，也可反映医疗水平和诊治能力，常用于急性传染病，较少用于慢性病。病死率受疾病严重程度、诊断与治疗水平以及病原体毒力等因素影响。计算公式为：

$$病死率=\frac{某时间内因某病死亡人数}{同期某病的患者数}\times 100\%$$

9. 期望寿命

期望寿命（life expectancy）是指同时出生的一代人活到 X 岁时，尚能生存的平均年数。一般来说，随着 X 的增大，期望寿命会减少，但在较高婴儿死亡率的国家，“1—　”岁组期望寿命反而可能高于“0—　”岁组期望寿命。

10. 健康期望寿命

健康期望寿命（health life expectancy）是将期望寿命分成良好健康状况和较差健康状况两种情况，同时考虑年龄组死亡率与年龄组患病率，以良好健康状况下的期望寿命来反映人群健康状况。

二、传染病

中华人民共和国成立之初，我国的天花、鼠疫、霍乱、痢疾、伤寒、麻疹、白喉、百日咳、流脑、腮腺炎、血吸虫、黑热病、出血热、钩虫病、乙脑、斑疹伤寒、疟疾、麻风、猩红热等传染病肆虐流行，严重危害人民群众的健康。70 年来，我国政府高度重视传染病的防治，陆续出台一系列方针政策和法律法规，组织全国力量进行传染病防治，取得了举世瞩目的成就。传染病大规模的暴发、流行已经非常少见，大多数法定管理传染病发病和死亡水平迅速下降，已较长时期维持在低水平。天花被消灭，脊髓灰质炎、丝虫病、麻风病、新生儿破伤风陆续被消除。麻疹、白喉、百日咳、流脑、乙脑、甲肝、腮腺炎、风疹、结核病等疫苗针对疾病发病均大幅减少并维持在极低水平。儿童乙肝感染率和发病率均明显下降，达到控制的阶段性目标。霍乱、痢疾、伤寒等肠道传染病，钩端螺旋体病、血吸虫病等自然疫源性传染病，斑疹伤寒、疟疾、黑热病等虫媒传染病发病率降至历史最低，有的接近消除水平。传染病死亡在死因顺位中从第一位降到第十位，传染病防治的成效对提高中国人民的健康水平和期望寿命贡献巨大。

我国传染病预防与控制工作取得了举世瞩目的成就，但仍然面临着传统传染病死灰复燃、新发传染病不断出现的双重风险，其危害不仅仅是造成疾病的传播和流行，往往还会造成巨额经济损失和社会混乱动荡，威胁国家安全和政府执政公信力。18 世纪欧洲肺鼠疫的流行，造成整个欧洲 1/4 人口（约 8000 万人）的死亡。1958 年，毛泽东主席在其著名的七律诗《送瘟神》中吟到“千村薜荔人遗矢，万户萧疏鬼唱歌”，是对我国血吸虫病危害性的一个真实写照。2003 年，由 SARS 冠状病毒引起的传染性非典型肺炎疫情在广州、北京等地暴发，国家统计局的数据指出，由于“非典”造成的不利影响，2003 年第二季度中国第三产业增长速度只有 0.8%，估计“非典”对中国经济全年的损失约为 0.8 个百分点。

随着经济社会的发展、人口流动日益频繁、气候和生态环境变化、国际人员和物质交流频繁、病原微生物变异及耐药、人们行为方式改变等因素的影响，传染病在医院内的感染和传播依然严重，部分重点传染病尚未得到有效控制，一些已经基本控制的传染病死灰复燃，一些新的传染病不断出现，病原体耐药增多，一些跨省界、跨国界的传染病流行风险不断增大，媒介生物传染病和人畜共患病出现了扩散趋势，传染病防控工作出现了新挑战。另一方面，我国幅员辽阔，生态环境变化巨大，社会经济发展水平、疾病种类及防控能力等区域差异较大，区域间传染病防控工作及成效不平衡、不充分。传染病暴发对生产、生活秩序的冲击和对社会、经济的危害往往出人预料。2019 年 12 月首发于武汉的新型冠状病毒肺炎疫情，是新中国成立以来在我国发生的传播速度最快、感染范围最广、防控难度最大的一次重大突发公共卫生事件。

国内外实践证明，在疫苗接种有效防控传染病过程中，随着疫情受到有效控制似乎必然会出现“疫苗犹豫”甚至“疫苗抵制”、社会对疫苗和预防接种的不理解与恐慌，医务人员对疫苗认识的偏差等，导致疫苗接种率下降，成为相应传染病再度回升的危险因素。

（一）疫苗可预防传染病

1. 免疫规划疫苗可预防传染病

我国免疫规划体系持续平稳运行，绝大多数疫苗对疾病总体发病率的控制效果良好。2007 年，国务院决定实施扩大免疫规划，国家免疫规划疫苗从5种增加至14种，由过去的“5苗防 7 病”增加到“14 苗防 15 病”。2013 年以来，国家免疫规划疫苗接种率以乡为单位实现了 90% 的目标，并持续保持在较高水平。通过普及儿童免疫，减少疫苗针对疾病的发病和死亡，疫苗可预防传染病的发病并使其处于历史较低水平。我国 2000 年实现了无脊髓灰质炎（脊灰）目标，将持续维持无脊灰野病毒传播态势，直至全球实现消灭目标。麻疹、风疹等传染病的发病持续保持较低水平，进入疾病消除前阶段。2019 年 12 月，国家实施《中华人民共和国疫苗管理法》，对疫苗研制、生产、监管、流通与接种服务等环节提出了明确的要求，有利于进一步保障疫苗质量和接种服务水平。此外，《疫苗管理法》明确提出建立国家免疫规划专家咨询委员会，为我国疫苗接种政策的优化和决策机制提出了制度安排。

以乙型病毒性肝炎为例，1992 年我国人群乙肝病毒表面抗原（HBsAg）流行率为 9.75%，在＜ 5 岁的儿童中，HBsAg 流行率为 9.67%。为有效控制乙肝新发感染，我国制定并实施以乙肝疫苗接种为主的综合防控措施，1992 年将乙肝疫苗纳入儿童计划免疫管理，2002 年将乙肝疫苗纳入儿童免疫规划（疫苗免费），并于 2005 年实现新生儿乙肝疫苗接种全部免费。

2009—2011 年，在全国范围内对 1994—2001 年出生人群实施了乙肝疫苗查漏补种。随着免疫策略不断完善，儿童乙肝疫苗接种率不断提高并保持较高水平，随着综合防控措施的落实，儿童乙肝病毒感染得到有效控制。＜ 5 岁儿童的 HBsAg 流行率下降到 2014 年的 0.32%，下降了 97%，提前实现了世界卫生组织西太平洋地区的区域乙肝防控目标。

2. 非免疫规划疫苗可预防传染病

除了国家免疫规划疫苗，我国还有部分疫苗未纳入国家或地方免疫规划，这些疫苗主要靠公民自费自愿接种，如流感疫苗、肺炎球菌疫苗、B 型流感嗜血杆菌疫苗、肠道病毒 EV-71 疫苗、轮状病毒疫苗、水痘疫苗、带状疱疹疫苗、人乳头瘤病毒（HPV）疫苗等，这些疫苗的接种率相对较低，未来期望国家能逐步增加公共卫生投入，将更多新型、有效的疫苗纳入国家免疫规划，降低相应传染病的发病率和死亡率。

以流感为例，流感是由流感病毒引起的一种急性呼吸道传染病，流感病毒其抗原性易变，传播迅速，每年可引起季节性流行，导致 5% ～ 10% 的成人和 20% ～ 30% 的儿童罹患流感。中国最新一项研究显示，2010—2011 年和 2014—2015 年，全国平均每年有 8.8 万（95%CI　8.4 ～ 9.2）例流感相关呼吸系统疾病超额死亡，占呼吸系统疾病死亡的 8.2%（95%CI　7.8 ～ 9.6）；60 岁及以上老人的流感相关超额死亡占全人群的 80%。国家卫生健康委员会制定了“强化监测预警、免疫重点人群、规范疫情处置、落实医疗救治、广泛宣传动员”的防控策略，然而，我国流感疫苗接种率低，每年仅 1% ～ 3%。按照《健康中国行动（2019—2030 年）》计划，将来要着力推动儿童、老人、慢性病患者等高危人群，在每年流感流行季节前接种流感疫苗，扩大高危人群免费接种流感疫苗的政策地区，提升高危人群的流感疫苗覆盖率，降低流感疾病负担。

（二）其他传染病

艾滋病、血吸虫病、疟疾、丙型肝炎与诺如病毒感染、猩红热、肠道病毒 EV-71 外的其他病原感染引起的手足口病、性病、包虫病、恙虫病、土源性寄生虫病等，目前无有效疫苗，我国主要通过监测、药物治疗、非药物公共卫生干预措施等，控制其传播和蔓延。疟疾消除和血吸虫病消除已列入国家行动计划，分别计划于 2020 年和 2030 年实现消除目标。以血吸虫病为例，2006 年，国务院颁布实施《血吸虫防治条例》。经过近十几年采取的联防联控、人畜同步防治、改善生产生活环境和方式等综合治理，全国已于 2015 年达到血吸虫病传播控制标准，58.4% 的血吸虫病流行县（市、区）已达到消除标准（263/450）。到 2017 年终于有 12 个省（直辖市、自治区）的 450 个血吸虫病流行县中的 368 个（81.78%）达到了血吸虫病消除或传播阻断标准，82 个（18.22%）达到传播控制标准。艾滋病防治工作也取得显著成效，输血途径传播基本阻断，经静脉注射吸毒、母婴途径传播得到有效控制，抗病毒治疗工作取得明显成效。2019 年 1—10 月，全国共检测 2.3 亿人次，新报告发现 HIV 感染者 13.1 万例，新增加抗病毒治疗 12.7 万例，全国符合治疗条件的感染者接受抗病毒治疗比例为 86.6%，治疗成功率为 93.5%。截至 2019 年 10 月底，全国报告存活感染者 95.8 万，整体疫情持续处于低流行水平。新报告感染者中，异性性传播占 73.7%，男性同性性传播占 23.0%；疫情分布不平衡，波及范围广泛，影响因素复杂多样，防治形势仍然严峻。

鼠疫、霍乱、炭疽、黑热病、人腺病毒感染和人呼吸道合胞病毒感染等传染病在我国长期以散发、地方性流行和暴发形式存在，2019 年 11 月北京发现内蒙古自治区输入的肺鼠疫散发病例也受到了极大关注，这些疾病以暴发应对和疫情控制为主。

此外，我国自 2003 年以来，几乎每年都有突发新发传染病的发生、发现，如 2003 年 SARS 疫情、2005 年在四川等地发生的人感染猪链球菌病、2009 发现的发热伴血小板减少综合征、2013 年人感染 H_7N_9 禽流感疫情、人感染 $H_{10}N_8$ 禽流感疫情、2014 年人感染 H_5N_6 禽流感疫情、2015 年中东呼吸综合征输入疫情，2016 年寨卡病毒病、黄热病和裂谷热输入疫情，2017 年非洲锥虫病、艰难梭菌病、伊科普马病毒病的发现，2018 年人感染 H_7N_4 禽流感、伪狂犬病等。在已发现的 40 余种突发新发传染病的病原体种类中，病毒性疾病所占比例最大（约 62%）；宿主种类呈现多样性，其中，动物源性疾病所占比例较高（大于 60%）；疾病传播途径复杂，部分突发新发传染病有多种传播途径。

三、非传染病

（一）慢性非传染性疾病现状及变化趋势

根据我国居民近十年死因谱变化趋势分析结果，2017 年前十位死因疾病分别为：恶性肿瘤、心脏病、脑血管疾病、呼吸系统疾病、伤害、内分泌营养代谢疾病、消化系统疾病、神经系统疾病、泌尿生殖系统疾病和传染病。其中，神经系统疾病和内分泌营养代谢疾病的标化死亡率较 2005 年上升幅度较大，分别为 21.45% 和 10.58%。

慢性病危险因素居高不下或呈上升趋势，对慢性病控制造成严重威胁，吸烟、过量饮酒、环境污染、蔬菜水果摄入不足、糖摄入过多、运动不足、睡眠不足等因素与心脑血管疾病、癌症、糖尿病、慢性呼吸系统疾病等慢性病密切相关。此外，患慢性非传染病等基础疾病的人，一旦感染传染病病原，其很容易发生并发症或原有基础性疾病的恶化，负担更为严重，所以应强化“联防联控”——慢性病患者的传染病预防控制工作，比如可以将接种流感、肺炎链球菌等疫苗作为预防控制慢性病的适宜技术。

研究显示，2013 年中国居民期望寿命为 75.7 岁，其中男性为 73.2 岁，女性为 78.5 岁，如果各类因素按照历史趋势发展，到 2030 年，我国居民期望寿命预计将达到 79.0 岁，其中男性为 76.3 岁，女性为 82.1 岁，与 2013 年相比，期望寿命分别提高了 3.3 岁、3.0 岁和 3.6 岁。根据世界卫生组织提出的慢性病控制自愿性目标，对血压、血糖、血脂和吸烟等多种危险因素加以控制，到 2030 年，如果全部危险因素控制目标均达标，中国居民期望寿命将达到 81.7 岁，比 2013 年提高 6.0 岁。如果只对单个危险因素加以控制，对居民期望寿命影响最大的是血压，其次为吸烟。如果 2030 年中国成人高血压发病率较 2013 年减少 25%，居民期望寿命将达到 80.6 岁，较 2013 年提高 4.9 岁。其次为控制吸烟，如果到 2030 年中国 15 岁及以上人群吸烟率相比 2013 年减少 30%，居民期望寿命将达到 79.7 岁，比 2013 年提高 4.0 岁。

（二）伤害现状及变化趋势

伤害严重影响人群健康。2017 年，我国人群伤害总死亡率为 47.32/10 万，伤害导致的死亡人数约 65.78 万人，占全部人群死亡总数的 7.19%，高于传染性疾病、母婴及营养疾病所造成的死亡总和。伤害是我国 1—44 岁人群的第一位致死原因，其中溺水是我国 1—14 岁儿童第一位死因，道路交通伤害是我国 15—44 岁人群第一位死因，我国老年跌倒死亡率开始呈现上升趋势，是我国 65 岁及以上老年人首位伤害死因。

根据我国生命质量影响分析研究发现，影响生命质量前五位疾病为颈部疼痛、抑郁症、其他原因导致的听力损失、下背痛及脑血管疾病。与 2005 年相比，脑血管病、慢性阻塞性肺疾病和其他原因导致的听力损失等对生命质量的影响增幅较大，分别增长 70.1%、23.3% 和 21.6%。

（三）心理健康与精神卫生

我国作为全球人口最多的发展中国家之一，多年来经济快速发展，家庭结构和生活方式发生了巨大变化，影响人们身心健康的多种因素持续存在，抑郁症、焦虑障碍等常见精神障碍患者有增加趋势，精神障碍的疾病负担相对增加。国家严重精神障碍信息系统数据显示，截至 2019 年 9 月底，全国在册患者 614 万人，其中绝大多数患者无劳动能力，需长期服药治疗和监护照料，成为各地因病致贫、因病返贫的重要因素。

四、健康相关因素

21 世纪伊始，对现行医学模式的探讨使人们再次审视人类健康的影响和决定因素，重新调整医学的工作范围和实践模式。年龄、性别、遗传、生活方式、社区网络、农业、食品、教育、工作环境、医疗、卫生、住房、法律、政策、社会、文化、经济和自然环境等，都与人类健康有关（图 1-1），医疗卫生服务系统只是其中一部分。除了卫生服务体系，我们必须充分重视其他的健康决定因素，并采取相应措施。归纳起来，影响健康的主要因素包括如下四大类。

1. 行为生活方式因素

个体的不良行为生活方式能够直接或间接对健康造成不利影响，如吸烟、不合理膳食、缺乏体力活动这 3 种危险因素能导致冠心病、2 型糖尿病、恶性肿瘤、肺部疾病这 4 类慢性非传染性疾病的发生。

2. 环境因素

包括自然环境，如阳光、空气、水、土壤、气候、地理等

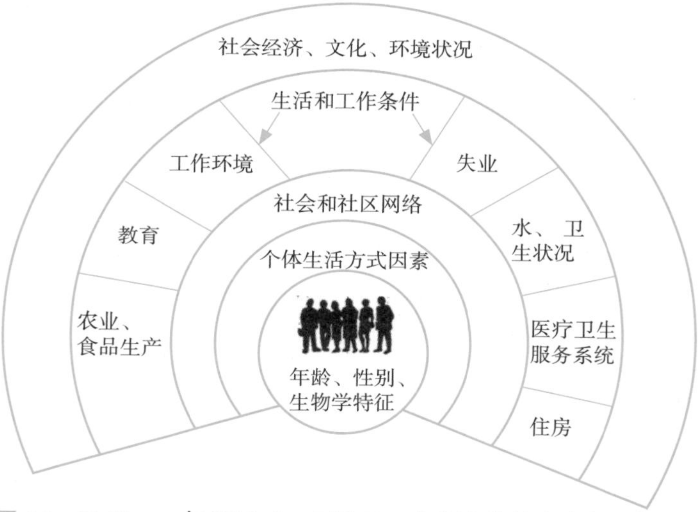

图 1-1　**Dahlgren 与 Whitehead 于 1991 年提出的健康决定因素模型**

人类赖以生存的物质基础；社会环境，如政治制度、经济条件、法律、文化、教育、人口、民族、职业、风俗、社会发展等。

3. 生物学因素

包括病原微生物、遗传、生长发育、衰老、个体生物学特征等。

4. 医疗卫生服务体系

内容包括对人群进行健康教育、开展预防接种、妇幼保健、定期体检、提供基本医疗药物等措施；有效、可及、可负担的卫生服务能保护和促进公众健康。医疗机构与公共卫生机构都是保护和促进公众健康的专业机构。临床医生在承担针对个体治疗疾病责任的同时，也承担着提高公众健康素养、预防疾病的重任。

（杨维中　罗会明　冯录召）

参考文献

[1] World Health Organization. Constitution of WHO: WHO remains firmly committed to the principles set out in the preamble to the Constitution. [2019-12-11]. https://www.who.int/about/who-we-are/constitution.

[2] 石明隽 . 病理生理学 . 成都：四川大学出版社，2017.

[3] Van Houdenhove B, Kempke S, Luyten P. Psychiatric aspects of chronic fatigue syndrome and fibromyalgia. Curr Psychiatry Rep, 2010, 12(3):208-214.

[4] Holgate S T, Komaroff A L, Mangan D, et al. Chronic fatigue syndrome: understanding a complex illness. Nat Rev Neurosci, 2011, 12(9):539-544.

[5] 李立明 . 公共卫生与预防医学导论 . 北京：人民卫生出版社，2017.

[6] 詹思延 . 流行病学 .7 版 . 北京：人民卫生出版社，2012.

[7] 李晓松 . 卫生统计学 .8 版 . 北京：人民卫生出版社，2017.

[8] Cui FQ, Shen LP, Li L, et al. Prevention of chronic Hepatitis B after 3 decades of escalating vaccination policy, China. Emerg Infect Dis, 2017, 23(5): 765-772.

[9] Li L, Liu Y, Wu P, et al.Influenza-associated excess respiratory mortality in China, 2010-15: a population-based study. Lancet Public Health, 2019, 4(9): e473-e481.

[10] 国家卫生健康委员会 . 2019 年我国艾滋病防治工作取得新进展 . [2020-1-15].http://www.nhc.gov.cn/jkj/s3586/201911/c2388ce70bdd404ea6dfcd886591784d.shtml

[11] Zhou M, Wang H, Zeng X, et al. Mortality, morbidity, and risk factors in China and its provinces, 1990-2017: a systematic analysis for the Global Burden of Disease Study 2017. Lancet, 2019, 394(10204):1145-1158.

[12] 曾新颖 , 李镒冲 , 刘江美 , 等 . 危险因素控制对 2030 年中国慢性病死亡、期望寿命和劳动力损失的影响估计 . 中华预防医学杂志 , 2017,51(12):1079-1085.

[13] Dahlgren G，Whitehead M. Policies and Strategies to Promote Social Equity in Health . Stockholm Sweden: Institute for Future Studies，1991.

增进全民健康　提升全民健康素养

第2章

一、实施健康知识普及行动

2019 年 6 月国务院关于《实施健康中国行动的意见》中将提升健康素养作为增进全民健康的前提，并且将“健康知识普及行动”作为 15 项行动中的第一项。“健康知识普及行动”主要包括行动目标、个人和家庭行动、社会和政府行动 3 个方面的主要内容，可以用“1-2-2-7-7”来概括。

（一）“1”是指一项结果性指标

将“居民健康素养水平”作为行动效果指标，目的是提高公民的健康素养水平。普及健康知识，提高全民健康素养水平是提高全民健康水平最根本、最经济、最有效的措施之一。当前我国居民的健康素养水平和过去相比已经有了比较大的提升，但水平仍然不高，还有很大的提升空间。2018 年居民健康素养监测结果显示，全国平均值是 17.06%。我们行动目标规定，到 2022 年和 2030 年，全国居民健康素养水平要分别不低于 22% 和 30%。并且，我们对其中的基本知识和理念素养水平、健康生活方式与行为素养水平、基本技能素养水平又都分别有相应的目标要求。

（二）第一个“2”是必须建好两个“库”

一是健康科普专家库，要求建立并完善国家级、省级两级健康科普专家库；二是建立并完善国家级健康科普资源库。

（三）第二个“2”是建立两项重要机制

一是构建健康科普知识发布和传播机制；二是建立医疗机构和医务人员开展健康教育和健康促进的绩效考核机制。

（四）第一个“7”是个人和家庭七个方面的行动

1. 正确认识健康，每个人是自己健康第一责任人

希望通过这个行动、通过广泛的宣传，使这一理念能够牢牢地树立在人们的心里。每个人是自己健康的第一责任人，要理解生命的自然规律和医疗技术的局限性，尊重医学和医务人员，共同应对健康问题。

2. 养成健康文明的生活方式

要注重饮食有节、起居有常、动静结合、心态平和、讲究卫生，积极参加健康有益的文体活动和社会活动。

3. 关注正确的健康信息

要积极主动地获取正确的健康信息，提高理解、甄别和应用健康信息的能力。如何去甄别、理解？怎么去正确使用？这都是提升健康素养的重要内容。我们要使公众能够选择从正规途径获取健康知识的方法。

4. 掌握必备的健康技能

包括在平时和紧急时刻所需要掌握的健康技能。

5. 科学就医，早诊断早治疗

选择合适的医疗机构就医，不相信“神医”“神药”。

6. 合理用药

遵医嘱，按时、按量使用药物。

7. 营造健康家庭环境

家庭成员要主动学习健康知识，成员之间要互相提醒、互相帮助，邻里要和睦。

（五）第二个“7”是社会和政府的七方面行动

1. 完善和用好“健康科普两库、一机制”

建立健康科普专家库和国家级健康科普信息资源库，构建健康科普知识发布和传播机制。媒体要从相应的专家库中选择专家参与健康科普活动，加强对健康教育内容的指导和监督，对于出现问题较多的健康信息平台，要依法依规，勒令整改，直至关停。但我们的目标不是关停，是希望通过有效的监督、整改，让这些平台都能对传播健康知识发挥积极的、科学的、准确的、正面的作用。对于科学性强、传播效果好的健康信息要予以推广，对于传播范围广、对公众健康危害大的虚假信息坚决予以澄清和纠正。

2. 医务人员在诊疗中主动提供健康指导

医务人员应掌握与岗位相适应的健康科普知识，并且在诊疗过程中主动提供健康指导。

3. 建立鼓励医疗卫生机构和医务人员开展健康促进与教育的激励约束机制

将健康促进与教育工作纳入各级各类医疗机构绩效考核，纳入医务人员职称评定和绩效考核。完善医保支付政策，鼓励基层医疗机构和家庭签约医生团队开展健康管理服务。

4. 开办优质健康科普节目

鼓励扶持中央广电总台和各级电视台、电台在条件成熟的情况下开办优质健康科普节目，报刊应推出一批健康专栏，在各媒体平台上，推动互联网+精准健康科普。

5. 动员更多社会力量参与健康科普工作

鼓励卫生健康行业学会、协会、社区和单位组织健康传播活动。

6. 开发推广健康适宜技术和支持工具

鼓励研发和推广健康管理类、人工智能和可穿戴设备，运用健康大数据提高大众自我健康管理能力。

7. 开展健康促进县区建设

此项工作已开展多年。2014 年以来，以县区作为细胞单位，推进“将健康融入所有政策”的具体实践，在全国各地受到了广泛的欢迎，甚至很多贫困地区都积极参与到健康促进县区的建设当中。开展“健康中国行”宣传教育活动，活动内容丰富，也非常具有可操作性，语言比较通俗易懂，便于群众接受、知晓并且采纳。

心动还不够，还要行动！

（摘自国家卫生健康委员会新闻发言人、宣传司司长宋树立在 2019 年 7 月 16 日新闻发布会上的讲话）

二、健康科普知识是我国网民关注的最大热点

科学技术归根结底是服务人类、造福人类的知识体系，

特别是健康科普知识更是公众关注的重点。自20世纪90年代以来，中国科协先后10次组织开展了全国范围的科学素养调查，在调查问卷中，长期保留这样一道多项选择题：您最感兴趣的科技信息是什么？无论题干的其他科技信息内容怎么更换，公众回答最感兴趣的科技信息排在首位的一直是“医学与健康”。特别是近年来，随着我国逐步迈入小康社会，公众对健康问题更加重视，健康科普讲座、健康科普体验、医学科普书籍等与生命健康相关的线上线下活动都炙手可热，反映了我国公众健康科学素养的普遍提高。

数字信息时代的到来，带来了科普内容、科普方式、科普效率的巨大变革，公众更多地通过互联网和移动终端获取科技信息。2015年开始，中国科协联合百度数据研究中心，对网民科技搜索行为进行分析并发布周频次的研究报告（说明：本文图表引自2016年中国科协联合百度数据研究中心《网民科普搜索行为报告》)。报告通过对网民的海量搜索数据来分析和洞察网民对科学议题的兴趣关注点，以更好地理解和反映中国互联网受众的科普需求。研究表明：我国公众的科普需求虽具有多样化的发展特征，但健康与医学领域的科普始终是网上公众关注的最大热点。据统计，在中国网民科学常识热词搜索中，名列前十的依次是血压、发烧、荨麻疹、甲状腺、结石、淋巴结、梅毒、金星、心脏和静脉曲张，说明生命与健康主题词语占九成。通过对网络科普行为的舆情分析，网上健康科普领域存在年龄、地域、时令和用户使用终端等多方面典型特征。

（一）健康与医学领域是我国网民第一位的科普需求

“网络求医”已经成为具有一定健康素养公众的普遍做法，通过分析网民的搜索行为，可以反映网民关注的热点领域，这是科普需求分析的理论基础。我国网民科普需求分析报告是中国科协和百度搜索团队联合开发的一套数据分析系统，内容是基于我国网民2011年至今在百度搜索上对科技热词的搜索所产生的数据库。专家首先对数据库搜索热词进行分析，提取出健康与医疗、食品安全、航空航天、信息科技、前沿技术、气候与环境、能源利用和应急避险8个科普主题的种子词，接下来对种子词进行计算衍生，得到衍生词库，再进行数据的统计和筛选、开发数据分析平台，形成网民的科普需求报告。跟踪多年来的《网民科普搜索行为报告》发现，我国公众始终高度关注医学与健康领域的科技进展，与医学相关的科技热词搜索始终处于第一梯队。

2011年以来的数据显示，健康与医疗相关需求在8个主题中非常突出，总体需求强度占比达到53.1%（图2-1）。

各种疾病构成了健康与医疗主题下的一大类热点。以2016年为例，健康与医疗主题共包含397个热点，其中有130个热点与疾病直接相关，总需求强度为1510，占健康与医疗主题的62.0%。疾病类热点的平均需求强度是11.6，非疾病类热点的平均需求强度是3.70，各类癌症相关热点有57个，总需求强度达319，平均需求强度是5.59（图2-2）。

单以2016年为例，公众对8个科普主题、全年1514个

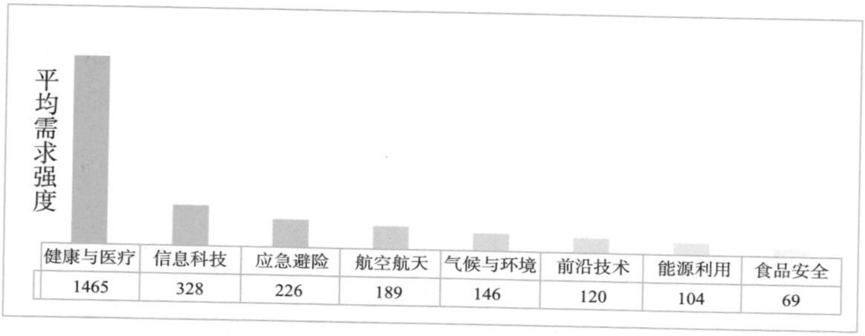

图 2-1　各个主题的总体需求强度（2011—2016 年均）

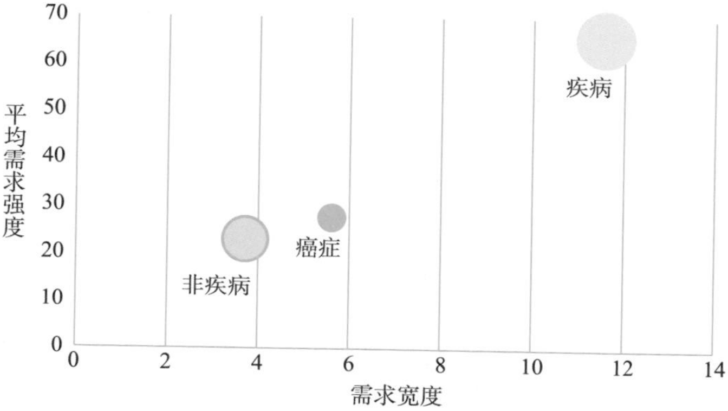

图 2-2　健康与医疗的需求结构（2016）

科普热点的搜索显示：公众对健康与医疗的搜索行为形成了397 个科普热点，总强度占比 53.93%，超过总热点数的一半（表 2-1），远远高于其他 7 个主题领域。

在 2016 年中国网民科普搜索热词中，咳嗽、感冒、软件、WiFi、地震、维生素、台风、艾滋病、疼痛和糖尿病名列前十位。其中，健康与医疗主题词语占六成，且与咳嗽相关的科

表 2-1　网民科普需求的内在结构

主　题	热点数	平均需求强度	总强度占比（%）
健康与医疗	397	6.30	53.93
信息科技	157	3.63	14.01
应急避险	153	2.36	7.63
航空航天	181	1.53	7.15
气候与环境	219	2.03	6.62
前沿技术	107	1.18	4.82
能源利用	196	1.75	4.05
食品安全	128	0.67	1.79
总体 / 平均	1514	3.05	100

普搜索位于第一位，指数高达 1.68 亿（图 2-3）。

（二）我国网民健康科普需求具有多样化的典型特征

中国科协和百度搜索联合发布的《2016 网民科普搜索行为报告》表明：我国网民的科普需求因年龄、性别、区域而有所不同，使用终端等具有多方面的特征。

1. 网民健康科普需求的年龄间差异

数据显示，40 岁以下的网民在所有科普网民中占比约 91.7%，40 岁及以上网民占比约 8.3%（图 2-4），网民科普需求呈现年轻化的结构特点。39 岁及以下网民是科普需求的主体，在这部分人群中，20—29 岁网民的总体科普需求最强。

但是，无论是19岁及以下的科普网民还是50岁以上的群体，其第一位搜索行为都是健康与医疗领域（图 2-5 至图 2-9）。

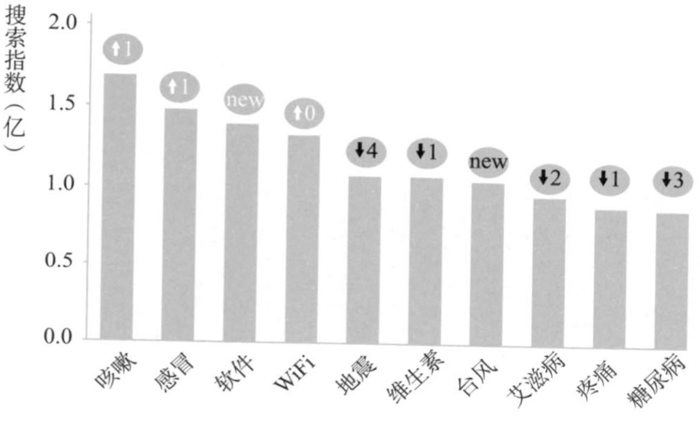

图 2-3　**2016 年中国网民科普搜索热词 TOP10**

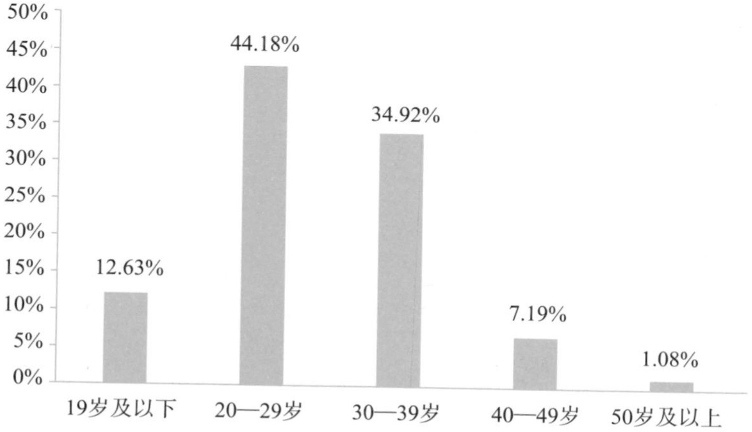

图 2-4　**网民总体科普需求的年龄结构（2016）**

2. 网民健康科普需求的性别间差异

搜索行为表明：科普热点搜索存在性别差异，女性群体关注生理健康，男性群体关注科技新知，女性群体的科普搜索意愿比男性群体更高，搜索特征更为明显。从男女网民搜索意

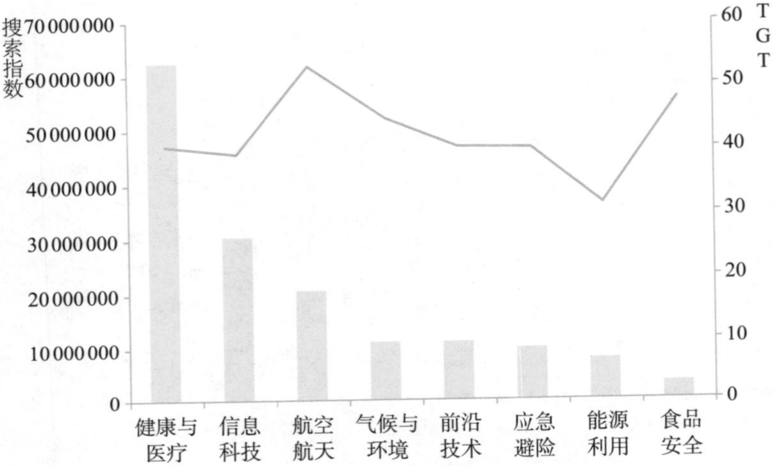

图 2-5 **19 岁及以下人群的科普搜索意愿**

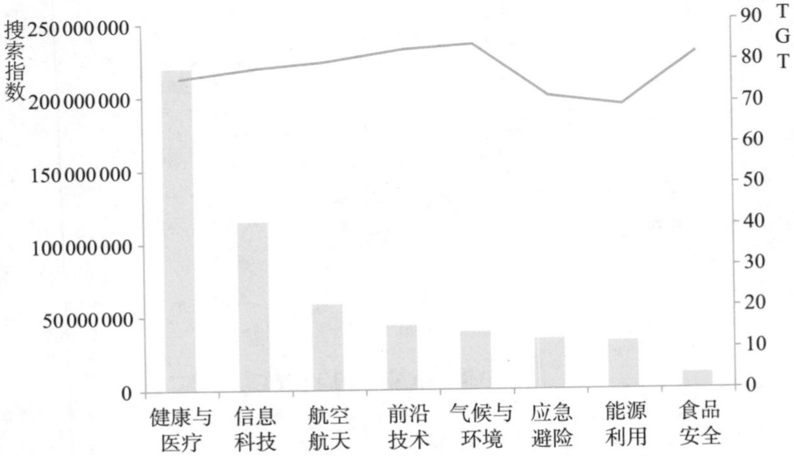

图 2-6 **20—29 岁人群的科普搜索意愿**

愿最强的 20 个热点来看，相对于男性，女性群体对健康、养生、乳腺癌（病）、宫颈癌、甲状腺癌、老年痴呆、安全知识、

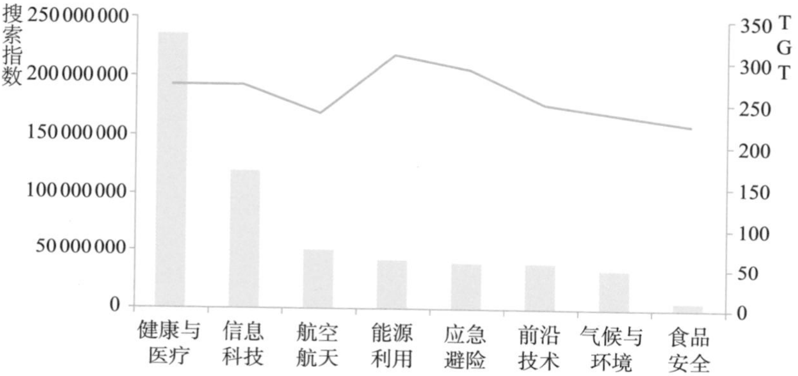

图 2-7　**30—39 岁人群的科普搜索意愿**

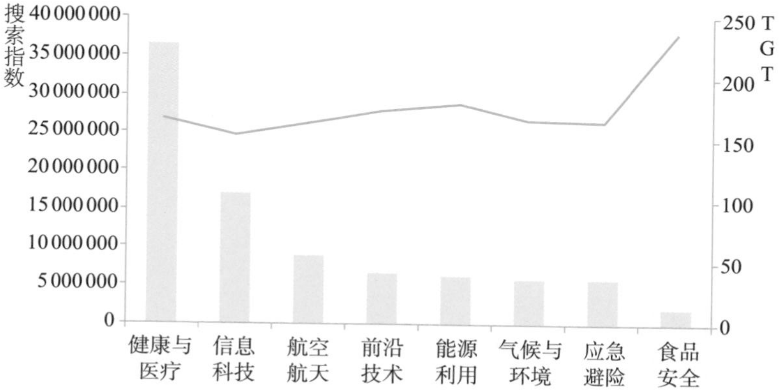

图 2-8　**40—49 岁人群的科普搜索意愿**

抑郁症等生理和健康问题表现出特别关注。男性群体的科普搜索兴趣集中于技术、能源和环境领域，对飞行器、碳纤维、混合动力、模拟器等话题尤为关注（图 2-10）。

按女性网民需求排序，300 个重要热点中靠前的 50 个几乎都来自健康主题，主要关于疾病、营养、养生及其他生理和

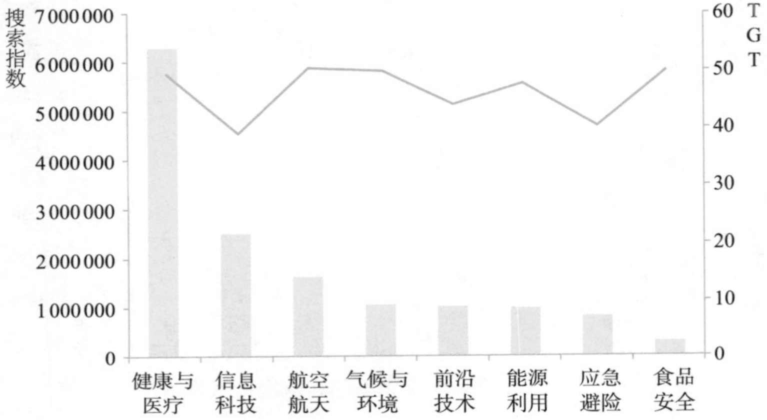

图 2-9 **50 岁及以上人群的科普搜索意愿**

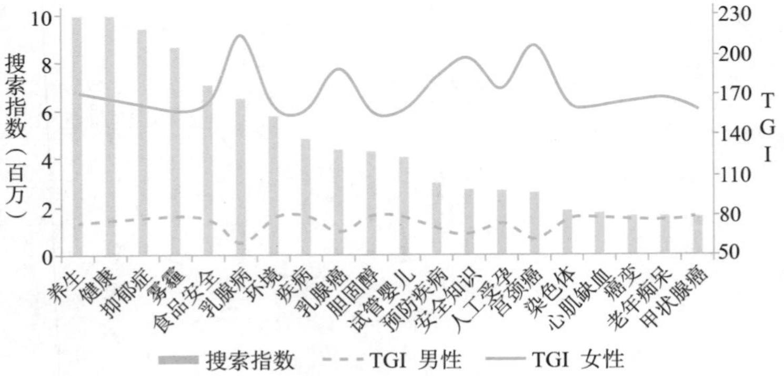

图 2-10 **男女网民搜索的前 20 个热点热词**

心理问题（图 2-11）。

3. 网民健康科普需求的地域间差异

通过对 2016 年度全国各省科技热词 TOP10 的分析表明，我国各地网民健康科普需求存在地域差异性和时令性。东北三省和广东等沿海省份的健康科普需求高达八九成（表 2-2）。

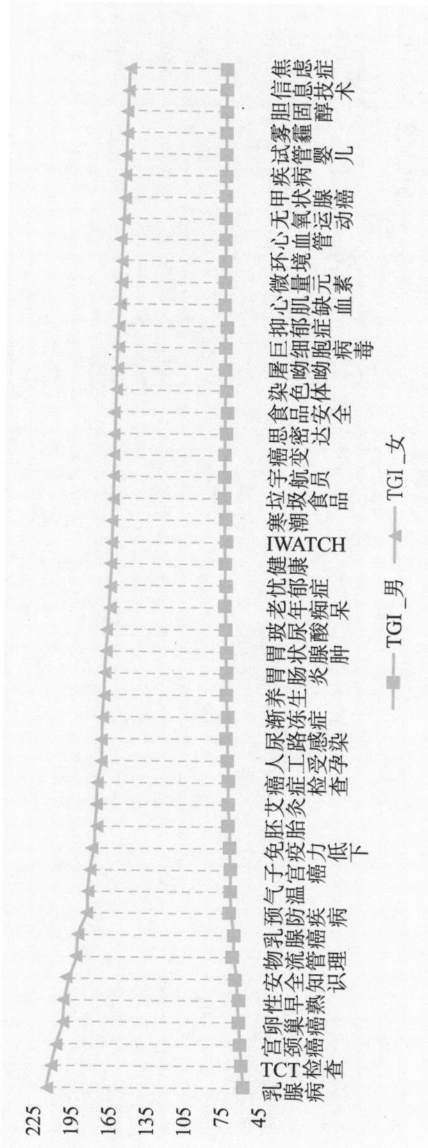

图 2-11　女性网民对科普热点的需求（2016）

表 2-2 各省科技热词 TOP10

	热点 1	热点 2	热点 3	热点 4	热点 5	热点 6	热点 7	热点 8	热点 9	热点 10
安徽	禽流感	洪水	流感	奶粉事件	高温	预防针	食管癌	股骨头坏死	燃气	寒潮
北京	空气质量	PM2.5	雾霾	大数据	互联网	新能源汽车	污染	雷达	虚拟现实	暴雨
福建	台风	安全知识	火山	预防针	地震	智能	显示器	通信	地球	鼻咽癌
甘肃	地震	3D	食品安全	安全知识	地震	药物流产	谷维素	肝硬化	椎间盘突出	太阳能
广东	台风	鼻咽癌	尿酸	无人机	芯片	流感	全息投影	4G	肾结石	尿毒症
广西	鼻咽癌	水处理	卫星	人工受孕	电动车	安全知识	胚胎	显示器	WiFi	GPS
贵州	大数据	GPS	3D	防火	安全知识	食品安全	卫星	B 超	水处理	WiFi
海南	台风	运载火箭	灭火器	3G	火山	鼻咽癌	空难	电动车	通信	感染
河北	雾霾	太阳能发电	药物流产	心肌缺血	股骨头坏死	婴儿发育	太阳能	恐龙	空气质量	洪水
河南	原油	心肌缺血	药物流产	股骨头坏死	预防针	聚合	伤口	电动车	婴儿发育	奶粉事件

续　表

	热点 1	热点 2	热点 3	热点 4	热点 5	热点 6	热点 7	热点 8	热点 9	热点 10
黑龙江	心肌缺血	甲状腺癌	免疫	3D	股骨头坏死	极光	心脏	谷维素	动脉	甲状腺
湖北	洪水	天然气	预防针	原油	暴雨	破伤风	支气管炎	肾结石	药物	试管婴儿
湖南	唐氏筛查	破伤风	禽流感	预防针	尿毒症	鼻咽癌	奶粉事件	子宫癌	支气管炎	冠心病
吉林	心肌缺血	甲状腺癌	股骨头坏死	免疫	3D	甲醛	动脉	心脏	谷维素	转基因
江苏	龙卷风	禽流感	食管癌	神舟飞船	转氨酶	传感器	高温	肠癌	燃气	磁共振
江西	预防针	奶粉事件	安全知识	肝炎	唐氏筛查	破伤风	水处理	高温	肠癌	肝癌
辽宁	心肌缺血	3D	股骨头坏死	转基因	免疫	动脉	谷维素	聚合	心脏	血清
内蒙古	3D	心肌缺血	环境	哮喘	煤	谷维素	药物流产	甲状腺癌	食品安全	心脏
宁夏	火灾	安全知识	地震	3D	防火	灭火器	药物流产	煤	哮喘	环保
青海	地震	3D	肝硬化	防火	血清	关节炎	梅毒	神经衰弱	嫦娥计划	心脏病
山东	药物流产	股骨头坏死	胚胎	水处理	太阳能	婴儿发育	B 超	寒潮	预防疾病	谷维素

续 表

	热点 1	热点 2	热点 3	热点 4	热点 5	热点 6	热点 7	热点 8	热点 9	热点 10
山西	煤	地震	3D	太阳能	安全知识	谷维素	神舟飞船	保健	环境	腰肌劳损
陕西	3D	天然气	雾霾	安全知识	B 超	谷维素	空气质量	药物流产	冠心病	中性粒细胞
上海	空气质量	PM2.5	中性粒细胞	混合动力	磁共振	暴雨	淋巴细胞	空难	量子	白蛋白
四川	地震	血小板	艾滋病	空气质量	雾霾	磁共振	梅毒	结石	支气管炎	宽带
天津	混合动力	心肌缺血	雾霾	空气质量	PM 2. 5	新能源汽车	空难	胆固醇	燃气	甲状腺癌
西藏	地震	3D	心肌缺血	梅毒	卫星	艾滋病	肝硬化	环境	APP	神经衰弱
新疆	地震	心肌缺血	脂肪肝	防火	环境	天然气	灭火器	WiFi	3D	GPS
云南	3D	地震	防火	艾滋病	B 超	梅毒	支气管炎	感染	GPS	卫星
浙江	台风	禽流感	雷达	行星	安全知识	食品安全	密度	卫星	寒潮	虚拟现实
重庆	哮喘	温度	显示器	直肠癌	冠心病	地震	结石	DNA	天然气	防火

4. 网民健康科普需求的终端间差异

不同主题的网民科普需求的终端分布有很大差异。PC 端偏重于新型科技、能源和环境领域，对互联网、3D 打印、传感器、原油、水处理等话题尤为关注。移动端科普搜索更关注医疗与健康领域，特别是咳嗽、腹泻、癌症和白血病等热点话题。对于健康与医疗、应急避险、气候与环境主题，移动端的活跃度明显高于 PC 端，在其他 5 个主题上则接近或低于 PC 端（图 2-12）。尽管网民科普需求主要来自移动端，PC 端网民仍然是非常重要的科普需求来源。PC 端搜索偏重于科技、安全和环境等热点，移动端搜索偏重于医疗和健康等热点。

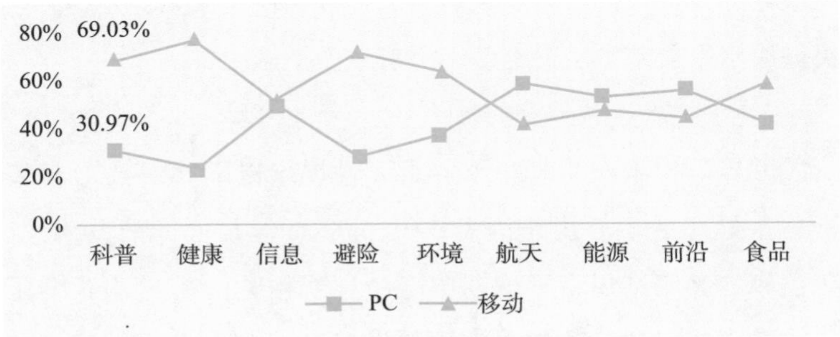

图 2-12　**PC 和移动端的主题需求强度（2016）**

（赵立新）

三、加大健康科普力度　提升居民健康素养

（一）什么是健康素养

人民健康是民族昌盛和国家富强的重要标志。党的十八

大以来，以习近平同志为核心的党中央把全民健康作为全面小康的重要基础，强调把人民健康放在优先发展的战略位置，从经济社会发展全局统筹谋划加快推进健康中国建设，把提升居民健康素养作为增进全民健康的前提。“居民健康素养水平”成为健康中国建设的13个主要指标之一，成为一个反映经济社会发展水平的综合性指标。

健康素养是指个人获取和理解基本健康信息和服务，并运用这些信息和服务做出正确决策，以维护和促进自身健康的能力。简单来说，健康素养是一种维护和促进健康的能力，整体上反映一个人的健康意识、知识、行为和技能的综合情况。健康素养是健康的重要决定因素，提高居民健康素养是提升全民健康水平最基本、最经济、最有效的措施之一。

（二）健康素养的重要性

世界卫生组织对健康素养重要性提出以下共识：① 健康素养是健康的主要决定因素；② 健康素养与群体的发病率、死亡率、健康结局、平均期望寿命高度相关；③ 健康素养是群体健康状况的一项较强的预测指标；④ 提升公众健康素养可有效减少健康不公平，显著降低社会成本；⑤ 政府应将高水平健康素养作为卫生和教育政策的一项明确目标；⑥ 倡导将健康素养纳入公共卫生政策。

我国的健康素养研究工作起始于21世纪初。十多年的研究与实践表明，要解决中国面临的健康问题，提升公众健康素养是一项重要而急迫的任务：一是提升健康素养有助于全面提升人群健康水平，实现“不得病、少得病、晚得病”，有利于缓解人民群众的健康服务需求不断增长和卫生资源供给总体不足的矛盾；二是提升人群的健康素养，有利于缩小不同地区、不同人群之间的健康差距，促进健康公平；三是近年来我国慢性病高发，新发再发传染病时有流行，伤害发生率仍维持在较高水平，提升公众健康素养有利于从根源上降低慢性病、传染病和伤害的发生。

（三）我国居民健康素养水平如何

从 2012 年起，国家卫生健康委员会组织开展了全国居民健康素养水平的动态监测。监测结果显示，城乡居民健康素养水平稳步提升，由 2012 年的 8.80% 上升到 2018 年的 17.06%。虽然我国居民健康素养水平持续稳步提升，但健康素养水平总体仍比较低，还有很大提升空间。

2018 年中国居民健康素养水平监测结果，从城乡分布来看，城市居民健康素养水平达到 22.44%，农村水平为 13.72%，城市略高于农村，但农村的健康素养水平提升速度比城市快。从地区分布来看，东部地区为 22.07%，中部地区为 13.51%，西部地区为 13.23%。从知识理念、健康行为、基本技能三方面来看，基本健康知识和理念素养达到 30.52%，健康生活方式与行为素养水平为 17.04%，基本技能素养水平为 18.68%。从六类健康问题来看，安全与急救素养 50.18%，科学健康观素养 44.48%，健康信息素养（是指人们获取、理解、甄别、应用健康信息的能力，是健康素养的重要组成部分，也是提升健康素养的关键能力）27.18%，慢性病防治素养 18.96%，基本医疗素养 17.38%，传染病防治素养 17.05%。总体呈现以下特点：全国范围内不同地区、不同人群之间还存在一定不平衡，城市居民高于农村居民，东部地区高于中、西部地区，男女差别不显著，年轻人高于老年人，文化程度高者健康素养水平较高。

国务院办公厅于 2019 年 7 月印发的《健康中国行动（2019—2030 年）》文件中提出，我国将开展健康知识普及行动，推动全国居民健康素养水平到 2022 年不低于 22%，到 2030 年不低于 30%。到 2030 年，全国居民基本知识和理念素养水平达 45% 及以上、健康生活方式与行为素养水平达 25% 及以上、基本技能素养水平达 30% 及以上；居民基本医疗素养水平达 28% 及以上、慢性病防治素养水平达 30% 及以上、传染病防治素养水平达 25% 及以上。

（四）如何提升健康素养

健康素养的提升是一个系统工作，需要政府、社会和个人的共同努力。为实现行动方案提出的各项目标，要把健康促进与教育作为一项系统的社会工程，坚持“大卫生、大健康”的理念，主要从供给侧和需求侧两端发力，推动政府、社会、个人和家庭一起努力，提升居民健康素养。围绕“健康素养提升”，目前主要从以下六个方面开展工作：① 把健康摆在优先发展的战略地位，继续加强党和政府的重视，包括对人民健康的关注和对卫生健康工作的积极部署，为提高全民健康素养水平做好制度性安排；② 深入贯彻落实“将健康融入所有政策，共建共享”的工作方针，深化“大卫生、大健康”的理念，进一步加强多部门协作；③ 不断强化各项措施落实，通过重大项目、专项行动等一系列工作有针对性地提升健康素养；④ 在全社会营造关注健康、追求健康的支持性环境，提高各行业特别是媒体对卫生健康工作关注度及参与性，利用先进技术不断丰富健康教育和健康传播手段，提高传播效果；⑤ 充分发挥各卫生健康专业机构及相关社会组织的优势，积极开展健康素养促进工作；⑥ 在普通公众当中强化“个人是自身健康第一责任人”的意识，倡导个人主动获取健康知识、自觉践行健康生活方式。

要进一步加强健康科普工作的统筹协调，建设并不断完善健康科普资源库和健康科普专家库，为全社会提供权威的健康科普信息资源，打造国家级权威健康科普信息平台，建立有效、可持续的工作机制，激励医院和医务人员发挥专业特长开展健康科普工作。要充分调动广大医疗卫生机构和广大医务人员的积极性，鼓励他们积极投身到健康科普工作。医疗卫生工作者是一支重要的力量，应发挥自身作用，结合专业特长，进行与岗位相适应的健康知识科普，多想办法以群众喜闻乐见的方式传播健康知识，提供健康指导，让群众能够听得到、听得懂、听得进、用得上。

继续开发针对不同内容、不同传播渠道和不同传播形式的健康科普技术指南和规范，细化重点工作环节和技术要点，推动健康科普工作进一步规范。倡导公众树立“个人是自己健康第一责任人”的理念，关注自身和家人健康，主动学习健康知识和技能，践行健康生活方式，并提升自身和家人的健康信息素养，提高对健康相关信息的获取、理解、甄别和应用能力。

（李雨波）

四、健康科普是医生爱的奉献

人以生命为存在，生命以健康为基础。一个人、一个家、一个社会、一个国家，健康是生产力，健康是幸福源。所谓健康，包括躯体健康、心理健康、与社会的良好适应和道德健康。由于人体的复杂性，与心理、与社会、与道德的多因素关系，关于人的健康知识非常丰富和不容易掌握，尽管每个人都希望自己健康，也希望获得相关的健康知识，但如何获得适宜自己的可靠健康知识并不容易，需要向专业人士请教。同时，每位医生尤其是年轻医生，特别是在当前社会公共信任资本严重匮乏的时候，要较快较好地取得患者信任，开展针对性强、效果明显的健康科普教育是很好的方法。在医院管理的新时期，大家关注百姓及患者对医院的满意度，关注医疗的“青山绿水”，而健康科普正是百姓及患者感觉很好的“青山绿水”。自古有言“不为良相、便为良医”，可什么是良医？为什么如今人们多谈名医而少谈良医？著名医生威廉·奥斯勒谈医生的“三大敌人”：傲慢、冷漠和贪婪，能战胜这三大敌人可成为良医，其中健康科普是消除傲慢和冷漠的有效方法之一。

医患是战胜疾病的共同体，双方本应共享健康知识和技术，但由于双方的知识拥有和认识深度有很大差距，"共享"实际上必须依靠医生开展健康科普。所以，良好的医患关系通常也是在健康科普过程中建立的。帮助患者掌握更多的健康知识，包括疾病的预防、良好生活习惯的养成、心理调适、合理运动和膳食等，健康科普的过程，是医患互相了解、理解、信任和尊重的过程，是建立医患共同体的有效方法。

健康科普一是传播科学知识；二是提高百姓科学素养。在我国，提高百姓科学素养尤为重要，从某种意义上讲，现代科学尤其是现代医学主要还是来自西方，所以我们称现代医学为"西医"。外来的"西医"从文化角度来讲，需要与中国传统文化融合，这个融合的过程是漫长的，重点是提高百姓的科学素养。不少中国百姓尤其是底层百姓，骨子里并不相信科学，相信神秘主义，生病后虽然也上医院，但内心还盼望"深山老林走出来一个道士拿着仙草"来救他们，最近几十年层出不穷的房中术、祝由术、导引术、红茶菌疗法、鸡血疗法、卤水疗法等都说明这个问题，而对严新、张宏宝、胡万林、李义、王林、刘太医等大师的追捧更反映问题的严重性。所以健康科普的重要任务是提高百姓科学素养。

当今世界，科学知识传播一定要渗透价值观，因为"知识是力量，良知是方向"，因为只有渗透价值观的知识传播才有穿透力、才有感染力。我们来讲关于中药的一个故事：在中国古代，南方的一对新婚夫妻，丈夫很快离家去北方守长城，妻子思念丈夫，就把南方妇女常用的活血调经的药托人带去北方，希望丈夫能早点回来，这药后来就叫“当归”。“活血调经的药”讲中药知识，“当归”讲赞美爱情的价值观；丈夫收到妻子的药后，思考自己还不能马上回去，又担心妻子思念过度无法安宁休息，就把北方一种“安神定志”的小草带回给妻子，一来用药帮妻子缓解思念之苦，二表示男儿志在远方，后来这药叫“远志”。“安神定志的药”讲中药知识，“远志”讲赞美保家卫国的价值观。价值观的渗透大大提高了健康传播的生命力，大大增强了健康科普的亲和力。

200 年前，英国学者亚当·斯密写了本《国富论》，核心思想强调“越利己越发财”，他也知道鼓动“利己”会导致人类群体道德下滑，所以他同时又写一本书《道德情操论》。很遗憾，尽管两本书同时出版，《道德情操论》读的人不多，而《国富论》却影响极大，因为它的确激励人们发财，亚当·斯密也因此被称为“经济学之父”。中国改革开放实际上也是重新对“利己”和“利他”进行选择，当年最著名的改革口号就是“打破大锅饭”，也就是更贴近个人利益。邓小平先生同样知道“利己”会多创造财富但也会动摇道德，所以他同时提出“四个坚持”：坚持马克思主义，坚持毛泽东思想，坚持社会主义，坚持无产阶级专政。改革开放当然也包括医药卫生行业，发展经济、医院承包、科室承包应运而生，多劳多得激励着医院每个人，所谓“多劳”就是多看病，要“多看病”就必然有增加患者的驱动，而健康科普是预防疾病、减少患者，与医院“多劳多得”相悖。于是，很长一个时期，健康科普成了国家需要、老百姓需要，而老板不需要的事，从而逐渐被冷落。

无论什么时候，老百姓都需要健康知识，随着生活水平提高，这种需要更加强烈。医生中也一直有人不忘初心，坚守职业信念，坚持做健康科普，尽管没有收入也得不到学术认可，洪昭光、胡大一、向红丁、何权瀛等著名医生的健康科普行动引起极大反响，他们的讲座和书籍受到百姓热烈追捧。后来，电视、电台、网络上的健康科普越来越多，一些著名医院的中青年医生扛起了健康科普大旗，北京协和医院的于康、谭先杰、潘慧、陈罡、陈伟等都成为知名健康科普专家。

如今，在中国政府公布的《健康中国行动》中，健康科普成为最重要的内容之一，也成为今后医院绩效考核的重要内容。新时期新医疗，从“疾病”到“健康”，健康科普举足轻重，功不可没。医生需要好形象，医院需要好品牌，健康科普是实现这两个目标的重要手段。

中华民族具有五千年文明，形成了一套对生老病死的独特看法，尤其是关于死亡，世界上其他民族都认为人死后可以“升天堂”“有下辈子”“轮回”等，而中华民族认为“人可以长生不死”，最早有秦始皇寻求长生不老的药，后来许多皇帝身边都有方士炼长生不老的仙丹。近年来，世界各地出现了不少恐怖主义事件，其特点是抱着炸弹冲入人群，其结果是“你死我死”，这种一起灭亡是极端恐怖文化。中国传统文化只有“你死我活”而无“你死我死”。这些都说明中华民族对生命的珍惜，对生的向往，进而对保护生命和健康的渴求。很遗憾，健康知识分科越来越细，光内科都分呼吸内科、消化内科、心内科、神经内科、肾内科、内分泌科、血液内科、风湿免疫科、变态反应科等，而有的医院内分泌科还分十多个小组，分科越细，认识越深，涉及的知识也越多，专业人员完全准确掌握也更不容易，所以医生要参加继续教育学习，不断学习更细更深的新知识。同时，我们要想到医患是战胜疾病的共同体，没有死亡准备的民族有更强的求生愿望，也更想获得更多“保命”的健康知识，医生有责任开展健康科普活动，可这些深奥而精细的健康知识如何传播给患者及百姓？正是医学的“深奥而精细”，正是如今社会“公共信任资本”损耗，医学需要理解，通过健康科普达到理解医学是许多发达国家成功的经验。

理解医学要理解医学的不确定性，生命是复杂体，人类生命尤其复杂，我们对人类生命的认识非常有限，而对人类生命及其疾病的认识更有限，更何况疾病不是静止的，是处在不断变化之中的，甚至瞬息万变，尤其是一些危重疾病、小儿疾病。要将健康科普宣传科学的有限性，诚实地告诉大众：科学是有限的，没有包治百病，没有长生不老的灵丹妙药，医疗不是完美而总有遗憾；医疗是一种概率的改变，不去医院疾病治愈的概率可能为 20%，去医院能治好的可能性就增长为 50%，但绝对不会达到 100%；对医生而言，“我不一定能治好你的病，但我一定好好治你的病”，前一句话告诉大家“医疗是不确定的”，后一句则强调“良知是确定的”。

理解医学的有限性包括理解医生个体的局限性，所以健康科普主张写医学的共识，写肯定的知识，尽量避免个人的经验和体会；在选择知识方面，要选择那些有“同行评议”意识及过程的媒体，才可能提供更可靠的知识。曾经英国《独立时报》报道，有专家对维基百科的医学词条审查，发现其中 90% 的词条不可靠，原因是没有“同行评议”。因此，健康科普一定要有专业编辑，学术审查。同样，生病后先找什么医生，尤其是老年患者，应该先找全科医生，知识面广的全科医生与医学编辑一样能避免“盲人摸象”，能从整体认识疾病、把握疾病。

健康科普要重视不同对象，正如吴阶平大夫在《与患者谈话的艺术》中所说，医生要学会“见人说人话，见鬼说鬼话”，对于不同的对象（公务员、教师、老年人、妇女、青年等），同一个内容要有不同的表述方法。要做到这一点很不容易，需要阅读大量本专业以外的书籍，如哲学、心理学、文学、历史、伦理学等方面的图书，掌握更多人文知识，学会更多与人打交道的本领。

健康科普既是医生学习和整理知识的过程，也是医生弥补自己治疗方法有限的措施。一篇好的健康科普文章、一本好的健康科普书籍，都是作者整理自己以往知识和学习新知识的结果，还是作者对这些知识创造性表述的结果。大量的阅读、大量的比较、大量的增减、总体艺术构思、系统架构设计、语言技巧运用……创造、创作。另外，临床中有不少疾病，医生目前尚无有效的办法，而简单地告知患者“没办法”又会让他们失望甚至绝望，但随时了解各种疾病研究进展的医生就大有作为。北京协和医院陈罡大夫面对尚无办法的疾病，他能清楚告诉患者，这疾病全世界有哪几个国家的什么研究单位什么专家在研究，他们各自的研究进展如何，包括已有进入临床试验的新药，这会给失望的患者希望。陈罡大夫及同事常在下班后看文献查资料，坚持不断学习，以扎实的基础做健康科普，他们写的科普书很受大家欢迎。

健康科普成就了不少好医生，不少好医生也推动了健康科普。医疗是仁术，科普是善举。

（袁　钟）

五、医学人文促进医患和谐

（一）医学为什么要讲人文

第一，医院是爱的产物。现代医院起源于教堂牧师、修女对病弱伤残人员的救助，在此基础上逐步发展成为现代医院。据传古罗马时期第一家医院是爱心人士为护理贫病交加的患者变卖家产而创办。在我国唐宋时期，儒、医一家！白居易、辛弃疾、苏轼等大文豪均以学医救人为最高境界。仁爱是中国儒家、医家共同的特征，充满着人道主义的关爱之情。

第二，医学的目的是救死扶伤，提高患者的生存质量。医学服务的对象是有思想、有情感的人。医院服务的好坏直接影响患者的就医体验和就医感受。医学人文体现医者的崇高精神。

习近平总书记对全国医务工作者提出了“敬佑生命、救死扶伤、甘于奉献、大爱无疆”的要求，这十六字是医者的崇高精神，也是医学人文的重要体现。中国医师协会张雁灵会长认为“没有人文精神的医生就像没有翅膀的鸟，要让冰冷的手术刀闪烁温暖的人性的光辉。”“只有精湛的医术但缺乏人文精神的医生，可能走得快但未必能走远。”

第三，医学人文是内心的驱动力。人文相当于电脑的中央处理器（CPU），决定一个人的外界言行举止，决定医务人员对患者的态度，对生命的尊重。一个人内在有素养，就会有正向的价值观，心怀大爱，才能贡献于社会；心有慈悲，才能全心全意为患者着想。

第四，医学人文能够促进医患和谐。医生问诊时多说的一句话，护士输液时多提醒的一句话，医生耐心的一句解答，这些都会打动患者的心，使他们感受温暖，进而更信任医生、依赖医生，使“尊医重卫”深入人心。

第五，医学人文有助于医院文化和内涵建设。医院的价值取向、理想信念、服务理念，是医院发展的原动力，人文是医院文化和内涵的核心与灵魂。它可以提高医务人员的职业道德，增强患者对医院的信任度，保障患者的权利和利益。

医学人文发展为一个专业领域，是来自于医学进步对人文的冲击，这使得人们重新审视人文在医学中的价值和作用。首先，近现代医学科技的迅速发展和惊人疗效（与以往相比），一度使医学过度看重技术，而忽视了人文的作用和影响。其次，西方的传统医学教育（19 世纪之前）往往具有白人、男性和特权优先的特点，这与现代人文的民主平等难以衔接。另外，在现代社会，商业及医疗政策对医学也有持续的影响，这就要求医务人员对两者能有正确的认识，并在工作中把握好两者与医学的主旨——治病救人之间的平衡。在这些内外因素的影响下，医学界对医学人文的探讨日益活跃和深入，

20 世纪 60 年代之后的 30 年中，随着生物 - 心理 - 社会医疗模式的提出，以及医学从还原论向整体论转变，在国外人文教育逐渐回到过度专业化的医学校园中。

（二）医学人文的内涵

医学与人文相伴产生，无论中西方，医学一开始都具有人文属性。在《黄帝内经》中，黄帝数次提到对于百姓疾病的担忧：心私虑之，余欲针除其疾病，为之奈何？体现了医者对于患者发乎本心的关爱。在儒学成为封建社会的主流价值观后，儒学仁人爱人的观念一代代深入人心。不少文人出于种种原因弃儒攻医，他们不仅取得了斐然的医学成就，并且将行医看作是在仕途之外践行“仁”这一儒学最高境界的首要途径。在宋朝，甚至到了“无儒不通医，凡医皆能述儒”的程度。在宋之后，儒医蔚然成风，即使家传医者亦有崇儒习俗，以儒学

加强自身修养，用儒学观点研究发展医学。明代外科学家陈实功也提出“先知儒理，然后方知医理”。

在西方国家，流传至今的《希波克拉底誓言》体现了当时对医者的人文要求。西方的人文内涵逐渐呈现以下几层含义：① 人的情感，如同情、关心、照顾等；② 通过教育所体现出来的有素质的教养；③ 积极参与专业、公共和社会事务。

这些传统医学中的人文内涵是现代医学人文的基石。不过，我们今天讲述的重点还是现代医学人文。医学人文是医学与人文的多学科、交叉学科领域，所涉及的人文学科包括：哲学、历史学、伦理学、文学、宗教、心理学、社会学、人类学、艺术等，关注这些领域在医学教育和实践中的应用。

（三）医学人文的目标

能够运用批判思维深入理解医学发展和医疗实践中的种种观念和问题，进而形成兼具自我意识和社会责任感的职业人格。

（四）发展医学人文的方法

1. 采纳生物 - 心理 - 社会医疗模式

即对于疾病和健康，不能只满足于实验室里的发现，还要关注患者的心理感受以及社会环境的影响。

2. 人文是一项职业素养，通过学习可以提高

可以通过文学艺术作品里患者的故事更好地了解自己的患者，在临床实践中，也应当善于聆听和观察，感受患者的实际需求。

3. 在学习和实践过程中，注重反思、内省和思辨

尤其对以下问题，要多加注意：① 对他人是否尊重；② 对弱者有无扶助；③对异见能否包容；④ 处事能否做到平等公正。

4. 面对人文问题时，要考虑其所处背景

面对人文问题时，要考虑历史背景、文化背景、经济背景、政治背景、年龄、性别、种族等，比如，西方国家的不一定适合我国国情，医务人员也不能片面地希望患者都有能力理解医学知识，因为背景不同。

5. 注重经验积累

“纸上得来终觉浅，绝知此事要躬行。”医学人文尤其不能过于依赖书本知识，不能过于依赖各种规范和标准。要与患者多交流沟通，形成适合国情环境自身的人文风范。

（五）医学人文的学科特点

医学人文不是单独的一门学科，而是涉及历史、文学、哲学、宗教、人类学、社会学、艺术等多个学科的综合性领域。它具有多学科的特点，即运用上述某个学科的知识和方法，探讨医学相关的人文问题，同时也具有交叉学科的特点，即综合运用多个学科的知识和方法，形成新的知识体系。在广泛涉猎的基础上，相比于学术研究，医学人文更关注具有实践意义的问题，如患者关怀、医学生的职业发展、医学继续教育、群体健康等。下面，就医学人文的相关学科作一简要介绍。

1. 临床伦理学

临床伦理学，是在临床实践和研究中所遵从的一系列道德准则，包括：① 尊重患者的自主权，比如患者具有知情同意权、医疗选择权等；② 有利原则，在条件许可的前提下，要为患者的最大利益着想；③ 无害原则，即医务人员不应在诊断治疗中给患者带来新的伤害；④ 但很多医疗操作是有一定风险的，这时，应当权衡利弊，做出最有利于患者的决定，并将风险提前告知患者；⑤ 尊重人权和尊严。这里的人权是联合国成立时所规定的人权，比如不能侮辱患者、要尊重患者的隐私权、平等公正、禁止人体器官买卖等。

2. 医学与文学

医务人员对文学的关注有 3 个层次：① 通过阅读或写作患者的故事，更好地理解患者；② 对情节的讨论和反思有助于关注临床工作中的偏见，明晰自身责任；③ 通过思辨深化了解医务工作的道德要求。

3. 医学出版

根据受众不同，医学出版可以分为面向医务人员的专业出版和面向社会的大众出版。国际医学期刊编辑委员会致力于为专业出版制订各类规范，以确保出版内容的准确。这些规范汇总为“The Uniform Requirements for Manuscripts”，不仅阐明文章写作的技术规范、版权规定，也就医学研究和出版中的伦理问题及时给予规范。

由于学术团体与大众媒体之间的沟通不畅，大众媒体对医学的报道往往不尽人意。存在的问题包括：记者缺乏相关知识、新闻发布会内容失实、受商业影响等。无论大众出版、还是专业出版，都应明晰潜在的利益冲突，避免利害关系对出版内容的干扰。基于利益过度宣传某一医学发现，有可能影响公众对于诊断和治疗的判断与期望。比如有的患者产检过于依赖媒体报道的基因筛选，造成胎儿先天疾病的漏诊。

利益冲突也有可能影响医学研究的方向和报道的准确性。比如，接受商业公司赞助的科研有可能夸大该公司产品的效果。在国外很多学术团体和会议公开表明不接受商业机构的赞助。

新媒体时代，大众接受医学报道的途径更多、更便捷。如何准确报道医学新闻、如何使没有医学背景的大众正确解读医学报道，也是医学人文所关注的问题。

4. 叙事医学

叙事医学鼓励患者陈述患病体验，倡导医务人员聆听、感受、分析和解读这种体验。对于患者，是一种心理疏导和安抚。对于医务人员，既是了解病情的一个途径，也是提高共情能力、沟通能力和治疗效果的重要方法。

5. 医学哲学

医学哲学是哲学和医学的交叉学科，是对医学问题的哲学思考，并转而对医疗行为加以指导。从哲学的认识论和本体论层面来思考医学知识的本质、获取和应用：①医生在诊断和治疗疾病时，必须掌握哪些方面的知识；②对医学研究的方法，比如随机临床试验、双盲试验、安慰剂等进行探讨；③对医学研究推理的合理性进行论证等。

6. 医学心理学

医学心理学是心理学在医疗领域的应用，不仅用于治疗心理疾病，也用于治疗生理疾病。它是运用心理学的理论和发现，使用心理治疗、行为调节、生活方式调节等手段，改善患者的心理和生理健康。

7. 医学人类学

医学人类学是从多维度和社会生态的角度，对健康与疾病、医疗系统及生物文化适应进行研究。它所关注的是健康、疾病和医疗活动的社会文化影响：① 如何在不同社会和文化背景的地区推广社区医疗；② 社会和文化背景对于疾病流行病学特点的影响；③ 根据社会患（发）病人群的特点，医疗保健政策的重心如何从以应对急性感染性疾病为主，转移到以应对慢性退化性疾病为主；④ 社会长远医疗机制和政策的安排；⑤ 与传统的生物医学标准相比，现代社会对于生命质量的认识需要有新的要求。

社会生产力在不断发展，人口迁移、社会结构改变、人群发病特点的变化等。这些都会持续导致医学人类学领域出现新的问题。

8. 健康传播学

健康传播学是促进健康知识的普及，通过提高人群的健康知识水平，使之能更加合理有效地保持健康。健康知识的传播必须考虑到受众的特点。健康知识的传播可以通过多种途径：各种卫生活动、科普节目或文章、社交网络、医患交流等，以实现以下目标：① 加强人们对某一健康问题的认识和了解；② 影响人们对某一健康问题的观念和行为；③ 向人们展示和诠释健康的行为；④ 阐明健康行为对于公共卫生的意义；⑤ 宣传卫生政策；⑥ 对不利于健康的行为给予纠正。

9. 医学与艺术

医学长久以来被认为是科学与艺术的结合。艺术对医务人员有以下益处：① 增强同情心；② 善于聆听，医疗决策更加慎重；善于观察、体会和沟通，能更有效地让患者理解医生的决策和建议。

10. 医学与宗教

医学与宗教的联系可以追溯到远古，在人们对疾病认知不足的时代，宗教给予患者强大的精神寄托。即使在现代社会，宗教信仰的力量也不可忽视。医务人员首先应当尊重患者的宗教信仰，也可利用宗教的精神力量，减轻患者对疾病的忧虑，缓解其心理压力，鼓励他们积极配合治疗。宗教安抚也是舒缓疗护的一项重要内容。

（六）总结

医学人文是一门综合性学科。医务人员工作和学习压力大，常常认为抽不出时间学习医学人文。事实上，学习医学人文是有诸多益处的。良好的医学人文素养有助于增强对本职工作的认同感，增强对患者的同情和责任心，提高医疗效果。学习医学人文多采取内省和思辨的方法，可以作为专业医学知识学习之余的调味剂和放松方式。医学人文涉及的学科十分广泛：① 哲学，思考存在价值，提高思辨能力；② 伦理学，重视道德培养，提倡互相尊重；③ 政治学，理解医疗政策，积极推动其实施；④ 文学和艺术，从作品中体会患者心理，批判性思考其中的行医方式，培养同理心和同情心；⑤ 历史学，了解社会发展对于疾病认知和治疗手段的影响；⑥ 宗教，了解宗教信仰对于生老病死的看法；⑦ 社会科学，了解社会架构以及人与社会、人与人之间的关系，实现人与人、人与社会更融洽的交流和沟通。

从学科分类上讲，社会科学属于科学范畴，而非人文，但是在医学界，社会科学主要用于提高医生的人文素养，而非研究社会架构、体制和模式，因而医学人文通常是包含社会科学这一部分的。

（王　德）

六、健康科普行动多维度绩效考核的实践探索

普及健康知识是提高全民健康水平最根本、最经济、最有效的措施之一。2019 年 7 月，国务院关于《实施健康中国行动的意见》中将提升健康素养作为增进全民健康的前提，并且将“健康知识普及行动”作为 15 项行动中的第一项。为了让医疗机构和医务人员从事健康科普工作更有干劲，2022 年前，我国将建立医疗机构和医务人员健康教育和健康促进绩效

考核机制，如何进一步提升医务人员开展健康科普的积极性等问题值得我们进一步探索。我院作为全国科普教育基地，也是国家卫生健康委员会“健康新时空”临床医师科普项目首批试点单位之一，就健康科普与绩效考核工作进行了有益的探索，逐步建立了健康科普“六步法”多维度绩效考核模型。

（一）建立医务人员健康科普行动绩效考核机制的重要性

科学研究表明，健康教育最好的切入点是患者在寻求医疗服务的时候。我国杰出的医学家、中国胸心外科的开创人之一吴英恺院士曾经指出：“十个医生可以治好一个心脏病患者，但一个健康教育医生可以使成百上千的人不得心脏病。”健康科普主力军是医务人员，健康科普要取得成效，每一名医务人员需要拥有高度责任心、深厚的仁爱之心，以及付出艰辛的努力，将临床医学实践转换成准确、生动和深入浅出的语言，促使人群不断地提高健康水平。要做好大众健康科普，仅仅依靠医务人员的热情是不够的，需要从激励、保障机制方面给予大力支持才能实现可持续发展。为此，我们积极探索适合医务人员的健康科普行动绩效考核机制，调动每一名医务人员开展健康科普的积极性。

（二）“六步法”：医务人员健康科普多维度绩效考核在行动

1. 建立并完善健康科普行动体系

健康科普行动落实到人。院部成立医院健康科普行动委员会，办公室设在科技处。负责制订印发实施方案，统筹推进工作的组织实施、监测和考核相关工作。健康科普行动委员会下设健康科普行动专家组，由科技处负责具体实施、组织专家审核健康知识普及材料等。科主任、护士长为科室科普行动正副组长，确定科室质控联络员、护理骨干为科普行动专员。

2. 充分调研不断优化流程

召开医务人员动员会，解读绩效考核中关于健康科普行动指标，实行层层分解制度，从科室到个人，保证所有医务人员对科普工作绩效考核充分理解，并清楚工作任务、相关职责和激励约束机制，确定试点科室并逐步向全院推广。围绕如何减轻医务人员工作量优化流程，倾听一线医务人员的声音，将健康科普融入日常工作流程。模拟患者自入院至出院诊疗全过程，采取访谈、现场查看、问卷等形式进行需求调研，由医务人员在诊疗活动中主动提供健康指导为切入点，确定适合科普的时间点，模拟科普教育场景，筛选重复简单的环节，测算工作量和时间消耗指数，为绩效考核提供数据支撑。

3. 审核并确定科普内容

以权威医学科普资源库为基础，由各临床医技科室根据收治病种、服务人群筛选和审核各专科常见病、多发病、慢性病，急救知识与技能等健康科普内容。本着预防为主和关口前移的方向，把预防摆在更加突出的位置，以正规途径指导公众养成健康的生活方式。审核流程为：首先，由个人提交健康科普内容；其次，由科主任审核、科技处初审；再次，由健康科普行动专家组（医学专家和医学编审专家组成）审核发布。参考健康科普形式的难度、覆盖面、影响力、群众满意度等给予绩效考核积分，促进科普创作的良性循环。科普创作严谨通俗，聚焦热点。健康科普不仅要原创、权威，还要有趣、生动、便于识记和应用，才能让健康知识流行起来。定期检索健康科普热点关键词和热点话题聚类，调研群众需求，找准方向，吸引人群。医务人员通过培训熟悉本专科科普内容和科普重点。

4. 绩效考核方案落到实处

根据院科两级健康科普行动实施方案和绩效考核细则，纳入科主任年度目标责任制，根据受众、地点、时间等基本要素，对健康科普论文、宣传报道、讲座、发明专利、成果、嘉奖等要素进行量化评价，对于健康科普形式、效果、群众满意度给予激励记分，并与职称评审挂钩。采用“月考年结”的形式，流程为科室每月汇总相关数据及材料递交相关职能处室进行审核和积分，最后由职能处室提交运营管理处进行绩效考核。个人层面发表的文章、社区讲座、急救技能培训等科普内容按月度统计给予个人奖励，同时按照分值权重计入科室绩效考核分，晋升主治医师以上职称人员至少有一篇以上科普文章在媒体发表。科室层面根据医生人数采取年度目标积分制，基础考核分为 1 分，医师人数不足 10 人的科室，用系数 0.1 乘以科室人数为该科室考核合格分。未完成年度目标任务的，按照实际完成情况给予扣除科室绩效考核分。完成目标任务的，享受健康科普考核加分，全院排名并公示，排名前五名科室给予奖励（表 2-3）。

表 2-3　健康科普绩效考核一览表

健康科普行动类型	考核分	奖　励	主管职能处室	备　注
科普论文	非核心 0.1 分 / 篇，核心 0.3 分 / 篇	非核心 100 元 / 篇，核心期刊 500 元 / 篇	科技处	正式期刊，在享受医院论文奖励政策的基础上给予叠加奖励
科普宣传	院级 0.1 分 / 篇，市级 0.2 分 / 篇，省级以上 0.3 分 / 篇	院级 50 元 / 篇；市级 100 元 / 篇；省级以上 200 元 / 篇	宣传处	开设本专科科普网络平台首次加 0.5 分，以后每年加 0.25 分
科普讲座、主题活动	0. 2 分 / 次	200 元 / 次	党办、团委、宣传处、医务处、门诊部、护理部等	每次受众人数 50 人以上
基本、急救技能	0. 2 分 / 次	200 元 / 次	党办、工会、团委、宣传处、教育处、医务处、门诊部、护理部等	每次受众人数 50 人以上
专利、适宜技术等健康支持工具	1 分 / 次	1000 元 / 次	科技处	智能穿戴、健康管理类
健康科普相关获奖	院级 0.1 分 / 次，市级 0.2 分 / 次，省级以上 0.3 分 / 次	参照医院奖励执行	院办	奖项不累计，按最高计算

5. 积极探索“互联网＋健康科普”模式

构建多媒体健康科普传播平台，提升科普绩效考核水平。患者方面：通过图文并茂的排版、小视频等形式，将文字—动画—视频—音频等多维内容进行融合，帮助不同年龄层次的受众掌握健康科普知识；探索在门诊候诊区开发科普互动，支持患者自助查询科普内容。医生方面：开发科普多功能小程序，该程序可编辑模板化科普工具，支持多条健康科普文章或视频的推送，生成特定的二维码传输给患者查收，该条科普内容由发送医生负责。其他功能包括随访、患者管理、复诊提醒、科普内容重点标识及风险提示、患者投票、科普互动等，有助于医生开展多种模式的健康科普，减少医生工作量，提升就医体验。同时后台精确统计文章数量、阅读量、转发量等进行绩效考核排名。

6. 持续改进和树立典型

鼓励医务人员进行健康科普，形成良好的参与氛围，对于在“健康科普行动”中表现突出的个人与集体，给予奖励，树立典型并在全院推广传授经验。组建专业的科普团队，有组织、有计划地进行科普宣传，消除伪科普带来的负面影响，不断造福人民群众。

（三）讨论

医疗机构不仅要做实做强疑难危重症的诊疗能力，也要给公众提供科学权威的健康科普信息，让健康行为和技能成为全民普遍具备的素质和能力，切实提高公民的健康素养水平。随着医学模式的转变和国家卫生事业的改革发展，公立医院将承担更多的社会责任和使命，健康科普是提高人民健康水平、促进健康中国建设的大事，公立医院责任重大且义不容辞。健康科普做得好，会像一股清泉、一缕阳光，能给人希望和力量。

（杨　红　蒋文君）

参考文献

[1] 钟琦，王黎明，武丹，等 . 中国科普互联网科普数据报告 2017. 北京：科学出版社，2018.

[2] 王黎明，钟琦 . 基于搜索数据的网民科普需求结构和特征研究 . 科普研究，2018, 13(4):51-60.

[3] 刘蕾，于国泳，周琴，等 . 北京市 10 家中医医院微信公众号健康科普热点话题研究 . 中华医院管理杂志，2019, 35(7):585-589.

[4] 玖九 . 健康科普职责不能丢 . 中国卫生人才，2018, 33(2):33-39.

[5] 苏勇林，向杰，陈稳，等 . 健康科普推进医疗服务育人的探索与实践 . 现代临床医学，2019, 45(4):293-294, 300.

[6] Pelger, Susanne.Popular science writing bringing new perspectives into science students' theses.International Journal Of Science Education Part B-Communication and Public Engagement，2018, 8(1):1-13.

[7] 张宝帅 . 医院微信公众号健康科普的现状及策略 . 智慧健康，2019, 5(12):55-56.

[8] 董叶丽，钟征翔，宗西明，等 . 健康科普宣传作品创新点剖析 . 现代医院，2018, 18(5):646-648.

中篇

健康科普

实例篇

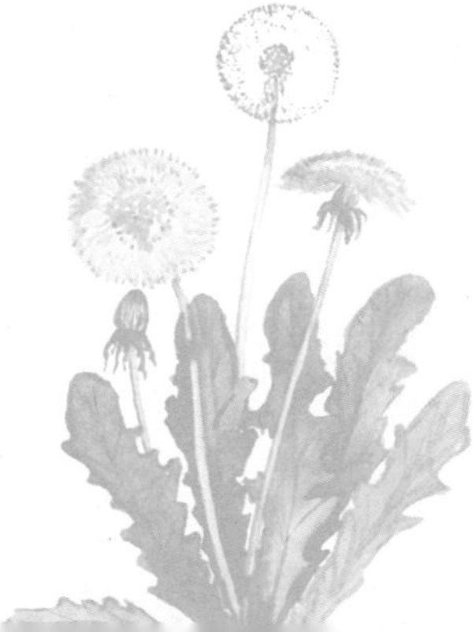

第3章

重大疾病防控科普要点

一、心血管系统疾病防控科普要点

（一）健康总论

1. 世界卫生组织（WHO）对健康的定义

WHO对健康的定义一直在更新，最新的定义为“健康是指人在生理上、心理上、生殖上、道德上和社会上的完好适应状态”。也就是说，健康是身体上、精神上的完美状态，以及良好的适应力，而不仅仅是没有疾病和衰弱的状态。

2. 实施健康中国战略

这是党和政府的远见。人民健康是民族昌盛和国家富强的重要标志。完善国民健康政策，将健康融入所有政策，为人民群众提供全方位和全生命周期的健康服务。

3. 健康对人生的意义

健康是幸福，健康是尊严，健康是人生成功的基础。健康是1，其他都是0。

4. 影响人健康和寿命的因素及其权重（WHO报告）

(1) 健康生活方式占60%。

(2) 环境因素占17%。

(3) 生物学因素占15%。

(4) 医疗卫生占8%。

5. 倡导健康文明的生活方式

改变不健康生活方式是维护健康和预防疾病的基石。不健康生活方式是所有非传染性疾病的共同根源。

6. 世界卫生组织提出健康四大基石

合理膳食，适度运动，戒烟限酒，心理平衡。

7. 威胁人类健康与生命两类疾病

◆ 传染性疾病

(1) 主要特征：① 发病规律，病因单一（细菌、病毒等）；② 因果关系明确；③ 有明确的传播途径；④ 发病有一定的时段性、区域性和特殊人群。

(2) 防控措施：① 针对病因寻找药物（抗菌、抗病毒药物）；② 疫苗；③ 隔离，切断传播途径；④ 保护易感人群。

◆ 非传染性疾病（慢性病）

(1) 发病规律：不健康社会环境与不健康生活方式影响的结果。

(2) 非传染性疾病（慢性病）的流行遍及世界每个角落（everywhere），影响每个人（everybody）的健康与生命，是长期持续存在的对人类健康与生命的威胁。

(3) 慢性病导致的死亡人数占我国总死亡人数的 86.6%，心血管疾病（包括卒中）导致的死亡，无论在城市还是在农村，均占总死亡率的 40% 以上。患者数巨大，占用的医疗资源巨大。

(4) 发病死亡低龄化，并且快速从城市向农村和贫困地区流行，成为因病致贫、返贫的重大社会负担。

（二）预防为主，构筑心血管疾病防控的全面防线

1. 心血管疾病防控重要研究

Framingham 心脏研究，提出心血管病多重危险因素学说。危险因素包括：高血压、吸烟、糖尿病、血脂异常、缺少运动、肥胖、精神压力大、不健康饮食等。

1968—1990 年美国心血管病死亡率下降 48%，归因于戒烟控烟、控制高血压、控制胆固醇、全民健身运动。

芬兰：将健康融入所有政策的全球典范。通过控烟、健康饮食生活方式等健康促进政策，心脑血管疾病发病率下降 80%，人均预期寿命提高 10 年。2/3 的死亡率下降来自于生活方式的改变。

2. 心血管疾病必须强调预防为主

构筑心血管疾病防控全面防线：① 防危险因素，健康生活方式，从青少年做起；② 防发病，控制危险因素；③ 防急性事件（急性心肌梗死、心脏性猝死、卒中等）；④ 防复发，二级预防 / 康复；⑤ 防心力衰竭。

（三）全面防控心血管疾病的五大处方

五大处方内容为：① 药物处方，通过药事服务，医患互动，确保用药的三性（安全性、有效性和依从性）；② 运动处方，运动是“良医”，运动是“良药”。注意运动的类型、强度、频率、时间；③ 营养处方，营养评估、诊断和干预；④ 心理 / 睡眠处方，开展“双心”医学服务，充分重视在心内科就诊

患者的精神心理问题，识别以躯体症状为主诉的焦虑和抑郁；⑤ 戒烟处方。

五大处方体现的是弥合裂痕。使生物医学、运动医学和营养学、身心医学和行为医学深度有机融合，为民众健康提供全方位服务。

1. 戒烟处方

(1) 零吸烟——不主动吸烟，避免二手烟伤害，不用电子烟。

(2) 烟草不仅伤肺，更伤心。

(3) 吸烟（包括二手烟）损伤心血管的机制：损伤内皮细胞功能，引发动脉粥样硬化；动脉粥样硬化病变加重和弥漫化的助推器；诱发血管内或支架内血栓形成，是急性心肌梗死和心脏猝死的导火索。

(4) 吸烟是急性心肌梗死和心脏猝死低龄化首要危险因素。

(5) 公共场所控烟 1 年，急性心肌梗死减少约 40%。

(6) 冠心病患者戒烟，可使死亡率下降 36%，比药物更有效。

(7) 远离烟草，保护心脏健康。

(8) 戒烟是最有效的医疗干预（表 3-1）。

(9) 任何年龄戒烟均可获益——预期寿命收益。戒烟越早，收益越大。

(10) 被吸烟，我不干！制止公共场所、办公场所、公共交通工具上吸烟的不健康、不文明和不道德行为。控烟，你还在观望吗？

表 3-1　各种干预方式比较

干预方式	死亡率下降
戒烟	36%
他汀类药物治疗	29%
β 受体阻滞药	23%
血管紧张素转化酶抑制药	23%
阿司匹林	15%

2. 营养处方

(1)“饭吃八分饱”，总量控制是关键，合理搭配不偏食。

(2) 中国居民平衡膳食指南（2016）要点：① 食物多样，谷类为主；② 吃动平衡，健康体重；③ 多吃蔬果奶类大豆；④ 适量吃鱼禽蛋瘦肉；⑤ 少盐少油，控糖限酒；⑥ 杜绝浪费，兴新食尚。

(3) 我的餐盘：一半蔬菜水果，一半谷薯主食。

3. 运动处方

(1) 加强体医融合和非医疗健康干预，推动全民健身与全民健康深度融合。

(2) 运动的相关概念：① 身体活动（physical activity），即没有明确健身防病的目的和目标，骨骼肌收缩产生的任何消耗能量的身体动作，如家务劳动（拖地、浇花、扫雪等）；② 促进健康的身体活动（health-enhancing physical activity），即指基础活动之外，产生健康效益的身体活动；③ 体育锻炼或健身运动（exercise），即有明确健身防病目的，达到一定目标，有计划，有特定活动内容重复进行的身体活动；④ 竞技运动（sports），即遵循一系列规则，并作为休闲娱乐或比赛而进行的活动。

(3) 健身运动的三类方式：① 有氧运动，提升身体耐力；② 抗阻运动，促使骨骼肌强健；③ 提高身体平衡能力和灵活性的运动。

(4) 基本运动 + 减少静坐 / 卧位时间：① 基本运动，有氧运动“1-3-5-7”。1，最好每天至少运动 1 次；3，每天有氧运动 30 分钟；5，如不能保证每天运动，每周确保运动 5 天；7，运动量，以运动中的心率判断，心率 =（170 —年龄）/ 分；② 尽量避免长时间静坐、看手机、用电脑，利用碎片时间多站多走。

(5) AHA 科学声明，“有氧能力”应被列为“临床生命指征”，用以预测评估健康风险。

(6) 有氧代谢运动有独特的且药品 / 支架 / 手术刀不可替代的防治慢性病的效果：① 改善心肺功能；② 阳光行走是预防骨质疏松，增强骨密度的最好“药物”；③ 吃动平衡，控制体重；④ 缓解精神压力，改善心理状态，改善睡眠，抗焦虑和抑郁；⑤ 对病情稳定的冠心病患者，促进侧支循环形成，有益于控制心绞痛与心肌缺血。

(7) 有氧运动延年益寿：高血压、慢性阻塞性肺疾病、2 型糖尿病、吸烟、肥胖和高胆固醇血症的患者，如能坚持有氧运动，并在专业医疗团队指导下，逐步提升有氧运动能力，即达到的代谢当量（METS）越高，总死亡率越低。

没有患冠心病的“正常人”，长年不运动，静息坐位过久，总死亡率也很高；而已患有冠心病的患者坚持康复，不断提升有氧运动能力，仍可健康长寿。

4. 心理/睡眠处方

“双心”医学（Cardiophycology 或 Phycocardiology）认为，人的身心是互相联系的。焦虑抑郁既是心血管病的危险因素，也常以伴有的胸闷、胸痛、心悸、气短、乏力等类似心血管疾病的躯体症状，首先到心内科就诊。

即使患过心肌梗死，接受过支架或搭桥手术治疗的患者，也常常对自己的病知之甚少，对支架会出现什么问题，搭桥血管能管多久心中没底，也会产生或加重焦虑或抑郁。

在心内科以胸痛等症状就诊的患者中，11% 有焦虑，6% 有抑郁，33% 焦虑抑郁并存。

如何识别可能有焦虑/抑郁的患者？应根据：① 睡眠质量是否变差；② 临床的胸痛症状是否诊断为心绞痛；③ 最近心情如何，对以往喜欢做的事的兴趣有无减退。三个问题中若有两个的答案是肯定的，患有焦虑或抑郁的可能性就很大。

5. 药物处方（安全性、有效性、依从性）

◆降高血压药物

(1) 效不更方：应用多年安全有效的药应坚持使用。患者可能担心药物用久了，会“耐药”，不良反应会累积。

(2) 提倡使用单片复方制剂（复方降压片）。“一口水，一片药”，依从性好，疗效优于单一药物倍增剂量，不良反应也较少。

(3) 服药过程中，患者自己测血压，要避免“血压焦虑”，即过于频繁自测血压，导致血压波动。“要关注，不过度”。

◆降胆固醇药物

(1) 胆固醇，尤其低密度脂蛋白胆固醇是动脉粥样硬化性心血管病（冠心病、缺血性卒中、外周动脉粥样硬化）的“致病性”危险因素。

(2) 他汀类药物作用于动脉粥样硬化预防的上游。稳定斑块，防止斑块破裂，预防血栓，实现预防血栓导致的心肌梗死与缺血性卒中的目的。

(3) 他汀类药物是基础用药，依折麦布是最佳帮手。他汀类药物可抑制肝脏合成胆固醇；依折麦布可减少小肠吸收胆固醇。

(4) 中国患者不需要、不耐受高强度大剂量他汀类药物。大多数中国患者应选择中小剂量他汀类药物，必要时联合使用 5 ～ 10mg（半片～ 1 片）依折麦布。

(5) 他汀类药物的剂量倍增，价格翻倍，不良反应增加。降胆固醇效果仅增 6%。而阿托伐他汀最小剂量 10mg 联合依折麦布 10mg，降胆固醇的疗效增加 20%，即大于阿托伐他汀 80mg 的疗效，且安全性高于后者。

(6) 什么是中小剂量他汀类药物？各种他汀类药物 1 片的剂量为中等剂量。

瑞舒伐他汀 10mg；阿托伐他汀 20mg；匹伐他汀 2mg；辛伐他汀 40mg（不良反应较大，应选 20mg）；普伐他汀 40mg；氟伐他汀 80mg。上述常用剂量的半片为小剂量。

(7) 哪些患者需用他汀类药物，必要时联合用依折麦布？①冠心病、缺血性卒中患者的二级预防；② 40 岁以上 2 型糖尿病患者的动脉粥样硬化性心血管疾病的一级预防；③ 65 岁以上高血压，同时合并其他危险因素患者的动脉粥样硬化性心血管病的一级预防。

(8) 降胆固醇的目标：①二级预防，低密度脂蛋白胆固醇＜1.8mmol/L；②一级预防，低密度脂蛋白胆固醇＜2.6mmol/L。

(9) 他汀类药物的主要不良反应：①他汀不是"肝毒药"，他汀可引起少数患者的肝酶增高，减量停药后，恢复正常，罕有引起器质性肝损害；②骨骼肌的疼痛、肌炎，少见的横纹肌溶解症；③长期用药可能增加新发糖尿病，多见于大剂量高强度他汀类药物；糖尿病易患人群；糖尿病前期，肥胖 / 超重，代谢综合征；老年人，缺失运动。用他汀类药物每增加 1 例新发糖尿病，同时可减少 9 例心肌梗死、卒中或心血管患者死亡，故利大于弊。易发糖尿病的高危人群，也常需服用他汀类药物，更应注意改变不健康的生活方式。

◆ 阿司匹林（75 ～ 100mg）

(1) 目前认为：①二级预防证据充分，利大于弊；②一级预防，获益证据不充分；③ 70 岁以上患者不宜使用；④ 40 岁以下患者无获益的研究证据；⑤ 40—70 岁人群，如动脉粥样硬化血栓性疾病，风险大，而出血风险不大者，可考虑使用。需医患共同决策。

(2) 注意管控阿司匹林严重出血的不良反应，包括消化道出血、脑出血。高血压患者应注意控制好血压。

(3) 阿司匹林对心房颤动合并血栓栓塞的疗效不确切。应选用抗凝药物。

（四）正确认识支架

1. 急性心肌梗死

如无禁忌，支架是开通被血栓闭塞的冠状动脉，挽救心肌，挽救生命的最佳措施。时间就是“心肌”，时间就是生命。急性心肌梗死在病情上是“不稳定”，溶栓或支架有利于将这种“不稳定”转变为“稳定”。

2. 稳定型冠心病

(1) 稳定型冠心病：① 冠状动脉 CT 筛查发现冠状动脉临界狭窄，无症状者；② 严重狭窄，甚至某一血管慢性完全闭塞，但无心绞痛者；③ 冠状动脉重度狭窄，有明显心绞痛，但病情稳定，即心绞痛的频度、程度、诱发的体力活动程度平稳不变者。

(2) 支架不可能预防减少心肌梗死或心脏猝死。

(3) 支架是增加形成血管内或支架内血栓风险的“金属异物”，血栓是导致心肌梗死或心脏猝死的祸根。

(4) 经药物和系统康复仍不能缓解心绞痛症状的患者，支架可缓解症状，提高生活质量，“对症不救命”。

稳定型冠心病患者预防心肌梗死或心脏猝死，预防疾病复发加重的重要措施：① 戒烟；② 合理用药，尤其用好他汀类药物，降低低密度脂蛋白胆固醇（LDL-C）到1.8mmol/L以下，促进斑块稳定或逆转；③ 坚持康复，落实五大处方，安全有效运动。

（五）健康的第一责任人是自己

1. 健康需要知识，健康需要能力，健康需要智慧，健康需要责任，健康需要行动，健康需要实效。

2. 知、行、信，做健康达人。

3. 采取健康生活方式，要在实践中，尝到甜头，看见实效。健康生活方式为人们带来愉悦快乐，健康生活方式为人们带来健康实效：体重下降；服用更少、更低剂量药物控制血压、血糖，减少成本和药物的不良反应；使动脉斑块可能逆转，甚至消退。

4. 治疗高血压、糖尿病和血脂异常，仅靠药物，靠不住：① 药的种类越来越多，剂量越来越大，不良反应越来越多，成本越来越高，而最终遏制不住心脑血管意外的发生；② 只有“五大处方”的组合拳，才能用更少的药物，更好预防心脑血管病。

5. 健康长寿三字经：管住嘴，迈开腿；零吸烟，多喝水；好心态，莫贪杯；睡眠足，别过累；乐助人，心灵美；家和睦，寿百岁。

6. 投资你的健康，就像投资养老金。90活不过，那是你的错！

7. 做好健康教育要坚持：公益性、科学性、通俗性、趣味性、针对性、实效性。

（胡大一）

二、神经系统疾病防控科普要点

神经系统疾病，相对于身体的其他系统或器官，具有种类繁多、病因复杂、症状各异等特点，健康科普对于习惯于定性定位诊断的神经科医生相对具有一定挑战。

从部位来说，发生于中枢神经系统、周围神经系统、自主神经系统的以感觉、运动、意识、自主神经功能障碍为主要表现的疾病，都属于神经系统疾病。

从病因来讲，有许多种病因都会引起神经系统疾病，感染、中毒、遗传缺陷、营养障碍、免疫异常、代谢紊乱、内分泌紊乱可以通过相应检查明确，但还有许多神经系统疾病的病因不清楚。

因此，在进行科普写作时就要注意相应的特点。笔者体会应该从以下几方面阐述神经系统疾病防控科普的要点：① 虽然神经系统疾病需要科普的疾病较多，但关注重点要集中在常见病、多发病，能惠及大多数老百姓；② 写作思路从老百姓容易理解的角度入手，使科普文章落地；③ 着眼点从可防、可治的疾病进行，使科普实用；④ 深浅程度要适当，概念把握要准确。

目前许多头痛、头晕及眩晕相关疾病的科普文章普遍对疾病实质没有很好把握，概念混乱陈旧，提出的健康建议随意性比较大，支持数据往往以经验替代学科积累，有的过于生涩，没有医学背景的读者难以理解及接受，有些过于简单，有医学背景的读者又觉得满篇谬误。以下以头痛为例讨论该病防控科普知识点。

头痛是神经系统最常见的临床症状和主诉之一，每个人都有可能经历头痛的困扰，每年全球有 9% 的成年人因头痛就医。头痛的种类繁多，每一种头痛的特点也不一样，有些类型头痛甚至“隐藏”夺命危机，而大部分头痛，如偏头痛、紧张型头痛等属于良性头痛，虽不致命但严重影响人们的生活质量。

头痛的准确诊断并不容易，如何通过科普减少老百姓就医所走的不必要的弯路？如何识别头痛危险信号，避免漏掉恶性的疾病？治疗方面，如果确定的类型不对，治疗效果也不会很好。患者能不能管理自己的头痛，如何管理？都是科普需要明确指明的。

引起头痛的病因非常多，大致可分为原发性头痛和继发性头痛两大类。继发性头痛指有明确病因引起的头痛，占所有头痛的 10% 左右。包括各种颅内病变如脑血管疾病、脑炎、脑外伤、脑肿瘤，全身性疾病如发热、电解质紊乱，以及滥用止痛药物等，这部分头痛需要处理原发性疾病，头痛作为疾病病程的一个症状，有可能随着原发性疾病好转，头痛也会缓解。大多数头痛是原发性头痛，约占所有头痛的90%，一般指利用现代的医学手段，包括磁共振等医学影像技术还找不到确切病因的头痛，常见的临床类型如紧张型头痛、偏头痛等。

国际头痛疾病分类定义了150多种不同类型的头痛，不同头痛的原因和症状有所不同。虽然大多数头痛发作过程很短暂，但正确识别头痛的类型有助于后续进行更好地处理。所以对头痛的诊断一定要遵循最新的诊断标准，科普描述也要准确，不能沿用旧的概念，也不能杜撰疾病类型和名称。

有篇头痛科普文章错误地称有一种头痛为神经性头痛。又将神经性头痛分为三大类：功能性头痛、血管性头痛和紧张性头痛。这一概念陈旧，分类无依据，完全按个人意愿划分，容易误导老百姓。实际上神经性头痛、血管性头痛和紧张性头痛的概念早已被头痛专业领域遗弃。

本文列出了8种常见的头痛类型，包括3种原发性头痛及5种继发性头痛，占所有头痛类型的80%。

（一）紧张性头痛

曾称为肌肉收缩性头痛，约占头痛疾病的40%，是最常见的慢性头痛。其发病与心理压力、焦虑、抑郁、精神因素、肌肉紧张等因素有关。紧张性头痛的特征是双侧枕部、颈部、头顶部或整个头部的非搏动性头痛，通常呈持续的钝痛和胀痛，并有头部紧绷、压力或沉重感。可能还包括面部、头颈部和肩膀的压痛，眼后方压迫感，以及对光线和声音敏感等。头痛通常持续半小时至几小时，严重程度可能会有所不同，但很少会影响正常活动。检查时发现后颈部、肩部肌肉有压痛点，有时可以摸到一个或多个硬结，这说明颈肌处于紧张收缩状态。

大多数患者伴有焦虑、抑郁、失眠等症状，大多是由精神压力、工作疲劳等诱发。其他潜在的触发因素还包括脱水、巨大噪声、缺乏运动、睡眠不好、不良姿势、用餐不规律、眼睛疲劳等。

非处方止痛药，如布洛芬、对乙酰氨基酚等药物，在减轻疼痛方面非常有效。此外，生活方式上的改变同样有助于防止紧张性头痛，包括改善睡眠，经常锻炼，改善坐姿和站立姿势，并对压力、焦虑或抑郁问题进行管理。

（二）偏头痛

非常常见的原发性头痛类型，临床以发作性中重度、搏动性头痛为主要表现，头痛多为偏侧，一般持续 4 ～ 72 小时，可伴有恶心、呕吐，光、声刺激或日常活动均可加重头痛，安静环境、休息可缓解头痛。偏头痛十分常见，全球目前至少有 6 亿以上的偏头痛患者，中国偏头痛发病率为 9.3%，约有 1 亿患者。多起病于儿童和青春期，中青年期达发病高峰。在偏头痛的患者群中有 70% 都是女性，可以说是现代职业女性中颇为普遍的症状。

偏头痛倾向于反复发作，约 1/3 的患者在偏头痛发作之前会有先兆，主要是视觉和感觉障碍，通常持续 5 ～ 60 分钟，常见的视觉先兆包括眼冒金星、出现水波纹或城垛状图像、锯齿状线条、闪烁的光点或暗点、部分视力丧失；其他先兆还包括肢体麻木无力、言语困难等。20 ～ 30 分钟后就出现剧烈头痛，视觉先兆却消失了。而长期偏头痛的频繁发作，会增加脑卒中风险。有先兆的偏头痛称为先兆型偏头痛；没有视力先兆的称为无先兆型偏头痛。在偏头痛发作时睡眠非常困难，常常失眠，有的患者借助安眠药睡一觉，头痛可以消失。

偏头痛的原因尚不明确，不过往往呈现家族聚集趋势。

偏头痛患者中包括许多名人，如梵高、拿破仑、弗洛伊德、曹操。其中曹操的故事最广为流传，生性多疑的曹操让华佗丢命，自己也饱受痛苦。很多史书中都有记载“太祖苦头风”。头风是中医诊断，转换成西医诊断就是偏头痛。虽然说是“偏头痛”，实际上也有发作时两侧、全部头痛的情况。这种头痛没有致命性，但曹操头痛发作时“心乱目眩”，并且一生被其所扰。每次头痛华佗都给他针灸治疗。用药治疗没有效果，华佗曾建议服下麻沸汤然后用利斧劈开脑袋取出风才能根除。曹操认为华佗“养病自重”，不肯为自己医除病根，就杀了华佗。太祖（曹操）曰：“（华）佗能愈此。小人养吾病，欲以自重，然吾不杀此子，亦终当不为我断此根原耳。”荷兰后印象派画家梵高的作品《星夜》被认为是先兆症状发生时在画家眼中的一种真实体验。

偏头痛无特效、一次性治愈方法。非处方止痛药有助于减轻疼痛和持续时间，甲氧氯普胺等止吐药也可以用来缓解恶心和呕吐。此外，在黑暗、安静的地方休息，在前额上放置冰袋等方法也有助于缓解偏头痛发作。对于更难治的偏头痛，特异性抗偏头痛（曲普坦等）药物更有帮助。一旦偏头痛症状开始出现，患者应该尽快服药，以达到最佳疗效。

同时要注意发现诱因，并注意避免，最有效的治疗方式是在偏头痛的间隙期对避免诱发因素进行预防，而不是等到头痛发作时再去吃止痛药物。目前常见的预防治疗药物有：氟桂利嗪、普萘洛尔、三环类抗抑郁药、托吡酯等。

偏头痛常见的诱因有压力和焦虑、闪烁的灯光、气味、睡眠不足、睡眠中断、激素变化、脱水、用餐不规律、一些食物和药物、明亮的灯光和巨大的噪声等，远离这些诱发因素对于偏头痛的控制是十分重要的：① 远离酪氨酸类食物，酪氨酸是造成血管痉挛的主要诱因，最后导致头痛发作，这类食物包括奶酪、巧克力、柑橘类食物，以及腌制的沙丁鱼、鸡肝、西红柿、牛奶、乳酸饮料等；② 减少饮酒，所有酒精类饮料都会引发头痛，特别是红酒含有更多诱发头痛的化学物质，偏头痛患者如果一定要喝酒，最好选择白酒；③ 学会减压，放松心情，选择泡泡温水浴等放松运动可以避免头痛；④ 规律运动，对有偏头痛的人来说，着重呼吸训练、调息的运动，可帮助患者稳定自主神经系统、减缓焦虑、肌肉紧绷等症状；⑤ 生活规律，营造安静的环境，维持规律的作息，即使在节假日也定时睡觉、起床。

曹操的偏头痛确实是在思虑过多的情况下越来越严重的。在《三国志》中记载。起兵平定袁绍的时候，曹操就每每头痛。可真正头痛开始严重的时候，是在消灭袁绍，挟持汉献帝以后。曹操掌握了“君权”，此时的他需要考虑更多的国事，还要平灭一些地方的起义，还要在宫廷内排除异己。此时曹操的头痛才真正开始严重。

（三）丛集性头痛

丛集性头痛是一类经常发生的严重头痛，男性患者的发病率为女性的 6 倍。患者常常把这种疼痛描述为眼后方或眼周的强烈灼痛或刺痛感。其他症状还包括流泪、眼睑肿胀、鼻塞流涕、对光或对声音敏感、烦躁不安或激动。

丛集性头痛的发作通常很突然，没有先兆，持续 15 分钟至 3 小时。患者每天最多可能发作 8 次。丛集性头痛的发作往往是持续数周或数月的一系列日常攻击，通常在一天的同一时间出现，常常在夜间入睡后几个小时出现。

丛集性头痛的病因目前仍然不明，但似乎更可能发生在吸烟者身上。此外，在发作期间应当避免摄入酒精。具体的治疗主要旨在减少发作的程度和频率。可选托吡酯、曲坦类药物、维拉帕米、类固醇、褪黑素、锂剂和氧疗等治疗。在极为难治的情况下，患者可能需要手术治疗。

（四）脑出血

蛛网膜下腔出血会表现为“霹雳性”头痛，漏诊概率不大。对患者来讲，任何不同寻常的头痛，特别是伴有颈部疼痛或项强，应高度怀疑蛛网膜下隙出血的可能。脑实质出血与蛛网膜下隙出血的临床表现相似。如果血液进入脑脊液，可引起脑膜刺激和颈项强直。神经科体征包括痫性发作和精神改变，一般根据血肿的大小和部位表现有所不同。

（五）脑静脉血栓

最常见的症状是头痛，可以是经历几天的亚急性头痛或更突然的“霹雳性”头痛。大的深静脉血栓会引起颅内压升高，导致视物模糊、恶心/呕吐、体位性头痛。病情进展的患者会出现亚急性精神状态改变和昏迷。小的皮层静脉血栓可表现为局灶性神经科体征或痫性发作。

（六）脑膜炎

有发热、颈项强直、脑膜刺激征或意识改变伴有头痛，应考虑脑膜感染或脑膜炎。在急诊科，一般要查脑膜炎的感染性病因，包括细菌、病毒、真菌和结核分枝杆菌。可通过血培养和腰穿做脑脊液检查。脑膜炎也可由非感染性病因引起，表现为头痛、伴或不伴发热。非感染性脑膜炎的病因包括软脑膜恶性肿瘤转移、全身自身免疫性疾病或药物治疗（非类固醇类抗炎药、静脉注射人免疫球蛋白、鞘内注射化疗药物等）。

（七）低颅压性头痛

当脑脊液减少时，患者会出现直立性头痛，在直立时加重而在平卧时减轻，低颅压性头痛常为双侧或全头搏动性头痛。患者也可表现为“霹雳性”头痛并且偶尔只在用力时出现。可有一系列伴随症状，其中许多在直立时加重，这些症状包括头晕、听力改变伴有声音被蒙住的感觉、视物模糊、意识水平下降、共济失调或其他步态异常。脑脊液减少可由于血容量减少、脑脊液过度分流或脑脊液漏引起。近期腰穿史、硬脊膜外和（或）脊髓手术或交通肇事提示持续性外伤性脑脊液漏。自发性脑脊液漏可通过薄弱的脑膜憩室或薄弱的硬膜，并可伴有结缔组织病。大多数低颅压性头痛是自限性的，卧床休息会好转，咖啡因会增加脑脊液的摄取从而缓解头痛。

（八）药物过度使用性头痛

近年国内该类头痛发病率越来越高，是常见的继发性头痛类型，其症状是频繁头痛，疼痛性质与紧张型头痛或偏头痛相似，这种头痛最初对止痛药有一定反应，但此后又会重新出现。一个月内服用止痛药超过 15 天可能会导致药物过度使用性头痛。可能导致药物过度使用性头痛的药物包括阿片类药物、对乙酰氨基酚、曲坦类药物、非甾体抗炎药（如阿司匹林和布洛芬）。药物过度使用性头痛主要出现在专门用止痛药治疗头痛的患者中。

药物过度使用性头痛的唯一治疗方法是停止服药，停药后患者的症状可能会出现恶化，通常会在 10 天内停止，其他戒断症状（如恶心呕吐、心率加快、睡眠障碍、烦躁不安）通常在 7 天内消失。大多数患者在 2 个月内会再次出现原来的头痛模式，此后开始服用止痛药应该是安全的。

为了避免药物过度使用性头痛的发生，患者应当避免使用可待因，在一周内服用止痛药治疗不超过 2 天，并使用预防性药物治疗慢性偏头痛。

综上介绍，科普头痛知识，一方面要让老百姓了解原发性头痛的特征，不要恐惧。另一方面也要明确重视恶性头痛的信号，不能耽误治疗。

其实人们对于头痛的担心来自于恶性头痛，多半是继发性头痛。有九个“预警信号”需要引起重视，一旦出现，及时去医院急诊就医：① 新发头痛，中年后首次突然发作的严重头痛，尤其是 50 岁以上者，或患有某些疾病（如癌症、凝血功能障碍性疾病）；②“霹雳性”头痛，头痛非常严重，在几分钟内立即达到最大程度，许多患者会说这是他一辈子中最严重的头痛；③ 持续性加重的头痛，头痛一直不消失；④ 近期出现性质或模式改变的头痛，头痛频率显著增加或头痛特征显著改变；⑤ 体位性头痛，随体位变化而剧烈变化的头痛，如从躺着站立时，反之亦然；⑥ 咳嗽、打喷嚏和（或）紧张时引起的头痛；⑦ 经常头痛，总是在头部的同一位置；⑧ 无法解释的神经症状，大约 1/3 的偏头痛患者有神经症状（偏头痛先兆），通常先于偏头痛发作。先兆症状包括缓慢蔓延的视觉症状，有时伴有面部和上肢刺痛。这些症状在 60 分钟内就会消失。如果这些症状出现后，持续时间超过 60 分钟，或没有完全解决，则需要去急诊。如果出现其他症状，如身体一侧无力、意识水平改变、行走困难或其他令你担心的症状，也需要就医；⑨ 全身症状，包括发热、发冷、体重减轻、夜间盗汗。如果头痛有如上特点之一，则应尽早完善检查，明确原发性疾病。最应关注的是那些表现为爆炸性或“霹雳性”头痛，需要去急诊。如果符合原发性头痛的类型，则以预防为主，根据具体分类进行预防性治疗，避免长期无序的做头颅磁共振检查，浪费医疗资源，也增加患者的经济负担。

（李晓光）

三、慢性呼吸系统疾病防控科普要点

慢性呼吸系统疾病（chronic respiratory diseases，CRD）是世界卫生组织定义的“四大慢性病”之一，其患病率高、致残致死率高、疾病负担重，对国民呼吸健康构成重大威胁。常见的慢性呼吸系统疾病包括慢性阻塞性肺疾病（简称“慢阻肺”）、支气管哮喘、尘肺和间质性肺疾病、肺动脉高压、睡眠呼吸障碍性疾病等。最新的流行病学调查数据显示我国 40 岁及以上人群慢阻肺患病率达 13.7%，20 岁及以上人群哮喘患病率达 4.2%。按照人口普查数据推算我国有近 1 亿的慢阻肺患者，有 4570 万成年哮喘患者。

（一）慢阻肺防控科普要点

在临床工作过程中，呼吸科医生经常会遇到许多类似这样的询问：“医生，我老是气喘，是慢阻肺吗？”“医生，我爸都咳嗽好多年了，一到冬天就更厉害了，这是慢阻肺吗？”“医生，慢阻肺能治好吗？”那么，慢阻肺到底是个什么样的疾病呢？接下来，通过“肺腑之言——十问十答”，一起来了解我们身边的“沉默杀手”——慢阻肺。

1. 慢阻肺的定义

慢阻肺全称“慢性阻塞性肺疾病”，是一种常见的以持续存在的呼吸系统症状和气流受限为特征的、可以预防和治疗的疾病，通常与暴露于毒性颗粒和气体导致气道和（或）肺泡异常相关。我国最新慢阻肺流行病学调查（中国成人肺部健康研究）结果显示，慢阻肺患者已达约1亿人，40岁以上人群患病率13.7%，现已成为我国仅次于高血压、糖尿病的第三大常见的慢性病。

2. 慢阻肺与支气管哮喘

很多人把慢阻肺和支气管哮喘（简称哮喘）混为一谈，认为只要有气喘症状就是哮喘。虽然两者都为慢性呼吸系统疾病，有很多相似之处，但是这两种疾病在发病因素、发病年龄、气道可逆性及治疗方面都存在显著不同。

3. 慢阻肺的病因

慢阻肺的确切病因尚不清楚，已发现的危险因素可分为内因（个体易患因素）及外因（环境因素）。目前已明确的个体易感因素包括：遗传性α_1-抗胰蛋白酶缺乏、气道高反应性及肺发育及生长不良；吸烟为慢阻肺最重要的环境因素，其他环境因素包括：吸入职业粉尘和化学物质、空气污染、生物燃料、呼吸道感染及社会经济地位等。

4. 慢阻肺的确诊

慢阻肺患者通常有慢性咳嗽、咳痰等症状，气短或呼吸困难则为其标志性症状。起病初期，患者仅在劳动、上楼或爬坡时出现气促，休息后可缓解，随着疾病进展，患者在平地活动时即可出现气促，晚期患者在穿衣、洗漱等日常生活中即可发生气促，甚至在静息时也感气促，再结合患者既往吸烟等高危因素，肺功能检查见持续气流受限，排除可引起类似症状及肺功能的其他疾病，最终综合分析确诊。

5. 慢阻肺病情的严重程度

目前，主要通过症状、肺功能检查及急性加重风险综合指标体系来进行稳定期慢阻肺患者病情严重程度评估，依据上述指标将患者分为A、B、C、D四组，其中，A组患者风险低、症状少，B组患者风险低、症状多，C组患者风险高、症状少，D组患者风险高、症状多。

6. 患有慢阻肺是否一定要戒烟

我们知道，吸烟是慢阻肺的重要发病因素——首要“杀手”。与不吸烟人群相比，吸烟人群肺功能异常的发生率明显升高，并且吸烟量与第一秒用力呼气容积（FEV_1）的下降速率显著相关，吸烟量越大，FEV_1下降越快，FEV_1为反映气道阻塞严重程度的核心指标。因此，戒烟对于慢阻肺患者的重要意义不言而喻。

7. 慢阻肺的治疗

慢阻肺治疗是一场持久战。首先，戒烟是治疗慢阻肺的基础；其次，需“未雨绸缪”，即通过长期坚持药物及氧疗等治疗来防止疾病的反复发作；并且，需提高患者对慢阻肺的认识及处理能力；此外，慢阻肺患者亦应进行呼吸康复，具体包括有氧运动（步行、登楼梯、游泳等）、肌肉训练、呼吸训练、营养支持、精神治疗及教育等方面，最终改善患者活动能力、提高生活质量。

8. 预防慢阻肺急性加重

慢阻肺患者急性加重，相当于肺部的“火山爆发”。预防慢阻肺急性加重，首先，避免诱发因素如呼吸道感染、烟雾暴露刺激及气候变化；其次，坚持规律用药；并且，加强有氧锻炼，加强营养，摄入充足优质蛋白，增强体质；此外，每年秋冬季接种流感疫苗和肺炎疫苗，亦可预防慢阻肺急性加重。

9. 雾霾天注意事项

我们知道，雾霾中含有直径 2.5 ～ 10μm 的颗粒物，其是慢阻肺急性加重的重要诱因之一。在雾霾天气，患者应减少室外活动，尽量少开窗户，有条件时可以安装室内空气净化器，而在必须参加户外活动时应佩戴专门防护口罩。

10. 慢阻肺未及时诊治的后果

对于慢阻肺患者本人，主要体现在生活质量下降、致残率高、致死率高和医疗负担重等方面。此外，慢阻肺不仅会产生大量直接医疗成本，还会对患者职业及家庭生产力产生更大影响，间接对我国的经济发展带来威胁。

（二）支气管哮喘防控科普要点

当人们生活中有气短、上不来气、喘憋等症状时首先想到的就是“我得哮喘了吗？”，哮喘的全称是“支气管哮喘”。哮喘是呼吸道的慢性炎症性疾病，简单地说也是“气管炎”，而且是个“慢性病”，因为气管有炎症引起气管和支气管分泌物增加、黏膜肿胀、管腔狭窄导致患者咳嗽咳痰、呼吸困难和喘憋。但这种炎症并不是普通的细菌性或病毒性气管炎，而是（或者大多数是）过敏性的炎症。为此，哮喘这种“气管炎”就不能常规用“头孢或阿奇”等抗生素治疗，而是需要用有对抗过敏性气道炎症的吸入激素治疗。

很多人常问“我为什么得哮喘”，从医学角度讲，哮喘的发生是遗传与环境因素共同作用的结果。首先是存在哮喘与过敏的体质，然后在人生某一时段遇到过敏、感染、环境刺激或某些药物等诱发因素后，诱导气管支气管出现持续存在的慢性炎症，逐渐出现或突然发生哮喘的症状，如喘息、气急、胸闷或咳嗽等。这两个因素同时存在时就会让人患上“哮喘”。

哪些人容易患上哮喘？有研究显示，儿童时期有湿疹、荨麻疹、过敏性鼻炎及食物过敏和药物过敏的人都是哮喘的易感人群。另外，家族中有患哮喘和过敏性鼻炎以及其他过敏性疾病的亲属，这些都是易感因素。对于每个个体来讲，遗传因素不能自主决定，那么就应该主动努力地预防环境因素。

大众都“仇恨”疾病，都想根治疾病，目前哮喘虽然不能根治，但哮喘是一种可以经过规范治疗达到良好控制的慢性病。如果长期的哮喘控制不佳，其危害就是肺功能下降、生活质量降低、急性发作和死亡风险增加。哮喘通过有效的管理大多数患者都能达到良好控制，能够像正常人一样生活。为此，国内外的哮喘指南提出的哮喘长期管理目标是“达到良好的症状控制并维持正常活动水平；最大限度降低未来风险（包括减少急性发作、肺功能下降和药物不良反应等）”。

哮喘的危害就是急性发作会引起死亡，因此，被诊断为哮喘的患者都应学会如何识别哮喘急性发作。一看呼吸，急性发作时患者会明显感觉气短、喘不过气、言语无力、呼吸次数增多；二看神色，急性发作时患者感觉焦躁不安，脾气暴躁，有可能大汗淋漓、脸色苍白、口唇青紫；三看意识，哮喘发作危重时患者会出现意识模糊、嗜睡、全身极度衰竭等症状。如果出现上述情况，首先应进行自救，并及时急诊就医。

每一个哮喘患者都应学会自我管理。第一，避免接触过敏原（如花粉、尘螨、动物皮毛等）、刺激物（如烟雾、粉尘等）及尽量避免呼吸道感染（如感冒、受凉）等的诱发因素，这些都可以引起哮喘症状或急性加重。第二，规范吸入激素治疗，这是哮喘患者首选的最主要的治疗药物。为了预防哮喘急性发作，患者应该长期规范的治疗、规律按时地用药、定期复诊并请主管医生评估病情和调整治疗方案。第三，哮喘患者应该学会自救措施。轻度和中度哮喘发作可以在家中使用缓解药物（如沙丁胺醇气雾剂等）进行初始治疗，而中度以上的哮喘急性发作就应该及时到医院就医，给予雾化吸入支气管舒张剂和激素治疗，以及吸氧和静脉药物治疗。

哮喘治疗的药物品种很多，按种类分为两大类，一是控制药物，主要是通过抗气道炎症以避免症状发生，需要长期规律的用药。如吸入激素、吸入激素与长效支气管舒张剂的联合制剂、白三烯调节剂等。吸入激素是目前最有效的抗哮喘气道炎症的药物。二是缓解药物，主要是迅速缓解哮喘症状和急性发作时使用的，是按需使用而不是长期规律使用。如速效支气管舒张剂（沙丁胺醇吸入剂）是缓解轻度或中度哮喘急性症状的首选药物。

很多患者和家属担心长期使用激素是否安全，目前推荐使用的吸入药物主要是通过气道黏膜吸收，所需药物剂量很少（以 μg 计算），通过气道黏膜进入血的药物剂量就更少，为此，吸入药物直接到达病变部位（需要治疗的气管和肺）的疗效明显，不良反应小。所以，即使长期吸入治疗安全性也较好。有研究显示，即使儿童使用吸入激素治疗哮喘 7 ～ 11 年后，对生长发育的影响也不是很大（如身高）。

慢性病都在倡导患者自我管理，众多研究和实践数据显示，疾病自我管理能够提高疾病的良好控制率。哮喘患者也应学会自我管理，内容包括：学习哮喘疾病知识、参加患者教育、监测峰流速值、记录哮喘日记、遵医嘱规范治疗、定期复诊、合理运动及均衡营养等。

医生会对每位哮喘患者叮嘱日常生活需要注意的事项，包括：完成医嘱规范用药、及时增减衣物避免感冒、避免情绪激动、注意室内通风、避免剧烈运动、随身携带药物以备不时之需。总之，哮喘是一种慢性气道疾病，只有长治才能久安。

（三）间质性肺疾病防控科普要点

1. 间质性肺疾病的定义

老百姓对于“间质性肺疾病”这个名词相对比较陌生，有的人看到体检报告、胸部 CT 报告上写着“肺间质改变、间质性肺炎、肺纤维化、间质性肺病”等描述，从而寻医就诊。其实间质性肺疾病不是一种单一的疾病，而是一大类疾病的总称，包括200多种疾病。也称弥漫性实质性肺疾病，简称间质病，是一组以肺泡壁和肺泡腔具有不同形式和程度的炎症与纤维化为特征性病理改变，以进行性呼吸困难和胸部影像呈广泛分布的浸润影为主要表现的弥漫性肺疾病的总称。

2. 间质性肺疾病的类型

不同类型的间质性肺疾病其临床表现也各不相同，诊断和治疗方法也不尽相同。大体可分为已知原因和未知原因两大类。已知原因包括结缔组织病，与职业、环境、药物相关的间质性肺疾病等，未知原因又分为特发性间质性肺炎，肉芽肿相关性疾病和罕见的间质病。特发性间质性肺炎根据影像及病理特点又可分为主要的间质性肺炎（包括特发性肺纤维化、非特异性间质性肺炎、隐源性机化性肺炎、急性间质性肺炎、呼吸性细支气管炎伴间质性肺炎和脱屑性间质性肺炎），少见的间质性肺炎（特发性淋巴细胞性间质性肺炎，特发性胸膜肺弹力纤维组织增生症）和不能分类的间质性肺炎。肉芽肿相关的间质病主要包括结节病。罕见的间质病包括慢性嗜酸性粒细胞肺炎、肺泡蛋白沉积症、组织细胞增生症、淋巴管平滑肌瘤病等。所以当大家看到CT报告上写着“肺间质改变、间质性肺炎、肺纤维化、间质性肺病”，或者当门诊医生怀疑是间质性肺疾病时，一定要及时前往医院进行系统性检查，明确究竟是哪一种类型，方可有针对性地治疗。

3. 间质性肺疾病的临床表现

(1) 呼吸系统表现：常见，主要表现为咳嗽（多为干咳）和呼吸困难，活动后加重，但并非特异性的表现，类似的表现也可出现在心脏疾病和其他呼吸系统疾病中，病情较轻者可无明显症状。肺部听诊时肺底吸气相爆裂音（Velcro 啰音）是间质性肺疾病较为特异的临床体征。

(2) 全身表现：可有发热、乏力、皮疹、雷诺现象、关节肿痛、口干、眼干、口腔溃疡、肌无力等表现，常提示合并结缔组织病。

4. 间质性肺疾病胸部影像学检查及其表现

(1) 胸部 X 线：在间质病诊断中价值有限，可表现为双肺弥漫分布的磨玻璃影、网格影、融合成片的实变影，常伴随肺容积缩小。故建议对间质病的疑似患者进行胸部高分辨 CT 检查。

(2) 胸部高分辨 CT（HRCT）：是间质性肺疾病诊断最有价值的手段之一。基本影像表现包括小叶间隔增厚、网格、弥漫分布结节、蜂窝、牵拉性支气管扩张、肺泡实变、磨玻璃影、囊腔形成等。

5. 间质性肺疾病肺功能的特点

(1) 限制性通气功能障碍：肺总量（TLC）、肺活量（VC）和残气量（RV）减少，肺顺应性减低。

(2) 弥散功能减低：一氧化碳弥散量（DLCO）减少，肺泡 - 动脉氧分压 [Pa（A-a）O_2] 差增加，出现低氧血症。

(3) 通气功能检查：间质性肺疾病通常无阻塞性通气功能

障碍，但朗格汉斯组织细胞增生症淋巴管平滑肌瘤病、结节病可出现阻塞性通气功能障碍。

6. 间质性肺疾病的实验室检查

(1) 常规检查：通过血（包括嗜酸性粒细胞计数）、尿、粪常规及肝肾功能了解重要脏器功能。

(2) 免疫学相关检查：血沉、C 反应蛋白、自身抗体、肌炎抗体谱、类风湿因子、抗中性粒细胞胞浆抗体等，排除结缔组织病。

(3) 巨细胞病毒、肺孢子菌等检测：排除表现为间质性肺疾病的感染性疾病。

7. 间质性肺疾病是否需要做支气管镜检查

支气管镜检查的主要目的在于行支气管肺泡灌洗或经支气管肺活检。多数间质性肺疾病不能依靠肺泡灌洗或支气管镜肺活检单独诊断，但是该检查可以支持或缩小鉴别诊断范围（如职业、环境暴露等）；也可以辅助诊断某些疾病，包括恶性肿瘤及表现为间质性肺疾病的感染性疾病、结节病、过敏性肺炎、少见的间质性肺疾病如肺泡蛋白沉积症、朗格汉斯细胞组织细胞增生症、脂质性肺炎、慢性嗜酸性粒细胞性肺炎等。

8. 间质性肺疾病需要做外科肺活检的情况

(1) 外科肺活检：分为胸腔镜辅助活检或开胸肺活检，活检主要目的在于明确间质性肺疾病类型，了解炎症和纤维化程度。外科肺活检主要适用于非典型的间质性肺疾病影像改变，病因不明，需要明确诊断，且年龄较轻（＜ 50 岁）的患者。

(2) 活检部位：最好覆盖正常组织和病变明显组织，最好跨越多个叶段。病理分析重点观察分布及病变性质。

(3) 具有以下情况者应慎重：① 65 岁以上；② 存在多种合并疾病；③ 具有典型的 HRCT 表现；④ 肺功能严重受损；⑤ 证实并发于结缔组织病或全身免疫性疾病；⑥ 家族性特发性肺纤维化，至少两个直系亲属。

9. 间质性肺疾病的诊断

(1) 明确是否存在间质性肺疾病。主要通过病史、临床表现、体格检查、胸部 CT、肺功能检查等综合判断。

(2) 判断病因和类型。主要通过病史、临床表现、体格检查（结缔组织病肺外表现）、胸片 / 胸部 CT、肺功能、血清学检查（尤其是结缔组织病）等判断。如有相关病因（结缔组织病、环境、药物等因素），则诊断已知原因的间质性肺疾病，具体诊断根据相关病因确定。如无明确病因，则可诊断未知原因的间质性肺疾病（可能是特发性间质性肺炎）。病因寻找需密切关注病史和实验室检查。

(3) 未知原因的间质性肺疾病。重点在于判断间质性肺疾病的具体类型。主要依靠胸部 HRCT、气管镜、外科肺活检和多学科讨论决定。临床诊断某一种间质性肺疾病是一个动态的过程，需要临床、影像、病理医师的密切合作，根据所获得的完整资料对先前的诊断进行验证和修订。

10. 间质性肺疾病的治疗

(1) 病因治疗：不同类型的间质性肺疾病，治疗方案也不同。大致包括抗炎(糖皮质激素/免疫抑制药)和抗纤维化治疗。

(2) 并发症治疗：如治疗胃食管反流、睡眠呼吸功能障碍性疾病、肺血管病等。

(3) 肺康复治疗。

(4) 氧疗：对于合并严重低氧血症的患者应当给予氧疗。

(5) 患者的自我教育与管理：树立战胜疾病的信心，鼓励戒烟。

(6) 终末期患者可考虑肺移植。

11. 间质性肺疾病的预后

(1) 不同类型的间质性肺疾病预后不同：结节病、呼吸性细支气管炎伴间质性肺炎有自愈性，部分过敏性肺炎脱离致敏环境也可痊愈。特发性非特异性间质性肺炎、隐源性机化性肺炎对激素反应良好，预后较好。特发性肺纤维化、纤维化型非特异性间质性肺炎和各种终末期纤维化预后差。

(2) 预测预后：肺纤维化严重程度、肺功能、6 分钟步行试验基线情况及下降速度可预测间质性肺疾病预后。

12. 间质性肺疾病患者日常生活注意事项

(1) 注意保暖，避免受寒，避免感染：间质性肺疾病患者感染后会加重病情，因此一旦出现咳嗽咳痰加重，咳痰性状改变或发热时，应尽早就医，及时诊断并治疗。推荐每年按时接种流感及肺炎球菌疫苗，提高机体免疫力。

(2) 多饮水，健康合理饮食：多食用一些富含纤维素的蔬菜，荤素结合，保持良好的营养，避免食用辛辣刺激、易过敏的食物，保持大便通畅。

(3) 规律运动：间质性肺疾病患者在病情允许的情况下进行适当的运动锻炼是有益的，但是应以不引起明显的呼吸困难等不适为前提。适宜的运动方式包括深呼吸、散步、练太极拳等。

(4) 保持心情舒畅：学会乐观和精神放松，如有明显的焦虑和悲观情绪建议及时进行心理咨询。

（四）阻塞性睡眠呼吸暂停防控科普要点

阻塞性睡眠呼吸暂停是一个“年轻”的疾病，国外在20世纪70年代、国内在20年前才开始重视该病，也就是说相较于其他疾病，该病更加容易被人忽略，因而，患者教育尤为重要。

阻塞性睡眠呼吸暂停危害较大，但临床表现不多，主要是打鼾、白天困倦、口干，这些症状都无特异性，看似“抓手”较少，因此决定了该病的患者宣教需要我们用心、用巧劲儿。

目前患者宣教往往从鼾声入手，强调鼾症有害。因为打鼾人群占我国人口总数的近一半。但很多患者教育科普文章并没有强调将其分为单纯鼾症和阻塞性睡眠呼吸暂停两种，也忽略绝大部分人的鼾声实际上是单纯鼾症，并不需要任何处理，使有些民众形成了打鼾是病的观念。过度宣传造成的恐慌不但无益，实际可能有害。

所以，恰如其分的宣传应该是科普的重要原则，当我们以“打鼾”为重点宣传时，别忘记告诉民众绝大多数打鼾都无害，提及“呼吸暂停”时，要告诉民众其危害是“此处无声胜有声”。把宣传的切入点改为“肥胖”，要知道关注体重的人不一定少于关注打鼾的人。

阻塞性睡眠呼吸暂停到底有什么危害？您可以对患者解释是“间歇低氧和睡眠剥夺”，也可以说“缺氧和缺觉”，还可以告诉他，该病的危害不仅是这两者相加，还应该乘以“日积月累”。呼吸机治疗阻塞性睡眠呼吸暂停的原理是什么？与其解释稳定上气道的机制，不如对患者说“呼吸机就像个气体的支架，把塌陷的气道撑开”，后者解说通俗易懂。

类似的例子还有很多，患者希望了解呼吸机治疗效果是不是一劳永逸，这时候可以用眼镜打比喻，告诉患者呼吸机只能矫正该病导致的缺氧和缺觉，对症不对因，需要像戴眼镜一样坚持使用。把呼吸机比喻成眼镜是个很好的例子，因为呼吸机滴定可以理解为验光，自动滴定和人工压力滴定就正如电脑验光和人工验光一样，而滴定后调整呼吸机参数、配件的过程，就像验光后我们挑选镜架、镜片。患者担心呼吸机有没有依赖性，你可以用刷牙打比喻，为了健康，我们需要天天刷牙，但这不叫依赖，一天不刷牙对人没有害，同样呼吸机也可以在任何时候停止使用，只是这可能有损健康。患者有疑虑“呼吸机会不会把肺吹炸了？”我把鼻面罩比喻成开业庆典使用的充气拱门，呼吸机比喻成鼓风机，告诉患者尽管鼓风机不停地吹，拱门会把多余的压力漏掉，不会造成压力过高。

肥胖是阻塞性睡眠呼吸暂停重要的危险因素，加之减重的确可以缓解阻塞性睡眠呼吸暂停，偶有患者质疑睡眠呼吸暂停的危害是肥胖而非打鼾导致的，有大量的文献可以解释这个质疑，但查找文献不如借助比喻，把阻塞性睡眠呼吸暂停比喻为“是肥胖成年的儿子”，这个成年人也是一个危害健康的罪犯，他犯的事，不能全赖他父母。通过节食、运动来减轻体重，从而治疗阻塞性睡眠呼吸暂停，看似一个绿色、健康的方法，不少人心驰神往，因此拒绝其他治疗，但这种方法失败率太高了，我们可以把单纯减重比喻为密封玻璃罐里的蝴蝶，指出单纯减重看似前途光明，但成功率不高。

记得有一句话“关心自己、需要知识，关心别人、还需要方法”，形象的语言画面感强，容易理解，在快节奏的现代生活，希望您和患者的沟通更加顺畅和高效。

（五）肺动脉高压防控科普要点

1. 肺动脉高压的定义

“肺动脉高压”这个名词让人感觉比较陌生，因为肺和动脉（多数人知道的是外周动脉）是老百姓相对熟知的，但“肺动脉”却是大家不太了解的，老百姓可能会想到到底是“肺”里的高压？还是“动脉（外周动脉）”里的高压？所以要让大家认识“肺动脉高压”这一疾病，首先要解释清楚肺动脉在哪？肺循环是怎么回事？肺循环和体循环有什么区别？从老百姓所熟悉的“血压”着手，解释外周血压是由体循环的体动脉所产生，而肺动脉压则是肺循环中的肺动脉里的压力，体循环与肺循环分别肩负着不同的使命，即体循环负责输送氧气与营养，而肺循环负责将氧气置换入人体并排出废气；当体动脉里的压力增高我们称之为“高血压”，而肺动脉里的压力增高则称为“肺动脉高压”；因为体动脉接着左心（室），所以长期的高血压会导致左心衰竭，患者会出现呼吸困难、咯粉红色泡沫痰，而肺动脉接着右心（室），长期的肺动脉高压则导致右心衰竭，患者同样会出现呼吸困难、发绀、颈静脉怒张、肝大、双下肢水肿、腹水等。通过以上与高血压的对比讲解，将会有助于老百姓理解“肺动脉高压”这一疾病。

2. 肺动脉高压的诊断

对于如何诊断肺动脉高压，老百姓常见的误区是将心脏彩超报告里的“肺动脉高压”诊断认作“最终诊断”，而实际上，心脏彩超仅是估测肺动脉收缩压，诊断肺动脉高压则需要右心导管测定平均肺动脉压力。对于肺动脉高压的诊断方面，在科普中需要做到如下几点：① 心脏彩超是通过测定三尖瓣反流速度而“估测”的肺动脉“收缩压”，并不是真正诊断肺动脉高压的“金标准”，对诊断仅有提示作用；② 心脏彩超与操作者的经验及患者的自身因素，常可导致与实际的肺动脉收缩压存在差异；③高血压可通过血压计测量外周动脉压力来诊断，而深藏肺部的肺动脉的压力必须通过深入肺动脉内的导管才能准确测量，这种导管技术通常称为右心导管技术；④ 右心导管的操作原理是将导管顺着血流方向，由小气囊“引领”下经右心到肺动脉，直接测定压力，所以右心导管是肺动脉高压诊断的“金标准”：在海平面，静息状态下，右心导管法检测肺动脉压力提示肺动脉平均压≥ 25mmHg；⑤右心导管通常能以颈部静脉或腹股沟的静脉为入口，将导管送入心脏，并最终“漂”到肺动脉，属于微创检查，具有很高的安全性；⑥右心导管同时可能测定心排血量，并可得到肺血管阻力，这些关键的心脏、肺血管参数对于评价患者的心肺功能都是极有价值的。

3. 肺动脉高压的病因

肺动脉高压的原因非常复杂，要向患者及家属交代清楚相关的病因，对于开展相关检查是非常必要的。可以将肺动脉形容为一个充满血液的管腔，其中的血液来自于右心，血液经过肺动脉流向毛细血管、肺静脉，最终回到左心，涉及右心收缩力、肺动脉管径及左心相关的阻力都可能导致肺动脉压力升高，而不同原因导致的肺动脉高压其治疗方法不同。所以，一旦确定了肺动脉高压，需要进行广泛的病因筛查，以明确可能的原因。

4. 肺动脉高压的治疗

肺动脉高压是生存率低的“绝症”，这种印象对肺动脉高压患者及其家属产生了长久的不良影响，而实际上，随着科学的发展，肺动脉高压目前的治疗效果已得到了极大改观，通过科普增强患者及家属应对疾病的信心，有助于提高患者的依从性，并保障疗效。

肺动脉高压将导致右心衰竭、低氧等，所以其治疗也主要围绕其相关病理改变，包括吸氧以提高氧供，利尿减轻心脏负担。需要特别强调的是不同类型肺动脉高压治疗方法不完全相同，在治疗肺动脉高压过程中，应做“因病施治”，对于第一大类肺动脉高压——动脉性肺动脉高压，主要为肺动脉血管病变导致肺动脉压力增高，可以根据急性血管反应试验给予不同的扩血管药物（包括靶向药物和钙拮抗药）治疗以减轻肺动脉阻力，强心药物以增强心肌收缩力，其他治疗手段为手术治疗、介入治疗、（心）肺移植治疗等，而对于第四大类慢性血栓栓塞性肺动脉高压患者则可通过手术、介入治疗而获得治愈。

5. 肺动脉高压患者日常生活的注意事项

对于这一部分内容，通常是老百姓的关注点，需要强调以下几点：

(1) 适当的运动锻炼是安全有效的：肺动脉高压患者如果病情允许可以进行运动锻炼，但是以不引起明显的症状（如呼吸困难、晕厥和胸痛）为前提，而且运动锻炼应避免在餐后、气温过高或者过低的情况下进行。

(2) 关于旅行：肺动脉高压患者应该尽量避免到高海拔地区。患者旅行如果需要乘飞机建议吸氧，保证氧气供给。

(3) 易发生肺部感染，且耐受性差：一旦合并感染可能会加重心衰，因此应及早诊断、积极治疗。推荐每年按时接种流感及肺炎球菌疫苗，提高机体免疫力。

(4) 育龄期的肺动脉高压女性患者：应该采取适宜的方法避孕，因为妊娠可能会加重肺动脉高压的症状和病情。

（曹　彬　杨　汀　任晓霞　苏　楠　任雁宏　李一鸣　万　钧）

四、消化系统疾病防控科普要点

消化系统常见疾病：胃食管反流、慢性胃炎、功能性胃肠病（功能性消化不良和肠易激综合征）、慢性病毒性肝炎、非酒精性脂肪性肝病、药物性肝损伤、消化系统肿瘤等。下面就上述常见疾病的防控科普展开讨论。

（一）胃食管反流

胃食管反流是一种由于胃、食管运动出现问题引起胃内食物、胃酸等逆流入食管而引起的疾病，最典型的症状就是烧心（胃灼热）和反酸（胃酸反流），有时甚至由于胃酸逆流到咽喉部而引发耳、鼻、咽喉的不适，如呛咳、声音嘶哑、鼻炎等，称为食管外症状。

一般情况下，医生根据患者的主诉，对照一个问卷表（Gerd Q 量表）就可以初步判断是否有胃食管反流。

如果是 40 岁以上，而且是初次就诊的患者，为了避免漏诊，医生会建议患者进行胃镜检查，排除肿瘤的恶性病变。在胃镜检查时，医生根据内镜下有无食管黏膜破损将胃食管反流分为非糜烂性反流、糜烂性食管炎及巴雷特食管。

胃食管反流的首选治疗是质子泵抑制药（抑制胃酸）及促动力药（防止胃酸逆流）。

（二）慢性胃炎

慢性胃炎极为常见，占消化内科门诊就诊总数的 40% ～ 60%。我国基于胃镜诊断的慢性胃炎患病率接近 90%。根据有无幽门螺杆菌（helicobacter pylori，Hp）感染将慢性胃炎分为

Hp 胃炎和非 Hp 胃炎两大类。根据内镜下肉眼所见和显微镜下改变分为慢性非萎缩性胃炎和慢性萎缩性胃炎。慢性胃炎本身并不可怕，但是如果出现消瘦、贫血、恶心 / 呕吐等“报警症状”时要提高警惕，密切关注。

在治疗上应该遵循个体化原则，针对不同的致病因素进行治疗。对于无症状、Hp 阴性的慢性非萎缩性胃炎无须特殊治疗。

（三）功能性胃肠病

所谓“功能性”就是通过各种现有的检查手段，并未发现“器质性”疾病（没有肿瘤、溃疡、炎症等），但是患者主观感觉不适，有时甚至很痛苦。临床上常常形容此类疾病：患者腹痛，医生头痛（患者很痛苦，医生没办法）。

功能性胃肠病是消化系统最常见的疾病之一，这类患者没有特异的解剖学异常或病理生理学改变，更没有血清学的标志，只能通过其主诉（即症状）得知疾病的存在。其中“功能性消化不良”与“肠易激综合征”最为多见。

在临床诊断方面，需要根据中国功能性消化不良专家共识意见（2015），罗马Ⅳ标准等，排除肿瘤、感染等疾病（器质性病变）才可诊断为功能性消化不良或肠易激综合征。

由于我国消化道肿瘤的发生率高，尤其是食管癌、胃癌和结直肠癌，因此 2015 年中国已形成共识，将上消化道内镜作为初诊功能性消化不良患者必需的检查之一。

治疗方面强调：改变生活方式；根除 Hp 可使部分功能性消化不良患者的症状得到改善。推荐药物、精神心理 / 行为认知以及中西医结合治疗。

（四）慢性病毒性肝炎

全球大约有 2.4 亿慢性 HBsAg 携带者。我国是病毒性肝炎大国，现有慢性乙型肝炎病毒感染者约 9300 万人，其中慢性乙型肝炎患者约 2000 万例；抗丙型肝炎病毒抗体阳性率已从 1992 年的 3.2% 降至 2006 年的 0.43%。2014 年中国疾病预防控制中心对全国 1—29 岁人群的调查结果表明：1—4 岁、5—14 岁和 15—29 岁人群 HBsAg 检出率分别为 0.32%、0.94% 和 4.38%。抗丙型肝炎病毒抗体阳性母亲传播给新生儿的危险性约为 2%，若母亲在分娩时丙型肝炎病毒 RNA 阳性，则传播的危险性可高达 4% ～ 7%。

本病应与酒精性肝炎、药物性肝炎、自身免疫性肝炎等相鉴别。当血清中存在自身抗体且合并肝外自身免疫现象时应更加注意与自身免疫性肝炎和其他自身免疫病相鉴别。慢性乙型肝炎并发肝外自身免疫现象的概率明显低于慢性丙型肝炎。

抗病毒是慢性病毒性肝炎治疗的主要方法，通过抗病毒治疗可以抑制肝炎病毒复制，防止疾病进展、降低肝癌发生以及根治术后的复发风险。

（五）非酒精性脂肪性肝病

非酒精性脂肪性肝病（nonalcoholic fatty liver disease，NAFLD）顾名思义和是否饮酒无关，而是由于患者体内胰岛素抵抗和遗传易感密切相关的代谢导致的应激性肝损伤。NAFLD 不仅是肝病、肝硬化的重要原因，还与代谢综合征

（metabolic syndrome，MetS）、2 型糖尿病、动脉硬化性心脑肾血管疾病及结直肠肿瘤等的高发密切相关。

NAFLD 已经成为儿童和青少年最常见的慢性肝病。随着肥胖和 MetS 的流行，NAFLD 已成为我国第一大慢性肝病和健康体检需要关注的疾病。

治疗的首要目标：减肥是最关键、也是最有效的。如果合并 2 型糖尿病还需要有效控制血糖以及预防相关并发症。

（六）药物性肝损伤

药物是一把双刃剑，既可治疗疾病，亦可导致疾病。在欧美，药物性肝损伤中最常见的药物是化学药物，而在亚洲则是中草药。2019 年发布的中国大陆地区 308 家医院 25 927 例药物性肝损伤研究发现，目前中国每年药物性肝损伤发病率为 23.80/10 万，其中各类保健品和传统中药占比高达 26.81%，位居第一，其次为抗结核药物。

由于目前尚无“金标准”，只能在排除其他原因导致的肝损伤（如病毒性肝炎、自身免疫性肝炎、肿瘤等）后才能诊断。患者就诊时 必须认真询问其对草药和“保健品”的使用情况（许多患者并不认为草药和“保健品”会有不良反应）。

药物性肝损伤没有特效治疗。当前可采用的基本治疗方法就是停用可能引发肝损伤的药物。

（七）消化系统肿瘤

消化系统肿瘤诊疗的关键在于预防为主、提倡筛查，做到“三早”，即早发现、早诊断、早治疗。早期肿瘤的典型症状就是“无症状”。因此，一定要提倡无症状筛查，按照专家制订的相关共识和指南进行预防、筛查和诊疗。

筛查模式包括：① 推荐“人群筛查”与“伺机筛查”（即个体检查）相结合；② 要结合当地的医疗条件、经济状况以及技术水平，结合不同肿瘤高发病率等具体情况，采取适当的筛查方法；③ 基层医疗机构与上级医院分工合作，初筛与精查相结合。

详见我国最新消化系统肿瘤筛查 / 防治共识意见（指南）。

（八）案例：幽门螺杆菌面面谈

消化系统（胃肠、肝胆胰）是人体营养吸收的核心，人体所需的几乎全部营养都是经过消化系统消化和吸收的；很多慢性病归根溯源，都与消化系统健康有关。消化领域健康科普专家呼吁：多关注、多爱护自己的消化器官。

“胃肠道是情绪的晴雨表”“慢性胃炎怎么治疗 / 胃肠黏膜保护、合理的饮食习惯”“酒精性脂肪肝和非酒精性脂肪肝的防治以及饮酒量安全线”“幽门螺杆菌——真相与对策”“消化系统健康体检常见异常指标的合理解释”“个别肿瘤标志物指标的轻度增高不必恐慌，可能只是炎症”“胃、肠镜检查报告解读和早癌筛查”等话题是消化专科医生科普的重要内容。下面将重点讨论“幽门螺杆菌——真相与对策”这个话题。

1. 幽门螺杆菌的定义

幽门螺杆菌（Hp）是一种革兰阴性细菌，有鞭毛，微需氧，无法在没有氧气的环境下生存。需要了解的是：并非所有

Hp 菌株都具有感染性，只有 Cag A 和 Vac A 两种基因的 Hp 才会致病。20 世纪 80 年代，澳大利亚科学家马歇尔(Marshall)和沃伦（ Warren ）首次发现这种弯曲形的细菌，给人类在胃病方面的研究及治疗提供了极大的帮助，他们二人也因此获得了 2005 年诺贝尔医学奖，从此引发世人关注，也将 Hp 的基础研究及临床诊疗不断推向深入。

Hp 的致病机制：① Hp 毒力的主要标志—— Cag 致病岛（ Cag PAI)；② Cag A（细胞毒素）是 Hp 细胞毒素相关蛋白 A，是 Hp CagA 致病岛上基因的编码产物，可导致宿主出现严重的炎症反应；③ Vac A(空泡毒素)是 Hp 分泌的一种蛋白毒素，可引起细胞发生空泡化、细胞凋亡、细胞骨架重排、甚至细胞死亡等形态学改变。

目前的研究发现，并非所有的 Hp 菌株均有致病能力。Hp 菌株的毒力因子和宿主（感染者）的遗传特质可以影响感染个体是否发病以及所患疾病的转归，用一句通俗的话来说就是：并不是所有的 Hp 感染者都会得病，只有感染了有致病能力的毒株才会发病，才能对消化性溃疡和胃癌的风险产生影响。目前认为，在 Hp 的毒力因子中，Cag A 和 Vac A 是最为重要的。

2. Hp 的传播

人是幽门螺杆菌的唯一传染源，细菌主要藏在人的唾液、牙菌斑、胃和粪便里。

(1) 传播途径：口 - 口传播，共用餐具、水杯；胃 - 口传播，胃里反流到口腔；粪 - 口传播，随粪便排出。

(2) 传播形式：进食了被感染的水或食物；聚餐传播；接吻传播；母婴传播。

3. 人群中幽门螺杆菌的感染率

Hp 的感染非常广泛，就当前统计来看，其感染范围已经超过世界人口总数的一半。Hp 诱发疾病的种类非常多，众多的胃部疾病，甚至非消化系统的疾病都可能和 Hp 相关。发达国家中，成人感染率为 30% ～ 50%，儿童的感染率相对较低，一般在 5% ～ 15%。

随着年龄增长，感染率增加。近几年，我国曾经进行过一次广泛性的流行病学研究，关于自然人群感染 Hp 范围的调查，数据结果表明，我国感染率最高的省份是西藏，感染率为 90%；感染率低的地区是广东，接近 50%。由此可见，Hp 感染率是和地区经济发展水平有一定关系的。我国目前的 Hp 感染率为 40% ～ 60%；不同年龄层次人群 Hp 感染率存在差异；值得注意的是，＜ 20 岁人群 Hp 感染率高达 37.1%。

4. Hp 感染后可能出现的症状

绝大部分人没有任何症状，仅在呼气试验（或抽血化验）检测时发现“Hp 阳性”。少数患者可能出现以下症状：① 反酸、烧心及胃痛、口臭；② 慢性胃炎的临床表现：如上腹部不适、隐痛，有时发生嗳气、反酸、恶心、呕吐，病程迁延，反复发作；③ 可能引起消化不良（Hp 相关性功能性消化不良），其临床表现多样，多出现反酸、嗳气、饱胀感等。

5. 儿童 Hp 感染的特点

Hp 是与人体共生的细菌，儿童 Hp 感染与成人 Hp 感染有所不同。目前认为 Hp 也有不少好处，如发展中国家携带 Hp 的孩子更不容易过敏；儿童时期感染 Hp 可以降低哮喘的发病风险等。

儿童 Hp 感染者，发生严重疾病的概率很低，大部分感染 Hp 后没有明显症状，少部分有腹部不适，如恶心、呕吐、反酸等消化道症状。

儿童 Hp 感染根除后再感染率可能较高，而成人真正根除后，再感染率较低。

儿童在其生长发育过程中，有一定的自发清除率，大约 10%，而成人 Hp 感染，不经治疗，一般不会自发清除。

6. 感染了 Hp 是否一定会得溃疡病

并非一定会得溃疡病。但是，大多数溃疡病尤其是十二指肠溃疡患者都存在 Hp 感染，因此认为 Hp 感染是引发溃疡病的主要原因之一。

7. 感染了 Hp 是否一定会得胃癌

虽然 Hp 感染率那么高，但 Hp 感染的人群最后进展成胃癌的不足 1%。胃癌的发生除了有 Hp 在作祟，还有免疫力弱、遗传因素、长期精神压抑、喜欢吃腌制食品、抽烟嗜酒、不良生活习惯等，与 Hp “协同作案”，最终导致胃癌。

目前的研究数据显示，在无症状人群中通过根除 Hp 治疗来预防胃癌的证据尚不充分。

8. 怎么检测幽门螺杆菌

疑似 Hp 感染时，首选 ^{14}C 或者 ^{13}C 呼气试验，其优点是无创（无损伤、非侵入性），出结果快。亦可在胃镜检查时，在胃黏膜上取一块组织进行快速尿素酶检测（该法为侵入性，需要胃镜检查）。另外，还可以检测粪便 Hp 抗原（目前应用较少）、血液 Hp 抗体（可用于健康体检及 Hp 毒力菌株分型）检测。

9. Hp 血清抗体检测（Hp 毒力血清学检测，即 Hp 分型）的意义

呼气试验只能检测胃内Hp感染，无法检测胃外感染情况；呼气试验只能发现有无现症感染，不知以往是否感染过，而 Hp 血清学均可检测。

呼气试验受药物影响严重。患者经常无法准确告知医生用药史，导致试验假阴性；而血清学检测不受使用药物的影响，无疑是一种重要的检测手段。

同时可以适用于呼气试验临界值、结果不能判断、不适宜呼气检查的情况。比如糖尿病患者、不能配合的儿童、消化性溃疡出血、MALT 淋巴瘤、萎缩性胃炎等。

(1) Hp 血清抗体检测的结果判读：① Ⅰ型，CagA/VacA 三条带中任一条带为阳性；② Ⅱ型，尿素酶 A/ 尿素酶 B 两条带中任一阳性；CagA/VacA 三条带全部阴性；③无 Hp 感染，五条带均为阴性；④ 无效实验，质控带未出现；⑤ 五条带均为阳性说明患者感染 Hp Ⅰ型有毒株。

Hp 分型检测，能同时检测 CagA、VacA 和尿素酶等多种 Hp 抗体，敏感性高、特异性强；血清学检测方法简单，不需要特殊仪器，检测过程仅需 2 小时。

(2) Hp 血清抗体检测的临床意义：① Ⅰ 型有毒株，毒性较强，对患者危害较大，和消化性溃疡、胃癌等密切相关，需要做 Hp 的根除治疗；② Ⅱ 型无毒株 致病力弱，一般表现为轻微消化不良，如果患者感染无毒株且无临床症状或者临床症状轻微可以不必进行根除治疗；③ 有助于临床医生选择是否需要根除的治疗方案，使一大部分感染者免除不必要的治疗，避免抗生素过度使用，减少细菌耐药性的产生；④ 健康体检人群中开展 Hp 分型检测，能更早期、更精准判断需要干预的人群，减少不必要的恐慌，有助于节约社会资源。

10. Hp 感染的处治

不要过度紧张，杀菌是有适应证的，没有症状不要急着杀菌，毕竟胃内菌群平衡可能更重要。

预防 Hp 感染更重要，要养成良好的生活习惯，分餐、低钠、多吃水果蔬菜。

40 岁以上的人，建议在健康生活方式的基础上，定期做胃镜检查，胃镜和病理检查才是筛查胃癌的金标准。

11. Hp 的根除

根除 Hp，需服用抑制胃酸的药物、两种抗生素加铋剂，疗程一般为 7 ～ 14 天，根除率达 80% ～ 90%，一定要在医生指导下用药（具体可参考我国专家制订的《第五次全国幽门螺杆菌感染处理共识报告》)。

建议以下 7 类 Hp 阳性患者应及时根治：① 消化性溃疡（包括胃溃疡和十二指肠溃疡）患者；② 慢性胃炎伴消化不良症状、胃黏膜萎缩或糜烂的人；③ 患有胃癌、胃癌术后或有胃癌家族史的人；④ MALT 淋巴瘤（胃黏膜组织相关淋巴瘤）患者；⑤ 计划长期服用质子泵抑制药或非甾体消炎药（如阿司匹林、布洛芬等）的人；⑥ 患有不明原因缺铁性贫血，特发性血小板减少性紫癜的人；⑦ 其他 Hp 相关性疾病如淋巴细胞性胃炎、增生性胃息肉、Menetrier 病（巨大肥厚性胃炎）。

12. 幽门螺杆菌的预防

理论上，疫苗的预防效果最好，如乙肝疫苗能有效预防乙肝。但是，目前Hp疫苗还在实验阶段，没有在临床上使用。

建议可通过以下措施降低 Hp 感染率：① 进餐时使用公筷，不将食物嚼碎了喂小孩；② 餐具要定时消毒，高温可以杀灭 Hp，用沸水煮 10 ～ 15 分钟即可；③ 个人的生活用品一定要分开使用，不要共用牙刷，碗筷等；④ 少吃辛辣刺激的食物，少吃盐，饮食清淡，多吃新鲜蔬菜水果；⑤ 多锻炼身体，提高自身免疫力。

养成良好习惯，远离 Hp：①饭前便后洗手，洗手应着重清理手心、手背和指甲缝隙；②少去不卫生的地方用餐，特别是路边摊，那里的餐具可能消毒不合格；③食物要经过高温，Hp 不耐热，水要烧开才能喝，肉要做熟才能吃，牛奶要消毒才能饮用；④ 不暴饮暴食，不吸烟，不喝酒，饮食营养均衡，细嚼慢咽；⑤ 牙具定期换，建议使用一段时间漱口水和抑菌牙膏，缓解口腔炎症，牙刷三个月换一次。

（韩　英）

五、癌症防控科普要点

癌症是一大类疾病，约有 200 多种，已经被世界卫生组织定义为一种慢性病。目前，由于乙肝病毒疫苗的接种、癌症高发地区多年来恶性肿瘤综合防治等工作的开展，上消化道肿瘤尤其是肝癌死亡率显著下降。但是，每年新发患者数有所增加。每死亡 4 ～ 5 人中就有 1 人死于癌症。多数晚期癌症患者痛苦，治疗效果差，治疗花费高，对患者、家庭以及社会造成很大的危害和负担。因此，癌症的防控是重大健康问题，其中提高全民保健防癌意识具有非常重要的意义。

（一）癌症的危险因素与防控

常见癌症的危险因素有吸烟、饮酒、病毒感染、肥胖、缺乏锻炼、饮食不当、环境污染、心理情绪因素、年龄、家族史等。癌症的发生是机体和外界环境因素长期互相作用的结果。因此，年龄是几乎所有常见癌症的危险因素。根据国家癌症中心全国肿瘤防治研究办公室的数据，恶性肿瘤发病率在 0—39 岁年龄组处于较低水平，40 岁以后开始快速升高，80 岁年龄组达高峰。针对常见癌症的主要危险因素，国家层面的防控已经制定了很多规划、政策并实施了包括健康防癌宣教、治理环境污染、管理食品安全、接种疫苗预防肝炎病毒感染、开展癌症早诊早治项目等措施，未来将会对癌症的预防和治疗效果的提高起到巨大的作用。

（二）癌症预防策略

癌症是可以预防的。避免一些癌症危险因素就可以预防癌症的发生。世界卫生组织（WHO）认为，40% 以上的癌症是可以预防的。

癌症的预防是建立在健康促进的基础上的，癌症的预防与糖尿病、高血压等常见慢性病的预防有很多共同之处，健康促进的十六字诀“戒烟限酒，合理膳食，科学运动，心态平衡”完全适用于癌症的预防。同时癌症的预防也有别于常见慢性病的预防。

1. 远离烟草

吸烟或者咀嚼任何烟草类的产品都会增加患癌及其他严重疾病的风险。90% 以上的肺癌由烟草引起，烟草会间接引起口腔癌、鼻咽癌、喉癌、食管癌、胰腺癌、子宫颈癌、肾癌和膀胱癌等。戒烟是减少患癌风险的最简单、最不需要花钱也是最有效的方法。

2. 预防感染

据世界卫生组织、国际癌症研究机构报道，全世界近 1/5 的癌症发生和感染有关。病毒感染与一些常见癌症的发病密切相关，如高危型人乳头瘤状病毒（human papilloma virus，HPV）——HPV16 亚型、HPV18 亚型持续感染是子宫颈癌发生的重要高危因素；乙肝病毒和丙肝病毒长期慢性感染是肝癌的高危因素；人类免疫缺陷病毒感染可导致非霍奇金淋巴瘤、卡波西肉瘤（Kaposi sarcoma）的形成；人疱疹病毒8也是引发卡波西肉瘤的危险因素；EB病毒感染与鼻咽癌和淋巴瘤发生密切相关。细菌、血吸虫等感染也与癌症的发生有关，如幽门螺杆菌感染可引发胃癌或者胃部的淋巴瘤；埃及血吸虫慢性感染可诱发膀胱癌等。虽然上述病毒、细菌等感染与癌症的发生有关，但是多数情况下感染者是病毒或者细菌等的携带者，不一定会患癌但是患癌的风险明显增高。通过采取接种疫苗、洁身自爱、采取健康的生活方式提高身体的抗病能力等措施可以预防感染，降低感染相关癌症的患癌风险。

3. 科学运动

生命在于运动，运动对于身体的保健以及预防癌症都很有益处。运动有助于维持体内的激素在健康水平，而体内的某些激素水平过高会增加患癌的风险。运动的益处很多，如强化身体的免疫系统功能，保持肠胃健康，减少便秘的发生，防止体重超重等。随着科技的发展和生活水平的提高，越来越多的家务劳动被电器取代，汽车代替了行走，手机、电视、电脑、游戏等使人们的运动量越来越少，采用久坐甚至久卧的生活方式。因此，超重、肥胖、高血压、癌症等常见健康问题和慢性病不断困扰着人们。为了保持健康、预防癌症，每天最少运动30分钟，最好运动60分钟。运动需要有一定的强度，运动的形式可以采用快步走、跳舞、做家务、游泳、慢跑、走楼梯、骑自行车、爬山等，每个人需要根据自己的年龄、身体情况采用合适的运动方式，注意安全，防止运动损伤。

研究显示，维生素 D 和钙具有预防癌症的作用。一些国家已经开始了应用维生素 D 和钙预防癌症的项目。而提高维生素 D 和钙水平的最佳途径是晒太阳和户外活动，冬天在做好保暖的情况下，也要进行户外活动，可以自然提高体内维生素 D 和钙水平。如果因为身体原因不能进行户外活动而导致维生素 D 缺乏，可以在医生的指导下适当补充。

4. 饮食与癌症预防

按照均衡饮食、饮食金字塔原则进食同样适合于癌症的预防。病从口入，为了预防癌症，饮食方面有很多需要注意的地方。饮食防癌不能简单地理解为食用某种具有一定的抗癌作用的食物，而是应该在均衡饮食的基础上多食用具有抗癌作用的一大类食品如新鲜蔬菜水果等，少食用具有致癌作用的食品。

(1) 关于饮品：饮料的选择要避免饮用含糖饮料，习惯饮用含糖饮料会导致体重增加。因为含糖饮料缺乏饱腹感，容易导致热量摄入过多而超重，清水是最有利于健康的饮品。天然的果汁每天最好不要多于一杯。

(2) 避免高热量食物：要避免食用高热量密度的食物，因为会增加体重导致超重或者肥胖。高热量密度的食物包括巧克力、薯片、饼干、薯条、炸鸡、披萨、西式快餐等。坚果等含有益的营养素，但因为热量密度高，只能少量食用。低热量密度的食物包括非淀粉类蔬菜、水果、豆类、全谷物如糙米饭、全麦粉、燕麦等。多吃不同种类的蔬菜、水果、全谷物和豆类等植物性食物，有助于防癌。每餐应有 2/3 的食物是植物性食物，并尽量选择全谷类食物。

(3) 少吃一些可能致癌的食物：有些食物对于癌症的发生有不利影响，尽量少吃或者限量吃。大量进食红肉（牛肉、羊肉、猪肉）以及加工的肉类尤其是火腿、香肠、培根等可能导致大肠癌等癌症的发生。一般每周的红肉进食量应该少于 750g（生肉），相当于 500g 熟肉。

高盐的食物和经盐腌制的食物可能导致胃癌的发生，应少吃或者不吃，每天应摄取盐的总量应少于 6g。尽量自己在家烹调，以控制每日的食盐量。

经过烟熏、盐腌或添加防腐剂的肉类可能含有致癌物质，应尽量少食用或者不食用。发霉的谷物、花生、豆类等含有黄曲霉毒素等致癌物，也应该避免食用，平时注意这些食物的保存，以防霉变。

(4) 常吃、多吃一些有助于预防癌症的食物：坚持足量进食蔬菜和水果有助于降低患癌的风险，非淀粉类蔬菜如西兰花、大白菜、包心菜、生菜、青椒、茄子、油菜、菜花等十字花科蔬菜有一定的防癌作用。新鲜的水果尤其是草莓、蓝莓等有一定的预防癌症的作用。蔬菜、水果中除了含有丰富的维生素和矿物质来帮助提高身体的免疫力以外，还含有丰富的植物化学成分，有助于保护细胞免受致癌因素破坏。

每天应该进食至少 5 份蔬菜水果。1 份蔬菜水果的定义：

① 1 碗生的蔬菜；② 半碗煮熟的蔬菜；③ 两个小型水果如李子；④ 一个中型水果如苹果；⑤ 半个大型水果如柚子；⑥ 半杯水果块；⑦ 1/4 未加糖干果如提子干等；⑧ 180ml 没有加糖的鲜果汁（无论 1 天喝多少鲜果汁都只能算 1 份蔬菜和水果，因为果汁中所含营养素不如水果全）。

(5) 不要使用营养补充剂预防癌症：为了预防癌症，应该选择包含不同种类食物的均衡饮食，不要选择营养补充剂。某些营养补充剂可能增加患癌风险。特殊人群如婴幼儿、骨质疏松患者等使用营养补充剂时需要在医生的指导下进行。

5. 限制酒精饮品

为了预防癌症，最好不要喝酒。酒精增加口腔癌、鼻咽癌、喉癌、食管癌和乳腺癌的风险，也增加肝癌、大肠癌的风险。酒精饮料含有很高的热量，但营养素很少，因此会导致体重增加。如果不能戒酒，男士每天饮酒量应该控制在 2 杯酒精饮品以内，女士每天饮酒量应该控制在 1 杯酒精饮品以内。1 杯酒精饮品是指 25ml 的白酒（酒精含量 40% 左右）、280ml 的啤酒（酒精含量 3% ～ 5%）或 125ml 的葡萄酒（酒精含量 12% ～ 13%）。

6. 保持合适的体重

超重与肥胖是很多种癌症的危险因素。运动与合理膳食对于癌症的预防都很重要，如果两方面做得好，反映在体重上，则会有合适的体重。

判断体重是否合适的标准有两个，一个是体重指数（BMI），一个是腰围。体重指数的计算方法是体重以千克为单位除以身高以米为单位的平方。比如身高 1.6m，体重 55kg，55 除以 1.6 再除以 1.6，体重指数是 21.48。体重指数 18.5 ～ 24.0 为正常范围；24.0 ～ 28.0 为超重；≥ 28.0 为肥胖；＜ 18.5 为体重过低。

超重与肥胖增加大肠癌、食管癌、胰腺癌、肾癌、子宫内膜癌和绝经后女性乳腺癌的患癌风险。机制在于身体过多的脂肪会影响体内激素的平衡，过多的脂肪细胞导致雌激素水平上升，增加患癌风险。

作为评价腰部脂肪多少的指标是依据腰围的范围，男性应低于 90cm（2 尺 7），女性低于 80cm（2 尺 4）。脂肪尤其是腹部及腰部的脂肪会刺激身体产生细胞生长因子，过多的生长因子会增加患癌风险。因此，不仅要控制体重，也要注意腰围不能超标，即合理的体重应该在 BMI 和腰围两方面都达到标准。

7. 平衡心态，心理健康

世界卫生组织对于心理健康的定义是：不仅仅是没有精神疾病，而且能正确认识自己的能力，可应对正常的生活压力，富有成效地工作，以及能对他人有所帮助的良好状态。90% 以上的癌症患者的患病与情绪有直接或者间接的关系，精神创伤、不良情绪、心理压抑、精神压力过大等可能与癌症的发生有关。精神心理因素与人体免疫功能密切相关。良好的情绪和积极的心态能增加大脑皮层的功能和整个神经系统的张力，提高人体免疫功能，可有效地预防癌症。

8. 保证充足的睡眠

足够的休息和睡眠对于保持身体健康和预防癌症非常重要。充足的睡眠对于人体各器官、系统尤其是免疫系统功能的维持非常重要。如果长期睡眠不足或者失眠，身体自身的免疫系统功能受损，将不能及时发现并消灭癌变的细胞，从而导致癌症的发生。很多癌症患者在被诊断为癌症之前有长期睡眠不足或者失眠的情况。

综上所述，癌症的发生是一个长期的慢性的过程，是一个身体与癌细胞之间不断斗争的过程。预防癌症应该首先有一个健康的体魄，一个健康的机体才能有良好的免疫功能，而良好的免疫功能就像一个国家拥有训练有素的军队一样重要。人体的免疫系统功能正常才能行使监视和清除恶变癌细胞的功能。

预防癌症我们能做到的就是远离各种致癌因素并通过各种方式维持身体处于一种较好的状态，使身体自身有较强的抗癌能力，把癌细胞扼杀在摇篮里或者控制癌细胞的生长、繁殖。

（三）一些常见癌症的特殊预防策略

1. 肺癌的预防

肺癌是男性发病率最高的恶性肿瘤，也是女性发病率第 2 高的恶性肿瘤。肺癌的发生与吸烟及被动吸烟有明确的关系，戒烟和远离二手烟危害以及采取职业防护对于肺癌的预防尤其重要。

2. 乳腺癌的预防

乳腺癌是女性发病率最高的癌症，哺乳有助于乳腺癌的预防，哺乳时间最好超过6个月。哺乳降低乳腺癌风险的机制在于母乳喂养会降低母亲体内与癌症相关的激素水平；哺乳后，乳房内遗传基因受到损害的细胞有机会得到清除。另一方面，母乳喂养的婴儿比奶粉喂养的婴儿有较少的机会吸收过多热量和蛋白质，因此成年后超重或者肥胖的机会也会降低。母乳喂养是母亲和孩子能够双赢的喂养方式。

情绪因素对于乳腺癌的发病也有影响，长期抑郁、急躁、生气、压抑等不良情绪与乳腺癌的发病有关。现代女性面临工作与家庭双重压力，应该学会自我调节心理压力和情绪，调节的方式包括运动、自我减压、沟通、倾诉等。

3. 肝癌的预防

肝癌是居于男性发病率第3位的恶性肿瘤。中国肝癌患者的主要危险因素是病毒感染。新生儿肝炎疫苗接种已经明显降低了肝炎病毒的感染率。成人尤其是可能接触感染者的人群也应该加强疫苗接种。尽量避免输血和使用血液制品，如果必须使用，血源一定要经过乙肝病毒、丙肝病毒、人类免疫缺陷病毒等检测。重度脂肪肝对于肝癌的发生也是危险因素之一，平时应该注意饮食和锻炼，保持体重在合适的范围之内。

由于乙肝或者丙肝等肝炎病毒携带是肝癌的明确的高危因素，对于肝炎病毒携带者要每半年复查甲胎蛋白和肝脏超声。以期早期发现肝癌，提高治愈率。

4. 宫颈癌的预防

宫颈癌是女性常见恶性肿瘤之一。宫颈癌的发生与人乳头瘤病毒（HPV）感染密切相关，通过接种 HPV 疫苗，能够明显降低 HPV 高危亚型的感染率，从而明显降低患宫颈癌的风险。通过接种 HPV 疫苗以及每年进行宫颈癌筛查，几乎可以完全消除中晚期宫颈癌的威胁。

5. 大肠癌的预防

大肠癌是居于男性发病率第 4 位、女性发病率第 3 位的恶性肿瘤。肠镜检查是诊断大肠癌的最可靠的方法。肠癌的发生有明确的阶段性，一般从息肉到低级别、中级别、高级别腺瘤再到原位癌。如果能在原位癌之前进行肠镜检查发现异常并进行肠镜下切除，则可以预防肠癌的发生。因此，定期进行肠镜检查、及时治疗肠癌的癌前病变可以有效地预防肠癌。

6. 食管癌的预防

食管癌是居于男性发病率第 5 位的恶性肿瘤。食管是食物进入人体的通道，进食过烫的食物、饮酒等刺激会引发食管的炎症，从而增加患食管癌的风险。胃食管反流也会增加食管癌的风险。食管 HPV 感染也是食管癌的危险因素之一。不吃过烫的食物，不吃过于辛辣刺激的食物、不饮酒有助于食管癌的预防。

7. 胃癌的预防

胃癌是男性发病率第 2 位，女性发病率第 5 位的恶性肿瘤。盐和盐腌食物是胃癌的危险因素。长期或者大量食用红辣椒、加工肉类、烟熏食物、烧烤食物会增加胃癌的患病风险。幽门螺杆菌感染也增加胃癌的风险。因此，管住嘴，把住“病从口入”关对于胃癌的预防非常重要。

（四）癌症预防的误区

健康长寿、不得癌症几乎是所有人的美好愿望，而现实生活中亲戚朋友患癌，明星、名人患癌的消息对很多人构成了精神上的打击。因此，由于惧怕心理，一些人在癌症预防上容易走入误区。比如试图通过服用保健品来预防癌症。

事实上，癌症预防与身体保健相同，并无捷径，有效的癌症预防需要长期坚持并养成良好习惯，最好的办法是在生活的各个方面注意细节，逐步作出小的改变。认真实践上述防癌建议，才可以使患癌的风险大大降低。

相反，相信保健品、补品而不采取合理的预防措施的人有时会适得其反。临床工作中发现，有的人服用保健品或者长期吃某种中药补药后会出现肿瘤标志物升高的情况，停用这些保健品和中药补药后肿瘤标志物逐渐恢复到了正常范围。

还有一种预防癌症方面的误区是认为得癌症是命，不可避免，不能预防。这是不正确的。癌症是可以预防的，一些国家和地区通过控烟，已使肺癌的发病率和死亡率明显下降。中国由于乙肝疫苗的接种和恶性肿瘤高发地区的综合防治工作已经使某些常见癌症死亡率开始下降。因此，面对癌症要采取积极的措施进行预防。

（五）预防的同时还要定期进行防癌体检

没有任何预防措施是百分之百有效的，癌症的危险因素只有部分被揭示，还有很多危险因素没有被发现。定期进行针对常见癌症的体检，一旦患癌后可以早期发现并得到治疗。常见的早期、中期癌症经过规范的合理的治疗大多数是能够治愈的。

（刘　炬）

六、肾病防控科普要点

在我们的腹腔中，有一个肝脏，一个脾脏，一个胰腺，一个胃，一根肠，还有两个肾脏。从数量上来说，肾脏可以说是腹腔脏器中最具个性的一对兄弟。但你有没有想过，肾脏如此独辟蹊径的生长方式是为什么呢？

当然，从物种进化和胚胎发育的角度来说，医生在这里可以洋洋洒洒地写上几千字。然而，老百姓真的关心这些吗？

答案是：不会。而我要说的第一点便是，在你下笔写健康科普内容之前，需要先问一下自己：老百姓为什么要知道这些？

所以，健康科普的首要问题是要弄懂科普对象的真正需求。阅读健康科普的人，也许并不是真正的医生，他们没有必要去了解一个学科的脉络或一个知识的来龙去脉，他们可能是某个疾病的患者，或者是对自身健康关注的普通百姓，他们所想明白的，是再真实不过的、发生在自己身上的疾病，或者自己能信手拈来用得上的健康小知识。医生在写作健康科普知识时，绝不是去展示自己的博学多才，而是要寻找自己专业知识和老百姓需求的衔接点，然后把这个衔接点掰开揉碎，要把自己“放低到尘埃里，才能开出花来”。不要小视这个和老百姓需求的衔接点，它可是你的文字和老百姓产生共鸣的出发点。

对于我自己上面提出的那个问题，我可能会很直白地告诉老百姓：我们之所以长两个肾脏，那是因为肾脏很忙，只有俩兄弟齐心协力，干活才能不累。

在这里，我把体内的肾脏比作两兄弟。拟人和比喻是健康科普中常常用到的手段，恰当地应用这两种写法可以把抽象的医学内容具体化，拉近医学和老百姓的距离，让老百姓产生阅读兴趣。再比如，在接下来描写肾脏的解剖和功能的时候，我可能会说：身体里的肾脏位于后背脊柱两侧，肋骨的下方，它们的外周包着脂肪和肌肉，你用手是摸不到的；肾脏呈蚕豆形，大小和你手头边的智能手机差不多大，但厚度相当于三四部叠在一起的手机；肾脏仅占人体重量的 0.5% 左右，但别看这小小的体积和重量，它可比你手头的智能手机重要多了！

肾脏的首要角色是人体的“净化工厂”，当血液流经肾脏时，血液中的代谢废物、多余的盐分和水将形成尿液排出体外。健康的肾脏一天工作 24 小时，一周工作 7 天，终年无休。心脏泵出的血液中，20% ～ 25% 流经肾脏，每分钟肾脏可以过滤大约 1L 的血液，每小时可将人体全身的血液过滤 12 遍，肾脏如此高效，全面超越市面上任何一台净水器。一天下来，流经肾脏的血液将产生 180L 的原尿。对于这 180L 的原尿，肾脏反复精挑细选，提取其中绝大部分有用成分，最终将剩下的 1% 排出体外——终尿。因此，正常人每天的尿量是 1 ～ 2L。

除了净水的本职工作外，肾脏还有好几项兼职。它是调节血压的好手，一方面它调节人体的水和电解质平衡，控制人体容量，从而维持正常的血压；另一方面，它释放一种收缩血管的激素，提升血压，以确保血液供给到人体的各个角落。肾脏还分泌一种促进红细胞生成的激素，作用于骨髓造血系统，促进和加速红细胞的产生，如果肾脏衰竭、不再工作了，贫血也将加重。此外，肾脏还加工维生素 D，把它们变成具有活性的物质，在人体发挥作用，促进钙磷在胃肠道的吸收，维持牙齿和骨骼的健康和生长。

说到这里，我们不妨再回头看看，可别忘了，上面这些庞大的劳动量和纷繁的功能可都是那两部智能手机大小的肾脏实现的。所以，我才说，肾脏很忙，我们的身体需要有两兄弟一起干活才可以。

阅读本章的用心读者，在我上面的描述中，应该已经发现了许许多多关于肾脏病防控的科普知识点，比如：肾脏的解剖位置的具体描述，肾脏作为“净化工厂”的滤过功能如何实现？关于尿液的解读，老百姓要了解些什么？肾脏究竟如何实现对血压的调控？肾脏和造血系统之间的相关性是不是很有意思？肾脏对于电解质转运有什么意义？肾脏在骨质调控中有什么重要意义？……把这一串串小知识点扩展开来，就是老百姓想要了解的踏踏实实的肾脏病科普知识点。

当然，聪明的读者们所能想到的远不止这些，而我们医生所能做到的肾脏科普也远不止这些。而沿着肾脏的解剖和生理的线索一路追寻，还可以找到属于自己的肾脏疾病的科普点，而经过自己思考总结出来的小知识，不仅能够愉悦自己，也能使科普的受众真正获益。而一路思考肾脏知识的过程，你也会再度着迷于“肾脏宇宙”的空间中，惊叹于肾脏功能的丰富和多样：这两个智能手机大小的脏器，竟然帮我们的身体处理了这么多的日常琐事。自然而然地，你的思考又会过渡到健康人对肾脏疾病的防控上。

心疼自己的肾脏了吗？给它们喂点水吧。在此告诉大家保护肾脏的第一要诀：别让肾脏“口渴”。要知道，勤劳的肾脏不怕活儿多，就怕没活干。它们是坚强而又娇嫩的莲花，泡在水里没大事，长时间不浇水，反倒会蔫了。

其他预防肾脏疾病的要诀还包括避免不必要的用药，警惕各种各样的毒性物质对肾脏的侵蚀，控制血压、血糖、血脂等代谢性因素，减轻它们对肾脏的损害等，这些零星的知识点，加以整合，都必将是一条条鲜活的、令老百姓感兴趣的预防肾脏疾病方面的科普知识。

好了，再回到我们两个肾脏的话题。虽然说，两个肾脏能够均匀分配工作量，减轻彼此的工作压力，但事实上，肾脏吃苦耐劳的程度远超过我们的想象。要知道，随着年龄的增大，肾脏里的零部件也会慢慢老去，肾脏的功能也会缓慢下降，假若一辈子无大碍，肾脏足够我们用一辈子，毕竟肾脏是那么坚强的器官，即便肾脏内的部分零部件出了状况，剩下的零部件会主动接过多余的活儿，直到——零部件损坏的程度达到3/4以上，剩下的肾脏才终于干不动活，开始撂摊子了——这就是所谓的肾衰竭。

由此发散开来，我们的肾脏科普又从疾病的预防转到了疾病的治疗。我们所需要注意的一个问题是，当科普的重心从器官形态位置的描述，到生理功能的解释，再到疾病的预防，最后落到某些特定疾病的治疗……在这每一个层级的转化中，我们科普对象的数量是逐级减少的，但科普对象的需求却从广泛意义的“软需求”到了真正意义上的“硬需求”。因此，当肾脏病科普到了具体的疾病时，尽管受众数量少，但他们的基础知识储备却是所有层级的科普对象中最高的。这时候，健康科普的质量要求也同样上了一个等级，不仅要写得通俗，还要写得深刻，我们要解答患者的疑惑，而不是增加患者的顾虑。

记住，同样的知识宣传和内容构建，好的科普内容让人读完了舒心，而坏的科普内容让人读完了忧心。

举个例子来说吧，大家可能都听说过一则骇人听闻的科普“谣言”——低钠盐等于送命盐，其提到：“高盐饮食是高血压发病的重要危险因素。世界卫生组织推荐每人每日摄盐量不超过5g，中国营养学会的推荐稍微宽松一些，建议每天不超过6g。饮食工业中，一种‘用加法替代减法’的聪明办法应运而生，通过增加食盐中钾的含量，不仅保住了饭菜的口感，而且实现了减少钠的摄入。不过这种盐是‘送命盐’，因为钾摄入过多的话，会导致高钾血症，而高钾对于心脏极其不友善，吃多了会导致心搏骤停！”谣言的确妖言惑众。现在的老百姓对于识别纯粹的科普骗局已经有所领悟，但对于这种真假参半，拿出世界卫生组织和中国营养学会的招牌来迷惑人的“科普”，还不具备足够的识别能力。看完上面这则“科普文章”后，不少老百姓都翻出自家厨房里的盐，一心想要丢了这种“送命盐”。

当时，有媒体让我针对这则“科普文章”进行解释时，我是这样一分为二地描述的：“低钠盐不等于送命盐，但低钠盐也确实不是人人皆宜的。”

钾是人体的必需成分，适度增加钾的摄入有助于促进钠排出体外，从而有效降低高血压风险，减少心血管疾病的发生。世界卫生组织推荐钾的每日摄入量不低于4.7g，而在大多数人的饮食中，钾的摄入恰恰是偏低的。低钠盐这种精巧的设计，弥补了不少人饮食结构的不足。

对于肾脏功能正常的人而言，强大的肾脏能够保证钾的正常代谢。血钾能够几乎全部从肾小球滤过，其中98%左右在近曲小管重吸收，小部分在髓襻吸收。肾脏排泄钾的量主要取决于肾小管分泌钾的速率。正常人血清钾浓度为3.5～5.5mmol/L，每日从尿中排的钾量为1.2～3.2g，摄入钾盐增加时，尿钾排出也相应增加。区区低钠盐中增加的氯化钾成分，对于强大的肾脏而言，完全没有任何压力。

因此，对于健康人群而言，食用低钠盐不会给身体带来负担，更不会存在风险，相反地，对心血管还有好处。

但对肾功能不全的人群而言，食用低钠盐的确需要小心。

由于这类人群中，肾脏功能的下降，导致肾脏排钾能力的减弱，摄入过多的钾，就有可能导致血钾升高的风险。尤其是透析的人群，不少患者处于完全无尿的状态，尿量的消失，自然也就意味着摄入的钾不能从肾脏排出，饮食上的一个不小心可能就会引发高钾。

此外，有一部分肾功能不全的患者服用血管紧张素转化酶抑制药或血管紧张素受体阻滞药类的降压药物，这类药物本身对于肾脏具有保护作用，但也存在引起血钾升高的风险，这时候也应该注意食物中的钾含量，而低钠盐的使用也就显得不合时宜了。

我们可以对比一下前后两则知识的传播，大家是否有这样的感觉：前者看完了让人提心吊胆，后者看完了可以让人松一口气。那么，问题的症结在哪里呢？要弄清科普的对象，“此之蜜糖，彼之砒霜”，某些特定的食物、药物或是行为，并不是适用于所有人群，当我们科普到具有统一特点的部分患者群时，一定需要时时审视自己的语言和逻辑，避免以一概全，处理得当的话，可以同时兼顾一般科普受众，也能照顾好目标群体的科普对象。

这样的场合在疾病的防控科普中会有很多，越是到了具体的疾病，我们越是要谨慎和严谨。

在科普的话题选择中，我们医生还会挑选一些公益性的话题。比如，对于“肾脏有两个”的话题，聪明的读者肯定能想到一个热点话题：肾脏移植。比如：肾脏移植对于健康的捐肾者有什么影响吗？对肾脏移植的供者和受者而言，他们都只有原先一半的肾功能，但供者和受者都能够健康地生活，还是因为肾脏是辛勤的“劳动者”，没有到丢失“3/4”肾功能的界限，就足以维持平常的生活。事实也是如此，那些提供单侧肾脏的供者和一般人群的生存预期并没有太大差别的。

其他有关肾移植的话题还包括：移植肾的肾源从何而来？肾移植之后，患者是否就万事无忧了？移植肾够肾衰竭的患者用多久？……不一而足，总之，你的思想往前迈步，你肾内科知识的科普路径也能跟随着不断延伸。

神奇的肾脏有两个，它们是造物的恩赐，是奇妙的备份，也是奉献的基础。对于我们临床医生而言，我们有责任也有义务把这两个神奇的肾脏兄弟介绍给千千万万的中国百姓们，更好地坚实我们的科普阵地，也更好地服务肾脏病患者。

（陈　罡）

七、糖尿病防控科普要点

近 30 年来，随着我国经济的发展，人民生活的环境也发生巨大变化，也可能直接或间接影响了我国糖尿病的患病状况。1979—1980 年我国大陆地区成人糖尿病患病率仅为 0.67%，1994—1995 年就已达 2.5%，2007—2008 年则跃升为 9.7%，2013 年由中华医学会组织的流行病学调查显示，我国成年人糖尿病患病率达到 11.6%，糖尿病前期达 50.1%，推测成人糖尿病患病总人数达 1.13 亿，糖尿病前期总人数达 4.93

亿，中国已成为全球糖尿病患者数最多的国家。

分析我国糖尿病患病率如此快速增加的原因有以下几点：①膳食结构改变，随着中国 GDP 的不断提高，膳食结构也发生了巨大变化，从 1992—2012 年的中国居民营养与健康状况调查报告显示，居民谷类食物摄入量逐年减少，脂肪摄入却逐年增加；摄入食物能量密度在增高，而膳食纤维摄入在降低。这种膳食结构的变化是促进糖尿病增加的危险因素；②生活方式改变，体力活动减少，如从事体力活动的工作减少或工作强度降低，静坐时间增加（长时间坐在电脑及电视前），出行方式改变（主要交通工具已从自行车变为汽车），农业现代化使从事农业劳动的强度大幅减少，以及农业人口进入城市工作劳动强度也大幅度降低。同时生活节奏加快，人们长期处于应激环境中；③农村人口城市化，随着我国经济的快速发展，城市进程明显加快，中国城镇人口的比例 2000 年为 36.2%，至 2010 年已达 49.68%。大量农村人口进入城市，伴随的是生活条件的改善，体力活动的减少，也导致糖尿病患病率的增加。为了减少糖尿病对健康的威胁，我们有必要了解血糖的“前世今生”。

（一）高血糖的来源

我们每天摄入的食物经消化后，部分营养成分被吸收进入血液，转变为葡萄糖，它在细胞中分解释放能量，维持生命。血液中的葡萄糖叫血糖，血糖水平过高或过低都会给我们带来伤害。胰岛素使我们的空腹血糖水平维持在 3.9 ～ 5.5 mmol/L，餐后 2 小时血糖，最高不应超过 7.8mmol/L。

如果血液中的葡萄糖水平长期保持在高水平，你很可能就患上了糖尿病，而且它可能会伴随你一生。糖尿病最主要有两种类型：一种叫 1 型糖尿病，好发于青少年，主要由于遗传、病毒等因素引起；另一种叫 2 型糖尿病，一般中年以后发病，主要由于肥胖、长期体力活动不足等因素使胰岛素分泌不足或作用降低，90% 以上的糖尿病患者属于 2 型糖尿病。

2 型糖尿病的发病常常是一个缓慢过程。血糖调节机制被破坏后，初期餐后 2 小时血糖会上升到 7.8 ～ 11.1mmol/L，而少部分人空腹血糖会上升到 5.6 ～ 6.1mmol/L，这时你往往不会有任何不适，如果不做口服葡萄糖耐量试验的检查，几乎不会被发现。一般这个阶段可以持续多年，我们称这个阶段为糖尿病前期，也叫糖耐量受损。这时绝大部分人不知道自己已经处在危机的边缘，仅仅再向前走一小步，血糖水平就会继续上升到更高水平。如果空腹血糖超过 7mmol/L，或餐后 2 小时血糖超过 11.1mmol/L，这时就可以被临床确诊为 2 型糖尿病。大多数 2 型糖尿病患者，最初的几年并没有明显的不适，只是偶尔感觉下午有点累，超过 50% 的患者直到出现并发症才会出现明显的症状，只有不到 30% 的初发患者会有“吃得多、喝得多、尿得多、体重减轻”的典型症状。在糖耐量受损的人群中每年有 8% ～ 11% 会发展为 2 型糖尿病。

（二）高血糖对身体的影响

糖尿病患者血液中的葡萄糖不能充分进入细胞被利用。为了维持新陈代谢，机体只能消耗糖原、脂肪和蛋白质来产生能量。这种内耗和高血糖会给你带来巨大的灾难，全身的血管长期处在高血糖的刺激下，会发生一系列不可逆的损害，这是一个长期缓慢的过程，从糖耐量受损开始。2 型糖尿病发病 5 ～ 10 年后微血管病变开始出现实质性损害，大约 75% 的患者会并发不同程度糖尿病眼病和糖尿病肾病。灾难还不止如此，吸烟、体力活动不足、过量饮酒和长期精神紧张，这些在 2 型糖尿病患者中广泛存在的不良生活方式，不但造成了肥胖、糖耐量受损和糖尿病，同时也破坏血脂和血压调节系统，在 2 型糖尿病患者中超过 50% 的患者合并有血脂代谢紊乱，超过 30% 的患者合并有高血压。

不良生活方式与代谢紊乱互为因果、互相作用、环环相扣，破坏力逐级放大。2 型糖尿病发病 15 ～ 20 年后，几乎所有的患者的大血管会发生不同程度粥样硬化病变，尤其是冠状动脉、脑动脉和下肢动脉，大多数人对这些改变仍不会有明显的察觉。直到有一刻，动脉粥样硬化斑块突然破裂，血栓堵塞血管，那时你的生命能否延续，一半靠医疗技术，另一半就只有靠运气了。

如果体重、血糖、血脂、血压控制不好，2 型糖尿病患者最终约 80% 死于大血管病变，如急性心肌梗死、脑卒中、下肢动脉闭塞症等；约 15% 死于微血管病变，如糖尿病肾病；还有约 5% 死于感染。

（三）糖尿病有无治疗捷径

如下几条快速阅读帮你了解糖尿病治疗。

1. 在可预见的时间内 2 型糖尿病仍不能被根治。

2. 一般来说，2 型糖尿病被确诊时胰岛 B 细胞的功能已经丧失 90%。

3. 不良生活方式和肥胖是 2 型糖尿病最主要的致病因素。

4. 改变不良生活方式、减轻体重和（或）配合药物，可阻止糖耐量受损发展为 2 型糖尿病或延缓糖尿病发生。

5. 不良生活方式与高血糖、高血脂、高血压互为因果、互相作用，一步步将患者逼向绝境。

6. 2 型糖尿病治疗不仅仅是控制血糖，同时还需要将体重、血脂和血压尽可能控制在正常水平。

7. 通过控制饮食、适量运动、药物治疗、疾病监测和健康教育，这“五驾马车”的综合措施，能将 2 型糖尿病的危害控制在可管理的范围，患者可以像正常人一样生活、长寿。

1921 年，美国一位叫作 Joslin 的著名糖尿病专家说过一段著名的话：“我常把同糖尿病进行斗争的患者比作是古代战车上的战士，他驾驭的战车是由 3 匹战马拖引的，那就是饮食疗法、胰岛素疗法和体育疗法。驾驭好一匹马需要技巧，驾驭好两匹马需要智慧，若想驾驭好三匹马同时拉车作战，则必须是一位杰出的驯马师才行。若想获得真知，必须进行实践”。北京协和医院向红丁教授进一步发展了三驾马车理念，并加入了糖尿病教育与心理疗法、糖尿病监测，形成了广为人知的防治糖尿病的“五驾马车”理念。

2 型糖尿病是一种由不良生活方式引起的以高血糖为特征

的终身性疾病，不良生活方式既是 2 型糖尿病的主要致病因素，也是发生并发症和致残、致死事件的加重因素。节制欲望、坚持运动、减轻体重、改变多年养成的不良习惯，对任何人都是一项巨大的挑战。今天的糖尿病医师们并不缺少药物，而能否控制好血糖、能否避免或延迟出现并发症、能否避免致残、致死事件发生，改变生活方式起着至关重要的作用。

通过健康科普教育手段让广大 2 型糖尿病患者及家属了解并掌握疾病的基础知识，及时发现致残、致死事件的早期症状，应对可能发生的低血糖，控制好每日的饮食和运动，掌握血糖控制规律等，更多的是要靠自学，并在实践中不断摸索、总结经验教训。对于没有任何医学背景的大多数患者，要掌握这些专业知识、运用好这些技能需要一段时间耐心细致地工作，而且要持之以恒，直至终身。要想健康地享受生活，提高自我管理水平是唯一的选择，别无他路。

饮食控制、适量运动、药物治疗、疾病监测和健康教育这“五驾马车”是符合中国国情最好的 2 型糖尿病解决方案。我们必须充分利用现有资源，以家庭为单位开展饮食控制和适量运动，学习疾病知识和药物治疗原则，坚持在家或附近的社区医院测量血糖、血压、血脂、体重、腰围，定期前往专科医院或大型综合医院进行专项检查监控病情的变化。降血糖，就这么简单！

（四）如何快速掌握驾驭“五驾马车”的诀窍

糖尿病患者的健康好比一辆由饮食控制、适量运动、药物治疗、疾病监测和健康教育五匹“马”拉着的“马车”，他们未来的健康之路会比正常人遇到更多的崎岖和艰难。如果要平安抵达终点，就要对自己这驾“马车”和每匹“马”的性能有充分的了解。不但需要经常保养，还要让这五匹“马”吃好、喝好、睡好，尽可能让它们少出问题，在失败和教训中提高“驾驭”技能，让它们载着你躲避一路的泥泞和陷阱。

这需要你学习更多的医学知识、了解糖尿病的自然病程，知道自己现在处在什么阶段、有没有并发症、如果有是什么程度，清楚目前的血糖、血脂、血压水平，体重和腰围是多少，做到心中有数；还要掌握一些最基础的营养学知识，能自己计算每餐的进食量，不但总量不超，而且食物种类丰富多样，色、香、味俱全；能依据自己的病情学会适度地运动；知道自己每天吃的是什么药、有哪些可能的不良反应、学会应对低血糖的基本方法等。学会自我监测、定期去社区医院和大医院或专科医院进行检查，及时发现血糖、血脂、血压的变化，尽快复诊，相应地调整饮食、运动和用药方案。今天的诊断技术已经非常发达，很容易发现病情变化的“蛛丝马迹”，只要及早发现，即便是有了并发症，现在的医疗技术完全有能力将疾病风险管理在一个可控的范围内，你同样可以拥有一个很高的生活质量。每个糖尿病患者都应该成为这“五驾马车”的好驭手。

1. 第一驾“马车”是教育与心理治疗

要多懂一点儿糖尿病知识，为与糖尿病进行斗争武装一下头脑，不作“糖盲”。别有病乱投医，给巫医假药以可乘之机。心态要平和，想想糖尿病患者其实很多，不必惊慌失措。而且调整好了，糖尿病患者完全能正常地工作、生活，寿命也不受大的影响。现在1型和2型两种类型的糖尿病患者都有活过百岁的纪录。既不要太紧张，也不要不当回事儿，而应该正确对待。

2. 第二驾“马车”是饮食治疗

不管你化验结果怎么样，饮食治疗都应该立即开始。饮食治疗是糖尿病最基本的措施，别听那些“服了我的药，可以随便吃”的蛊惑之词。饮食治疗的手段包括控制总能量、少量多餐、高纤维低血糖生成指数膳食、清淡为佳、戒烟限酒等。如能找个好的营养科医生咨询个体化饮食会更有帮助。

3. 第三驾“马车”是运动治疗

改变犯懒的恶习，规律地运动，每周不低于150分钟的中等强度的体育锻炼，尽可能饭后活动，有氧运动与阻抗训练相结合，既能降糖，又能减肥，对糖尿病患者十分有利。

4. 第四驾“马车”是药物治疗

刚开始切记要找个经验丰富、认真负责的糖尿病专科医生或全科医生把关，确定治疗方案。请他决定是不是必须用药，用什么药，吃几种药，多大剂量，除了降糖药是不是还应服用降压、调脂、降尿酸等药物。问清楚吃药和吃饭的时间，尽量保持规律服药。

5. 第五驾“马车”是糖尿病监测

糖尿病患者必须定期看病，检查血糖、尿常规、肝肾功能、血脂、血黏度、眼底等，以获得良好的控制。即使没什么情况，也要定期看看医生，咨询一下。总之，新诊断的糖尿病患者不要灰心丧气，得糖尿病的开始，就是与糖尿病斗争并战而胜之的起点。

其实“五驾马车”不仅适用于糖尿病的治疗，而且也适用于其他慢性病的治疗。让我们全体糖尿病病友联合起来，共同努力，驾驭好“五驾马车”，做到相对健康，绝对快乐，怡享天年。

（五）2 型糖尿病患者糖尿病指标的达标控制

糖尿病患者因为涉及多个器官，有多重危险因素影响健康，因此需要全方位调整身体的各项指标，有学者提出应该七道彩虹全面达标的理念，将血糖、血压、血甘油三酯、血胆固醇、体重、尿蛋白、运动等七项指标列为彩虹计划，当然对于老年糖尿病患者而言，这些指标可以适当放宽（表 3-2）。

（陈　伟）

八、传染病防控科普要点

中华人民共和国成立以后，曾经严重威胁人民群众健康的传染病发病率已大幅下降，我国对传染病的控制取得了令世人瞩目的成就，比如：消灭了天花，脊髓灰质炎几乎绝迹，曾经的瘟神——血吸虫病的全国患者数在 2018 年也仅有 144 人。

目前，人民群众的物质和文化生活水平得到了大幅提高，传染病的传播和发病在我国得到了显著遏制，但一些经典传染病如病毒性肝炎、肺结核在我国的发病率仍居高不下；一度被

表 3-2　**中国 2 型糖尿病综合控制目标**

	目标值
血糖（mmol/L） 　空腹 　非空腹	 4. 4 ～ 7. 0 ＜ 10.0
糖化血红蛋白（%）	＜ 7.0
血压（mmHg）	＜ 140/80
总胆固醇（mmol/L）	＜ 4.5
高密度脂蛋白胆固醇（mmol/L） 　男性 　女性	 ＞ 1.0 ＞ 1.3
甘油三酯（mmol/L）	＜ 1.5
低密度脂蛋白胆固醇（mmol/L） 　未合并冠心病 　合并冠心病	 ＜ 2.6 ＜ 1.8
体重指数（kg/m^2）	＜ 24.0
尿白蛋白 / 肌酐比值 (mg/mmol) 　男性 　女性	 ＜ 2.5（22.0mg/g） ＜ 3.5（31.0mg/g）
尿白蛋白排泄率（μg/min）	＜ 20.0（30.0mg/d）
主动有氧活动（分钟 / 周）	≥ 150.0

控制的梅毒等性传播疾病死灰复燃，再次成为重要的传染病；艾滋病的发病呈快速增长态势，其导致的患者死亡率更是高居首位。其他传染病如流行性感冒、手足口病、霍乱和细菌性痢疾以外的感染性腹泻的发病形势也不容乐观。

为做好传染病的防控工作，特别是针对非传染病专业人员和普通百姓进行传染病诊断、治疗及防控相关知识的普及，本文对可能遇到的常见问题作简要介绍，以期作为相关工作的借鉴。

（一）我国传染病发病疫情概况

根据国家卫生健康委员会的资料，2018 年（2018 年 1 月 1 日零时至 12 月 31 日 24 时），全国（不含香港、澳门特别行政区和中国台湾地区，下同）共报告法定传染病发病 7 770 749 例，死亡 23 377 人，报告发病率为 559.41/10 万，报告死亡率为 1.68/10 万。

2018 年全国法定传染病按类别统计：一是甲类传染病中鼠疫无发病死亡报告，霍乱报告发病 28 例，无死亡，报告发病率为 0.0020/10 万，较 2017 年增加 14 例病例。二是乙类传染病中除传染性非典型肺炎、脊髓灰质炎、人感染高致病性禽流感和白喉无发病、死亡报告外，其他共报告发病 3 063 021 例，死亡 23 174 人，报告发病率为 220.51/10 万，报告死亡率为 1.67/10 万，较 2017 年报告发病率下降 0.70%，报告死亡率上升 17.20%，其中艾滋病报告死亡病例数较 2017 年上升 23%，主要是由于部分感染者转变为艾滋病患者进而引起其他基础性疾病导致死亡以及部分新发现的感染者和患者发现晚，未进行治疗已死亡。报告发病数居前 5 位的病种依次为病毒性肝炎、肺结核、梅毒、淋病、细菌性痢疾和阿米巴性痢疾，占乙类传染病报告发病总数的 92.15%；报告死亡数居前 5 位的病种依次为艾滋病、肺结核、病毒性肝炎、狂犬病和乙型脑炎，占乙类传染病报告死亡总数的 99.27%。三是丙类传染病除丝虫病无发病、死亡报告外，其他共报告发病 4 707 700 例，死亡 203 人，报告发病率为 338.90/10 万，报告死亡率为 0.015/10 万。报告发病数居前 5 位的病种依次为手足口病、其他感染性腹泻病、流行性感冒、流行性腮腺炎和急性出血性结膜炎，占丙类传染病报告发病总数的 99.80%；报告死亡数的病种依次为流行性感冒、手足口病和其他感染性腹泻病，占丙类传染病报告死亡总数的 100%。2018 年全国甲乙类传染病按传播途径统计：一是报告肠道传染病发病 162322 例，死亡 22 人，报告发病率为 11.69/10 万，较 2017 年下降 13.93%，报告死亡率为 0.0016/10 万，较 2017 年下降 33.33%。二是报告呼吸道传染病发病 928 309 例，死亡 3163 人，报告发病率为 66.83/10 万，较 2017 年下降 0.48%，报告死亡率为 0.23/10 万，较 2017 年上升 1.16%。三是报告自然疫源及虫媒传染病发病 60 426 例，死亡 653 人，报告发病率为 4.35/10 万，报告死亡率为 0.047/10 万，分别较 2017 年下降 2.81% 和 1.67%。四是报告血源及性传播传染病发病 1 911 909 例，死亡 19 332 人，报告发病率为 137.64/10 万，报告死亡率为 1.39/10 万，分别较 2017 年上升 0.58% 和 21.22%。

（二）传染病防控科普要点解析

1. 疾病简介

对传染病总体特点进行介绍。重点结合传染病三要素：传染源、传播途径和易感人群进行简要介绍。对流行病学特点及潜伏期、典型症状、严重程度及预后进行简介。

2. 疫情概况

重点介绍传染病的我国疫情，包括疾病负担和发病、病死率的数据和变化。

3. 病原体简介

对病原体的发现、分类、对环境和医用消毒措施的抵抗力等进行简述，以利读者了解可能的预防措施。可能的前提下，体现趣味性。

4. 传播途径

阻断传播途径是传染病防控最为关键的环节。应重视接触传播、呼吸道传播（飞沫和空气）、消化道、血液及体液传播、性接触传播、母婴垂直传播等不同传播模式的特点。在此基础上，明确提出有效的控制措施。

5. 感染危险因素简介

对感染危险因素的介绍宜围绕宿主因素（是否存在免疫缺损）、特殊人群、职业特点等。重点是可控危险因素的介绍。

6. 常见表现及非典型表现

传染病临床表现的介绍以潜伏期介绍、疑似接触史的判断、典型和不典型的临床表现等为主（应注意专业交叉的可能性、少见表现的临床诊断提示价值）。

7. 预后及对健康的可能影响

除介绍传染病本身导致的预后外，还应注意远期的影响，如乙型肝炎和丙型肝炎对血液系统和肾脏的影响等。远期影响应该成为交叉专业人士和公众的关注重点。

8. 诊断要点

重点是诊断标准、检测结果的正确解读、经典传染病的诊断技术进展及评价等。这个要点需要解决非传染病专业和公众对疾病的确诊疑虑和担忧。尤其是非诊断依据的检测结果的解释如炎症指标、血清学结果等，这些检测结果的阴性诊断价值也是需要科学普及的，以减少相应的疑虑甚至是质疑。

9. 需要鉴别的疾病

这个要点需要更丰富的专科知识，不宜过多介绍。但应列出主要鉴别的疾病谱。

10. 治疗原则

治疗原则的介绍应方便非传染病专业及公众对疾病治疗整体方案的了解，需强调在专科医生指导下治疗的必要性和重要性。

11. 预防模式及意外暴露处理原则

对有效疫苗（包括计划外免疫）适用人群的关注及使用推荐是从根本上预防传染病的基础。医务人员职业暴露和家庭成员暴露后的预防模式，重点介绍有效的阻断药物、被动免疫的适用性。各种原因暴露的随访模式是目前国内这个领域比较薄弱的环节，值得重视。

12. 延伸阅读推荐

延伸阅读以权威教科书、相关专业权威在线指导为推荐主体。比如国家卫生健康委员会、《UpToDate》、世界卫生组织及美国疾病控制中心等发布的相关指南或共识等。

（三）案例：甲型肝炎防控科普要点

1. 甲型肝炎的定义

甲型肝炎（以下简称“甲肝”）是由甲型肝炎病毒引起的一种具有高度传染性的肝脏感染。人是唯一的已知宿主，甲肝患者几乎是唯一传染源；最常通过粪口途径、经人际接触或摄入被污染的水或食物传播。感染后可终身免疫，疫苗可有效预防感染。甲肝虽然少见，但也可能导致患者死亡。

2. 甲肝在我国的疫情概述

2018 年，我国报告的甲肝患者 16 196 例，死亡 3 例。

3. 甲肝病毒简介

甲肝病毒最早在 1973 年由 Feinslone 用免疫电镜技术在急性期患者的粪便中发现，是小 RNA 病毒科嗜肝病毒属。

甲肝病毒对乙醚、60℃ 加热 1 小时及 pH 3 的作用均有相对的抵抗力（在 4℃ 可存活数月）。但加热 100℃ 5 分钟或用甲醛溶液、氯等处理，可使之灭活。非离子型去垢剂不破坏病毒的传染性。

4. 甲肝的传播途径

甲肝是通过粪口途径传播的，也就是甲肝患者排泄的大便污染了食物、水或物品从而将甲肝病毒传播给易感者；也可以通过与感染者的密切接触传播，例如通过性行为或照顾生病的人。甲肝病毒对食物（包括冷冻和未煮熟的食物）的污染可以发生在任何时候：生长、收获、加工、处理，甚至烹调后。在甲肝常见的国家和卫生条件差或个人卫生条件差的地区，食品或水更容易受到污染。

5. 甲肝的易感人群

除非接种了甲肝疫苗，否则，人群对甲肝普遍易感，特别是以下人员。

(1) 与甲肝患者有直接接触者。

(2) 前往甲肝高发国家的旅客。

(3) 男－男同性恋。

(4) 使用毒品者。

(5) 来自甲肝常见国家的最近收养者的家庭成员或照护者。

(6) 有凝血因子紊乱的人，如血友病。

(7) 以非人灵长类动物为工作对象的人。

6. 甲肝的常见症状

甲肝常见症状包括发热、疲劳、食欲缺乏、恶心、呕吐、腹痛、尿色加深、腹泻、陶土样大便、黄疸，等。

肝外表现还包括以下疾病：关节炎、白细胞破碎性血管炎、肾小球肾炎、冷球蛋白血症、视神经炎、横贯性脊髓炎、中毒性表皮坏死松解症、心肌炎、血小板减少、再生障碍性贫血。

7. 甲肝对健康的影响

甲肝病毒感染后可获得终身免疫。发生暴发性肝衰竭的比例不足1%。暴发性肝衰竭会出现严重的急性肝损伤并伴随脑病和合成功能受损，最常发生在50岁以上个体及合并乙肝或丙肝等其他肝病的患者。

8. 甲肝的诊断

在患者突然出现前述症状及血清氨基转移酶升高时应考虑急性甲肝病毒感染，特别是当患者存在甲肝病毒感染的已知危险因素时更应注意。

血清中发现抗甲肝病毒的IgM抗体即可确诊甲肝。该抗体滴度在急性感染期和恢复初期达到高峰，且随后3～6个月仍可被检测到。在复发性肝炎患者中，整个病程都可能发现血清IgM抗体。在无临床症状的患者体内检测到血清IgM抗体，可能是以下情况：既往甲肝病毒感染后血清中长期存在IgM抗体、假阳性、隐性感染。小于6岁的儿童比年龄更大儿童或成人更容易出现隐性感染。

血清IgG抗体在疾病恢复早期出现，且可持续存在数十年，与终身保护性免疫相关。因此，仅发现抗甲肝病毒IgG阳性时，提示既往感染或注射过甲肝疫苗。

可被接受的诊断标准还包括：通过核酸扩增技术检测到甲型肝炎病毒-RNA的病例（如聚合酶链式反应或基因测序），或符合临床标准的病例，发生在症状出现的前15～50天与实验室确诊的甲型肝炎病例有接触（如家庭或性接触）的人。

9. 与甲肝相鉴别的疾病

需要与甲肝进行鉴别的疾病包括：其他能引起肝炎的病毒（如乙型肝炎病毒、丙型肝炎病毒、戊型肝炎病毒和EB病毒及巨细胞病毒等）引起的肝损害。这些病毒都能通过血清学或核酸检测来鉴别。

10. 甲肝的治疗原则

目前尚缺乏针对甲肝病毒的特异性治疗，主要是保肝和支持治疗，如休息、充足的营养和液体。必要时住院治疗。完全恢复可能需要几个月的时间。

甲肝病程大多为自限性。需慎用可能引起肝损伤或通过肝脏代谢的药物。大多数患者的临床表现和肝功能可在 2 ～ 3 个月内完全恢复，几乎所有患者到 6 个月时完全恢复。

11. 甲肝的预防模式和意外暴露处理原则

预防甲肝的措施包括注意个人卫生习惯和注射免疫球蛋白及疫苗。

个人卫生习惯应注意以下几个方面：

(1) 洗手（包括便后、换尿布后、准备食物或吃东西前）对预防甲肝病毒传播非常有效。

(2) 避免在卫生条件差的地方摄入自来水和生食。

(3) 适当加热食物，大于 85℃ 持续加热 1 分钟即可灭活甲肝病毒。如果温度不足以杀死病毒或者食物在烹饪后受到污染，加工好的食物仍可传播甲肝病毒。

(4) 氯、碘和消毒液（家用漂白剂以 1 ∶ 100 稀释）可灭活甲肝病毒。

最近（2 周内）接触甲肝患者的未接种疫苗的人应接种甲肝疫苗或注射免疫球蛋白以预防疾病。意外暴露的预防措施包括：注射免疫球蛋白（暴露前或暴露后）和甲肝疫苗。对甲肝疫苗过敏的人群，存在甲肝病毒暴露的风险（如到甲肝高流行区域旅行）时，需要对没有免疫的个体注射多克隆血清免疫球蛋白进行被动免疫。如果预期暴露风险时间低于 3 个月，则肌内注射剂量为 0.02ml/kg，如果不低于 3 个月，则为 0.06ml/kg；如果旅行时间超过 5 个月，必须重复注射。

（马小军）

参考文献

[1] 国家卫生计生委，国家发展改革委，教育部，等 .《中国病毒性肝炎防治规划（2017-2020）》.https://xyy.bbmc.edu.cn/info/1004/1070.htm

[2] 中华医学会感染病学分会，中华医学会肝病学分会 .《中国慢性乙型肝炎防治指南（2019 版）》.http://rs.yiigle.com/yufabiao/1172118.htm

[3] 中华医学会肝病学分会脂肪肝和酒精性肝病学组，中国医师协会脂肪性肝病专家委员会 .《非酒精性脂肪性肝病防治指南（2018 年更新版）》. http://www.doc88.com/p-9337830525319.html

[4] 中华医学会肝病学分会药物性肝病学组 . 药物性肝损伤诊治指南 . 中华肝脏病杂志 , 2015, 23(11): 810-820.

[5] 李兆申 , 金震东 , 令狐恩强 . 中国早期结直肠癌筛查流程专家共识意见（2019，上海）. 中华医学杂志 , 2019, 99(38): 2961-2970.

[6] 中国抗癌协会大肠癌专业委员会中国结直肠肿瘤早诊筛查策略制订专家组，郑树，张苏展，等 . 中国结直肠肿瘤早诊筛查策略专家共识 . 中华胃肠外科杂志，2018, 21(10): 1081-1086.

[7] 中国预防医学会肿瘤预防与控制专业委员会感染相关肿瘤防控学组，中国预防医学会慢病预防与控制分会，中华预防医学会健康传播分会 . 中国肝癌一级预防专家共识 (2018). 中华预防医学杂志 , 2019, 53(1) : 36-44.

[8] 中国早期胃癌筛查流程专家共识意见（草案）（2017 上海）. 中华健康管理学杂志，2018, 12(1): 8-12.

[9] 国家消化系疾病临床医学研究中心（上海），国家消化道早癌防治中心联盟（GECA）, 中华医学会消化病学分会幽门螺杆菌学组，等 .

中国幽门螺杆菌根除与胃癌防控的专家共识意见（2019 年 , 上海）. 中华消化杂志，2019, 39(5): 310-316.
[10] 中华医学会消化内镜学分会，中国抗癌协会肿瘤内镜专业委员会 . 中国早期食管癌筛查及内镜诊治专家共识意见（2014 年，北京）. 胃肠病学 , 2015, 20(4): 220-240.
[11] 陈万青 , 李贺 , 孙可欣 , 等 . 2014 年中国恶性肿瘤发病和死亡分析 . 中华肿瘤杂志 , 2018, 40(1): 5-13.
[12] MichaelMarmot. 食物、营养、身体活动和癌症预防 . 陈君石，译 . 北京：中国协和医科大学出版社 , 2008.
[13] 中华医学会糖尿病学分会．中国 2 型糖尿病防治指南 (2017 版)．北京 : 北京大学医学出版社，2017.
[14] 中华医学会糖尿病学分会 , 中国医师协会营养医师专业委员会．中国糖尿病医学营养治疗指南 (2013). 中华糖尿病杂志 , 2015, 7(2):73-88.
[15] 中国营养学会 . 中国居民膳食指南 (2016). 北京 : 人民卫生出版社，2016.
[16] 中国营养学会 . 中国居民膳食营养素参考摄入量速查手册 . 北京 : 中国标准出版社，2014.
[17] American Diabetes Association.Professional Practice Committee: Standards of Medical Care in Diabetes-2019.https://care.diabetesjournals.org/content/42/Supplement_1/S3

第4章 健康促进科普要点

一、合理膳食的健康科普要点

（一）明确四大核心关键词

在营养相关科普工作中，应明确四大核心关键词：营养、食物、营养素、合理膳食。首先明确“营养”的正确定义及其在维护人体健康方面所起到的不可或缺的重要作用，并引起大众的足够关注。

营养，古人亦称之为“荣养”，意为摄取外界养分，滋补人体需要。

用现代科学的学术性表述为：营养（nutrition）是指人体不断从外界摄取食物，经体内消化、吸收和代谢来满足自身生理需要、维持身体生长发育和各种生理功能的全过程。可以讲，人体生存所依赖的所有养分均需通过上述过程获得。营养的好坏，直接关系健康水平的高低和寿命的长短。在某种程度上，我们可以称营养为生命和健康的依托。

营养来自于食物，没有食物就没有营养。在营养科普中，应充分强调“食物是营养的物质载体”这一基本观点，使大众充分了解食物、关注食物、敬畏食物。使青少年从小尊重从事食物研究、制备和加工的人，从小将“选择适合自己健康需要的饮食”作为基本的求生技能。

食物，在维系生命和健康的过程中，发挥着举足轻重的作用：首先，食物是“能量源”，即食物供给我们维持身体活动所需要的能量，如同汽车行驶需要汽油，空调送冷需要电力一样，人体也需要食物提供能量来运转；其次，食物是“材料库”，即人体的组织和器官，如骨骼、肌肉、牙齿、血液的生长发育，以及各组织的不断更新和修补，均需要食物提供充足的“建筑原料”；再次，食物是“稳定剂＋调和剂”，即食物参与了维持正常的渗透压和酸碱平衡等一系列生理生化活动。食物在保持机体正常运转中扮演重要的稳定剂和调和剂的作用。

食物之所以能提供营养，是因为食物中含有能被人体消化、吸收和利用的具有营养作用的物质，营养学上称为营养素（nutrients）。在营养科普中，应对营养素进行必要的系统的介绍。

人体生命活动所必需的营养素包括：① 宏量营养素，如蛋白质、脂肪、碳水化合物（糖类）；② 常量元素，如钙、磷、钾、钠、镁、硫、氯；③ 微量元素，如铁、碘、锌、硒、铜、铬、锰、钼、钴等；④ 维生素，如维生素 A、维生素 D、维生素 E、维生素 K，B 族维生素、维生素 C、叶酸、生物素、泛酸、烟酸、胆碱。除此之外，其他膳食成分还包括膳食纤维、番茄红素、植物甾醇、原花青素、姜黄素、大豆异黄酮、叶黄素、花色苷和氨基葡萄糖等。任何一种营养素的缺乏或过剩，都可导致疾病的发生和发展。

在上述营养素中，蛋白质、脂肪和糖类可以在体内“燃烧”产热，提供维持生命和健康所必需的能量。脂肪的单位产能量最大，每克脂肪可产热 9000 卡；蛋白质和糖类则均为每克产热 4000 卡。

如果说“营养”来自食物，那么，“合理营养”则来自平衡膳食（balanced diet）。平衡膳食模式是中国营养学会根据中国居民膳食营养素参考摄入量、我国居民营养与健康状况、食物资源和饮食特点所设计的理想膳食模式。这个模式所推荐的食物种类和比例，能最大限度地满足不同年龄阶段、不同能量水平的健康人群的营养与健康需要。平衡膳食的核心含义可概括为六个字，即全面、均衡、适度。这是进行营养科普宣教的重点，即对平衡膳食含义的正确理解。

所谓“全面”，即指食物应多样化，食物种类越广泛越好。这是构成平衡膳食的基础。仅单靠一种或少量几种食物不能提供人体所需的全部能量和营养素，例如鸡蛋是一种营养比较全面的食品，含有丰富的优质蛋白质、卵磷脂、胆固醇、B 族维生素等，但是含维生素 C 和膳食纤维极少，如果单纯吃鸡蛋就不能获得充足的营养，但如果吃西红柿炒鸡蛋就能够补充这些不足，达到全面的营养，这就是平衡膳食的一个简单例子。因此要求人们的食谱尽可能广泛，每日摄取食物的种类应尽可能地多。中国居民膳食指南推荐每日膳食种类应达到 12 种，每周应达到 25 种。这是维持平衡膳食的第一要务。

所谓“均衡”，是指各食物间的比例应保持合理，即应达到最接近人体吸收并维持生理健康的模式。

所谓“适度”是指各食物的摄入量要与人体的需要相吻合。过多或过少，都会影响人体的健康。

平衡膳食模式可降低心血管疾病、高血压、2型糖尿病、结直肠癌、乳腺癌的发病风险。

（二）《中国居民膳食指南（2016）》的核心要义

◎ 核心一：食物多样，谷类为主

1. 每天的膳食

应包括谷薯类、蔬菜水果类、畜禽肉蛋奶类、大豆坚果类等食物。

2. 每天应摄取12种以上食物，每周应摄取25种以上食物

食物多样化，是实现平衡膳食的关键基础。除母乳可满足4个月内婴儿营养需求之外，任何一种天然食物都不能提供人体所需的全部营养素，合理的膳食必须由多种食物组成，才能满足人体各种营养需要，达到合理营养，促进健康的目的。因而要提倡人们广泛食用多种食物。多种多样的食物才能满足人体的营养需要。

3. 每天摄入谷薯类食物

每天摄入谷薯类食物250～400g，其中全谷物和杂豆类50～150g，薯类50～100g。

4. 食物多样、谷类为主是理想膳食模式的重要特征

谷类食物是人体最经济和最重要的能量来源。全谷物、薯类和杂豆的血糖生成指数远低于精制米面。全谷物可降低糖尿病、肥胖、心血管疾病和结肠癌的发生风险。

◎ 核心二：吃动平衡，健康体重

食物摄入量和身体活动量是保持能量平衡、维持健康体重的两个主要因素。“吃动平衡”就是在健康饮食、规律运动的基础上，保证食物摄入量和身体活动量的相对平衡。对能量摄入相对过多者，需适当减少高能量食物的摄入和增加身体活动，以促进健康，减少疾病。

1. 各年龄段人群都应天天运动、保持健康体重

体重是客观评价人体营养和健康状况的重要指标，体重过低一般反映能量摄入相对不足，体重过高反映能量摄入相对过多或活动不足。体重过低可导致营养不良，诱发疾病的发生。体重过高易导致超重和肥胖，可显著增加 2 型糖尿病、冠心病、某些癌症等疾病的发生风险。保持能量摄入和能量消耗的平衡。能够降低心血管疾病、2 型糖尿病、结肠癌等慢性病的发生风险。有氧耐力运动、抗阻力运动能调节机体代谢、增进心肺功能、改善血压、血糖和血脂状况，预防慢性病。成人体重判定可依据体重指数（body mass index，BMI，单位：kg/m^2）：$18.5 \leqslant BMI < 24.0$ 为正常范围，$24.0 \leqslant BMI < 28.0$ 为超重，$BMI \geqslant 28.0$ 为肥胖，$BMI < 18.5$ 为体重过低。

2. 食不过量，控制总能量摄入，保持能量平衡

食不过量是指每天摄入的各种食物所提供的能量不超过人体所需要的能量。食物提供的能量不同，如蔬菜是低能量食

物，而油脂、高脂肪食物和肉类等则能量较高。食物不过量，需要合理搭配食物，既要保持能量也要保持营养素的平衡。为此，应做到定时定量进餐，避免过度饥饿而引起的饱食中枢反应迟钝和进食过量。避免进食过快，无意中过量进食。提倡分餐制，根据个人的生理条件和身体活动量，进行标准化配餐，记录自己的食物量。如果能坚持每顿少吃一两口，对预防能量摄入过多进而引起的超重和肥胖有重要作用。对于容易发胖的人，强调适当限制进食量，保持每餐七分饱。学会看食品标签上的“营养成分表”，了解食品的能量值，少选择高脂肪、高糖含量的高能量食品。同时，减少在外就餐或聚餐。

3. 坚持日常身体活动

每周至少进行 5 天中等强度身体活动，累计 150 分钟以上；主动活动，最好每天6000步，且日常基础活动约2000步。

◎核心三：多吃蔬果、奶类、大豆

蔬菜水果，奶类和适量的豆类、坚果，是理想膳食模式的重要组成部分，提供超过30%以上的营养素包括15种以上。提供的最主要营养素包括维生素 C、胡萝卜素、膳食纤维、钾、钙、硒等。

1. 应做到餐餐有蔬菜

每天至少 300 ～ 500g 蔬菜，深色蔬菜应占 50%。同时，做到天天吃水果，保证每天摄入 200 ～ 350g 新鲜水果，果汁不能代替鲜果。蔬菜和水果提供丰富的微量营养素、膳食纤维和植物化学物。增加蔬菜水果摄入可降低脑卒中和冠心病的发病风险，以及心血管疾病的死亡风险。此外，蔬菜摄入可降低食管癌和结肠癌的发病风险，十字花科蔬菜可降低胃癌和结肠癌的发病风险。

2. 每天吃奶制品

相当于液态奶300g。牛奶富含钙质，多摄入有利于增加骨密度。而酸奶在补钙的同时，还可能缓解便秘。

3. 经常吃豆制品，适量吃坚果

大豆及其制品可降低乳腺癌、骨质疏松、胃癌、高血压的发生风险。

◎核心四：适量吃鱼、禽、蛋和瘦肉

1. 鱼、禽、蛋和瘦肉摄入要适量

平均每天摄入总量120～200g。优先选择鱼和禽类。鱼、禽、蛋和瘦肉均属动物性食物，是优质蛋白质、脂溶性维生素和某些矿物质的良好来源。其中，鱼类含有丰富的不饱和脂肪酸，有些鱼类富含二十碳五烯酸和二十二碳六烯酸。禽类的脂肪含量相对较低。蛋类的各种营养成分比较齐全，营养价值高，但胆固醇含量也相对高，摄入量不宜过多。畜肉类中铁的利用较好，但饱和脂肪酸含量较高。

2. 少吃肥肉、烟熏和腌制肉食品

腌制食品加工中不仅使用了较多食盐，同时也存在一些食品安全问题，长期食用会给人体健康带来风险。熏烟含有200

多种化合物，有些已证明有致癌作用，如环芳烃类和甲醛等，在熏制过程中可污染食品，从而增加人体肿瘤发生的风险。

◎核心五：少盐少油，控糖限酒

1. 培养清淡饮食习惯，少吃高盐和油炸食品

成人每天食盐不超过6g，每天烹调油25～30g。大量权威研究显示，高盐（钠）能够增加高血压的发病风险，降低盐（钠）能够降低血压水平；同时，高盐（钠）可增加脑卒中的发病风险和胃癌的发病风险。食用油是人体必需脂肪酸和维生素E的重要来源，并有助于食物中脂溶性维生素的吸收利用。烹调植物油提供人体所需脂肪，占总脂肪的53%左右。不同植物油的脂肪酸构成不同。如橄榄油、茶油、菜籽油富含单不饱和脂肪酸，玉米油、葵花籽油则富含亚油酸，胡麻油（亚麻籽油）富含α－亚麻酸等。各类植物油应交替食用。同时，应减少动物油和反式脂肪酸摄入。总油脂及动物脂肪摄入量增加可增加肥胖的发病风险。长期大量摄入反式脂肪酸会增加冠心病的发病风险。

2. 控制添加糖的摄入量

每天摄入不超过50g，最好控制在25g以下。糖容易被人体消化吸收。除果糖外，都具有较高的血糖生成指数。在食品生产和制备过程中被添加到食品中的糖及糖浆被称为添加糖，主要有蔗糖、葡萄糖和果糖。添加糖是纯能量食物，不含其他营养成分。添加糖摄入过多，增加儿童龋齿的发病风险。由于

饮食文化习惯不同，我国用于茶、咖啡和烹饪的添加糖总量并非过高，但“隐性添加糖”，如各种甜味饮料、点心等使其摄入增多，导致产生的能量比例增大，应引起重视并改善。

3. 足量饮水

成年人每天饮用 7 ～ 8 杯（1500 ～ 1700ml）水，提倡饮用白开水和茶水，不喝或少喝含糖饮料。白开水为最佳选择，茶水亦为较好选择。饮水方式应是少量多次，推荐早、晚各饮 1 杯，其他日常时间里均匀分布。高温环境、劳动或运动，大量出汗等条件下，应当相应增加饮水量。

4. 儿童和少年、孕妇、乳母不应饮酒

成人如饮酒，男性每天摄入的酒精量不宜超过 25g，女性每天摄入的酒精量不超过 15g。大量饮酒对健康不利，一方面，使碳水化合物、蛋白质及脂肪的摄入量减少，维生素和矿物质的摄入量也不能满足机体需要；另一方面，大量饮酒可造成上消化道损伤及肝脏功能损害，影响营养物质的消化、吸收和转运；同时，酒精干扰脂类、糖类和蛋白质等营养物质的正常代谢，严重时可导致酒精性营养不良。目前的研究提示，过量饮酒增加肝损伤、胎儿酒精综合征、痛风、结直肠癌、乳腺癌、心血管等疾病的发病风险。应强调以下人群不宜饮酒：① 妊娠期、哺乳期妇女；② 儿童和少年；③ 特定职业或特殊状况人群，如驾车、操纵机器，对酒精过敏，血尿酸过高，患有某些疾病（如高甘油三酯血症、胰腺炎、肝脏疾病等）患者，正在服用可能会与酒精产生作用的药物者。

◎核心六：**杜绝浪费，兴新食尚**

1. 珍惜食物，适量备餐，提倡分餐不浪费

杜绝浪费、尊重劳动、珍惜食物是中华民族的传统美德和每个人必须遵守的原则。我国人多地少，人均食物资源并不丰富。而且粮食供需总量长期保持紧平衡。我国每年浪费的食物高达 1.2 亿吨，相当于 2.76 亿亩农田种出的食物，占全国农作物播种面积的 11.6%。提倡分餐制，可有效预防经口传播疾病；同时，定量取餐、按需进食，保证营养平衡，特别是对于儿童，学习认识食物、熟悉量化食物，也有助于良好饮食习惯的养成；此外，分餐制还有利于节约粮食，减少浪费，而聚餐场合或在外就餐时（家宴、宴请、会餐等）往往会过量购买和过量备餐。

2. 选择新鲜卫生的食物和适宜的烹调方式

首选当地当季食物，选择本地、当季食物，既缩短食物里程，减少污染机会，保证食物新鲜卫生和营养，也是节能、低碳、环保的重要措施。应学会辨别新鲜食物是否真的新鲜，可通过看、触、闻等方法了解食物的外观、色泽、气味等感官指标加以辨别。要注意清洗水果和蔬菜是清除其表面上的污物、微生物的基本方法，对去除农药残留也有一定的效果，尤其是当直接生吃水果和蔬菜时，更需要洗净。

3. 食物制备生熟分开、熟食二次加热要热透

在食物清洗、切配、储藏的整个过程中，生熟都应分开。适当温度的烹调可以杀死几乎所有的致病性微生物，彻底煮熟

食物是保证饮食安全的一个有效手段，尤其对于畜、禽、蛋和水产品等微生物污染风险较高的食品。熟食或者隔顿、隔夜的剩饭在食用前须彻底再加热，以杀灭储存时增殖的微生物。食物合理储存的目的是保持新鲜，避免污染。应根据食物属性选择储存方式。

4. 学会阅读食品标签，合理选择食品

食品标签可以传递食物新鲜度、产品特点、营养信息等。以下信息需特别关注：日期信息（包括生产日期和保质期）、配料表（了解食品主要原料、鉴别食品属性的重要途径，应特别关注添加剂种类）、营养标签（标签上的“营养成分表”显示该食物所含的能量、蛋白质、脂肪、碳水化合物、钠等食物营养基本信息，有助于了解食品的营养组分和特征）。此外，应特别注意过敏食物及食物中的过敏原信息。常见的容易引起过敏的食品有：奶（牛奶、山羊奶等）、坚果类（杏仁、胡桃、花生、榛子和腰果等）、豆类（大豆、豌豆、蚕豆等）、蛋类、海产品（虾、贝壳类）等。

5. 多回家吃饭，享受食物和亲情

在家吃饭也是保持饮食卫生、平衡膳食、避免食物浪费的简单有效措施。

（于　康）

二、健身运动科普要点

世界卫生组织近年发布的简报中指出：“缺少锻炼”已成

为全球第四大死亡风险因素。我国《"健康中国 2020"战略研究报告》显示，我国 18 岁以上居民中有 83.8% 的人从不参加锻炼，经常锻炼的人仅占 11.9%。

（一）健身的概念

目前主要涉及健康领域的一是医疗，二是体育。应该说"医疗"的目标是在战胜疾病中延长人类的寿命，而"体育"的目标是在创新运动成绩上去证明人类生命能力的极限。

就"健身"而言虽说源于体育，但不能简单地视为一种体育项目。从健康的角度上，其更应看成是医疗与体育的一个交织体（图 4-1）。

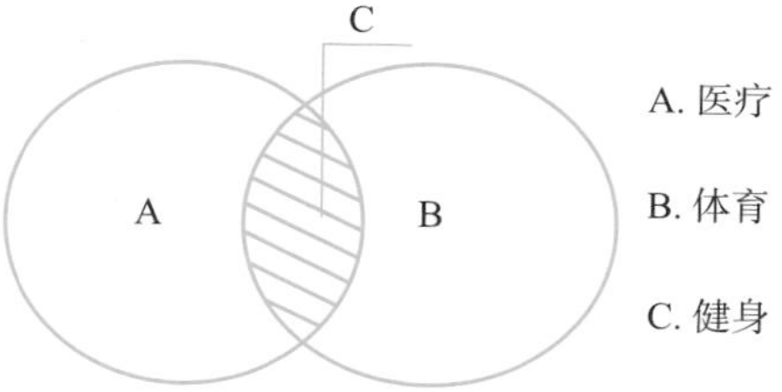

图 4-1 **健身是医疗与体育的一个交织体**

1. 传统健身法

我国传统医学"岐黄术"中的"导引"（似乎可以看成是现在的健身体操的身影）就是用一些有特定的肢体动作和特殊要求的肢体运动来达到治病和疗养的目的。还有从古时广传至今的华佗的"五禽戏"、由岳飞训练士兵八法引申出健身"八段锦"、少林"易筋经"等均为疗病祛病养生保健的古老方法。

2. 现代健身法

我国现在的健身方式和方法更多的是从国外引入的，如有氧运动、器材健身房等。而现代的医疗服务手段中不乏有着体育的身影，“多运动”“多活动”这是在医生对患者治疗中强调最多的医嘱。“运动处方”在疾病的预防、治疗、康复过程中越来越被重视和普及。

我们从美国将体育与健康结合的实例来看：70 年代的美国就有超过 20% 的人超正常体重达 20%，因心脑血管疾病而死亡的人数接近占总死亡人群的 50%。面对这一严重的恶果，为了给身体内各种物质的高积蓄寻找一条高消耗的出路，便只得求助体育活动，以消耗热量、减轻肥胖、保护心脏。这一做法确实起了一定的作用。由于美国积极开展大众体育运动，冠心病的发病率 70 年代比 40 年代下降了 8.7%，死亡率下降了 7%，80 年代后仍在继续下降。这就更加激发了人们去参加各项运动。到了 90 年代，美国卫生福利部门制订了四项努力目标，力求做到：① 增加参加体育活动的人数；② 提高对增进健康问题的认识；③ 促使企业开展增强体质的活动；④ 改进体育评分和监测系统。

21 世纪预防医学的真正含义是了解一切可能导致疾病的因素，了解这些因素的作用规律，并采取积极的方法消除或减弱这些因素对健康的影响。而“积极的方法”应该是参加有健康背书的体育运动项目。这应该是预防现代疾病的一种有效方法。

本文要阐明的是体育运动除其竞技的一面之外，它还有促进健康的另一面。或者我们应该将这种有健康背书的体育，称为“健身体育”而更为贴切。而“健身体育”也是最能体现成本效益的促进人类健康的手段。这也是在重视效益的当今时代被各国政府一致看好的健康促进方法。那么体育运动中涉及的健身运动应该是21世纪预防医学可借鉴的内容。“健身体育”的最大价值将是促进人类健康，从而使人类不断向前发展。

（二）健身应该从何开始

对于健身来说，人越健康越要去健身。用健身的方式保持、提高身体健康状态，这正是预防的概念。而当我们有健康问题时，此时的健身则涉及治疗和康复的概念。

1. 健身与身体训练

运动员体能的背后有两大身体素质训练：① 基础素质训练；② 专项素质训练。对于一个优秀的运动员来说两者缺一不可。从运动员的训练模式来看，我们应该将没有健康问题人体的整体健康促进的健身活动叫作全面身体训练，而当我们身体有问题时的健身活动应该视为特定的身体训练。

比如，拿有氧运动中跑步训练与心脏功能健康来举例，只要一个人的心脏功能健康，通过常规的跑步训练 + 身体的基础素质训练，就可使其心脏的功能、心肌的力量、心血管的质量、心脏对外界刺激的适应力等都会有效地提高。如果心脏有问题，跑步训练可能仅是心脏康复后期的手段之一。“健身”应该是一个有医学健康背书的“身体训练”过程。

2. 健身与锻炼

如果从字面上看“锻炼”，可以直接认定与人没有任何关系，其实指的是金属冶炼的一个过程（图 4-2）。

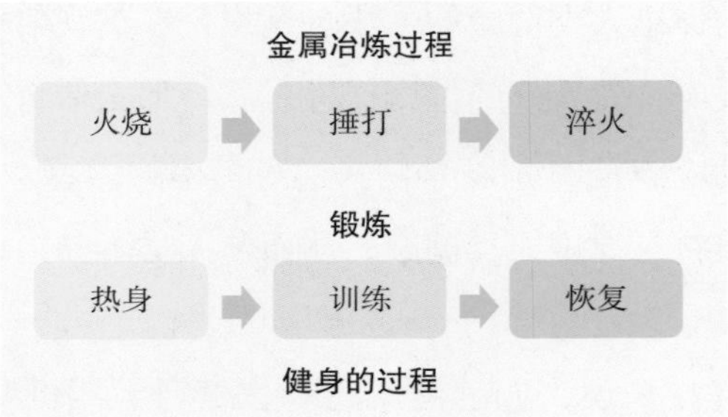

图 4-2　健身与锻炼

“锻炼”过程中的三步曲，即火烧、锤打、淬火；而“健身”过程中的三步曲，即热身、训练、恢复。

(1) 热身：增加体温降低肌肉的黏滞度及提高各大脏器的适应力。

(2) 训练：执行训练内容。

(3) 恢复：放松整个身体。

3. 健身与体质

人的生理解剖是由十大系统构成，而体质是指人体所表现出来的形态和功能方面相对的能力。具体指：① 身体形态发育水平；② 生理生化功能水平；③ 身体素质和运动能力；④ 心理状态；⑤ 适应能力。

影响人的体质的因素很多，但体育锻炼对增强体质具有重要的影响。体质的形成受先天、年龄、性别、精神状态、生活及饮食条件、地理环境、疾病、社会等众多因素的影响。其中年龄是影响体质的一个重要因素，体质随年龄而呈现时限性，也就是说不同的年龄阶段其运动、健身、锻炼的内涵是不一样的。

(1) 青少年：要求应创“体质”高点，此时他们的体质具有生机蓬勃的特点，所以必须参加各种体育项目，即多进行运动训练。

(2) 中年：体质开始下降，健康开始出现问题，如亚健康、慢性病迅猛增加。多进行体质锻炼可以帮助改善体质。

(3) 老年：所有的脏器功能低下、日趋衰老，应该开始进行慢性病防治及康复，即多开展功能锻炼。

人到老年时，身体功能全面衰退，如代谢功能衰退——糖尿病等；骨骼关节功能衰退——骨性关节炎等；神经系统功能衰退——帕金森及阿尔茨海默病等（图 4-3）。

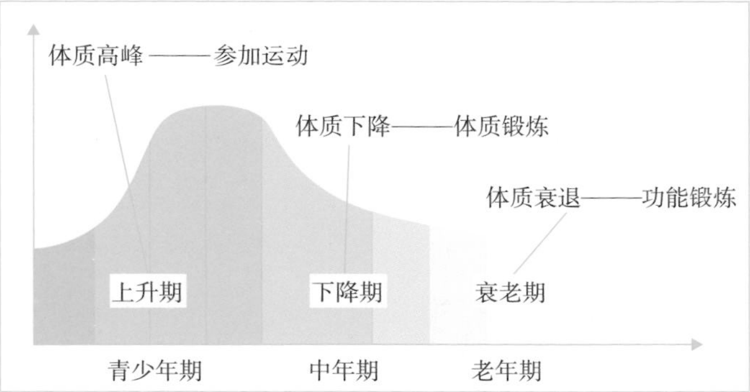

图 4-3　**各年龄段体质的变化**

4. 健身与身体素质

身体素质是一个人体质强弱的外在表现，是指人体在活动中所表现出来的力量、速度、耐力、灵敏、柔韧等运动能力。而对于我们普通人来说增强基础身体素质，绝不是像运动员那样是为了运动成绩，而是为了健康。

(1) 力量：近年医学领域研究中“肌少症”已是一个前沿的课题。人力量的大与小、肌肉的多与少一定与肌肉的工作能力有关。而肌肉的工作不仅是通过收缩放松的过程完成肢体动作和发力，还参与骨骼发育构建，并在血液循环及淋巴系统的流程中起到了助力的作用，人的神经系统的优秀与否与其密切相关，还有代谢功能等方面都与肌肉有关。

关注“肌肉质量”应该从通过有效的肌肉力量训练中获得；肌肉力量训练内容：大肌群力量、小肌群的力量训练；绝对的力量和相对力量训练；快速力量和肌肉耐力训练等。肌肉力量训练包括：徒手力量训练（如俯卧撑、仰俯起坐、扎马步等）；器械力量训练（杠铃、哑铃、配重器械等）；利用单双杠、皮筋、拉力带等方式的肌肉训练法。肌肉力量训练是骨骼关节疼痛及损伤的重要康复方法，也是控制体重减肥及代谢性疾病控制和辅助治疗方法。

(2) 速度：有一个“五快”是标志老年人健康的提法：说得快、走得快、睡得快、便得快、吃得快。我们不辨其对错，但“快”可以看出一个人的身体状态。如一个人参加乒乓球训练，不只是手臂挥拍速度，脚步的移动速度会提高，而视觉反应、神经系统控制速度都会大大提高。这个结果会对扼制我们神经退化起到至关重要的作用，目前医学界都在关注运动训练对帕金森和阿尔茨海默病的治疗作用。

(3) 耐力："有氧运动能力"是指在竞技运动中的"耐力素质"。目前有氧运动能力被医学证明是一个人重要的生命体征，如果有氧运动能力没有或者低下，心脏方面的问题一定是跑不掉的。在竞技体育中的中长跑项目、游泳、自行车、滑冰滑雪等都需要依赖心肺功能，主要源于耐力素质训练。而从人的生命健康的角度上进行个体化的有氧运动健身（耐力训练），对降低心脏病的发病率和防止心脏意外有着重要的作用。

(4) 灵敏："灵敏能力"是一个运动员在力量、速度素质综合表现能力。而对我们普通人来说是防止意外的能力。

(5) 柔韧：柔韧的意思是柔软而有韧性。柔韧性不仅是肌肉的伸展幅度，还是骨关节的灵活性的关键。增强柔韧性对防止关节性疾病的意义更大。运动员在这五项素质训练中得以全面地提高，而从健身方面来讲也是一样的重要。

5. 健身与运动项目

健身运动可以采用各种徒手练习，如各种徒手健美操、韵律操、形体操以及各种自抗力动作。也可以采用各种不同的运动器械进行各种练习，如哑铃、杠铃、壶铃等举重器械，单杠、双杠、绳、杆等体操器械，以及弹簧拉力器、滑轮拉力器、橡筋带和各种特制的综合力量练习架等力量训练器械，还有功率自行车、台阶器、平跑机、划船器等有氧训练器材等。

6. 健身与锻炼效果

健身负荷适宜的评价。

(1) 主观感觉精神饱满，体力充沛，倍感舒服。

(2) 排汗量可达微汗或中等程度的出汗。

(3) 情绪上会让人产生愉快感。

(4) 食欲旺盛，食量增加。

(5) 睡眠状况良好，睡得很沉，较少做梦，觉醒后感到精力充沛。

(6) 工作效率和生活能力提高。

(7) 形态指标有明显改变。

(8) 呼吸、循环功能优秀。

7. 健身与锻炼时间

研究发现，高强度运动可在餐后 2 小时进行；中度运动应该安排在餐后 1 小时进行；轻度运动则在饭后半小时进行最合理。据此可以推出几个最优运动时间段。

(1) 早晨时段：晨起至早餐前。

(2) 上午时段：早餐后 2 小时至午餐前。

(3) 下午时段：午餐后 2 小时至晚餐前。

(4) 晚间时段：晚餐后 2 小时至睡前。

此外，人体在下午 16:00—19:00 体内激素的活性也处于良好状态，身体适应能力和神经的敏感性也最好。所以，专家提倡傍晚健身锻炼，但在晚间时段，要注意运动强度，否则强度过高会使交感神经兴奋，妨碍入睡。

8. 健身注意事项

健身时应注意：① 要选择适宜的健身项目锻炼；② 健身锻炼要循序渐进；③ 健身锻炼要持之以恒；④ 要按健身运动处方进行锻炼；⑤ 健身过程中加强医务监督。

（赵之心）

三、实施控烟行动科普要点

中国是世界上最大的烟草生产国和消费国。2015 年，中国生产了全世界 44% 的卷烟。中国同时也是世界上最大的烟草受害国。每年死于烟草相关疾病者达到了 250 万人，而使用烟草导致的残疾远远超过这个数据。2018 年全国烟草流行调查：成人吸烟率为 26.6%，其中男性为 50.5%，女性 2.1%。中国居民每年因为慢性非传染性疾病死亡占总死亡 87.8%，导致慢性病的第一位原因是高血压，第二位就是烟草使用。男性人群烟草归因分数一直在上升，从 1990 年的 12% 上升至 20%，在过去的 15 年间，随着开始吸烟年龄的提前，吸烟量增加，中国男性吸烟者死亡的风险比例增加了一倍。20 岁前开始吸烟的城市男性死亡率已经超过不吸烟者两倍。据《2015 年中国癌症统计》报道，2015 年肿瘤新发病例达到 429 万，癌症死亡 281 万。即使按总死亡的归因危险（20%）估算，中国有 1/5（即 56.2 万）的肿瘤归因于烟草使用。2000 年中国归因于吸烟的死亡达到 100 万人，2013 年已经到达 159.33 万，烟草使用已经成为人民群众生命健康的不可承受之重。

《"健康中国 2030"规划纲要》中明确指出要全面推进我国控烟履约进程，加大控烟力度，运用价格、税收、法律等手段提高控烟成效。深入开展控烟宣传教育。积极推进无烟环境建设，强化公共场所控烟监督执法。推进公共场所禁烟工作，逐步实现室内公共场所全面禁烟。领导干部要带头在公共场所禁烟，将党政机关建成无烟机关。强化戒烟服务。到 2030 年 15 岁以上人群吸烟率降低到 20%。为了实现《"健康中国 2030"规划纲要》，在 2019 年 7 月，国务院印发了《关于实施健康中国行动的意见》，提出将开展 15 项重大专项行动，其中控烟专项包括："鼓励领导干部、医务人员和教师发挥控烟引领作用，把各级党政机关建设成无烟机关，在全国范围内实现室内公共场所、室内工作场所和公共交通工具全面禁烟；将违反有关法律法规向未成年人出售烟草的商家、发布烟草广告的企业和商家、纳入社会诚信体系'黑名单'，依法依规实施联合惩戒。研究利用税收、价格调节等综合手段，提高控烟成效。完善卷烟包装烟草危害警示内容和形式。提倡个人戒烟越早越好，什么时候都不晚；创建无烟家庭，保护家人免受二手烟的危害；鼓励企业、单位出台室内全面无烟政策、为员工营造无烟环境，为吸烟员工戒烟提供必要的帮助。到 2020 年和 2030 年，全面无烟法规保护人口比例分别达到 30% 及以上和 80% 及以上。到 2022 年和 2030 年，15 岁以上人群吸烟率分别低于 24.5% 和 20%。"

（一）烟草导致健康危害的基本知识

1. 烟草烟雾成分

主流烟，或称为“一手烟”，是吸烟者从燃烧的卷烟中直接吸入的烟草烟雾，是由烟草在600℃～900℃下燃烧产生的；产生的烟雾是一种以氮、氧、一氧化碳和二氧化碳为主要成分的液体颗粒气溶胶，烟草烟雾中，已发现7000余种化学成分。烟草烟雾汇总主要的有害成分包括69种致癌物（如稠环芳香烃类、N-亚硝基胺类、芳香胺类、甲醛、1,3-丁二烯等），有200余种有毒有害物质（如一氧化碳、一氧化氮、硫化氢、氨及具有很强成瘾性的尼古丁等）。

侧流烟的燃烧温度在400℃～600℃，它是卷烟燃烧端在非吸烟间隙所产生的烟草烟雾。“二手烟”或环境烟是由侧流烟（85%）和呼出的主流烟（15%）共同构成的混合烟草烟雾。研究表明，“二手烟”与主动吸烟者吸入的主流烟草烟雾相比，其化学成分及各成分浓度有所不同，一些对人体有严重危害的化学成分中的含量要远远高于主流烟草烟雾。美国环保署和国际癌症研究署已将烟草烟雾确定为人类A类致癌物。

吸烟可以导致各种癌症包括：肺癌、口腔癌、鼻咽癌、喉癌、食管癌、肝癌、胰腺癌、肾癌、膀胱癌、宫颈癌、结直肠癌、前列腺癌、卵巢癌及乳腺癌等。吸烟者吸烟量越大、吸烟年限越长、开始吸烟年龄越小，癌症的发病风险越高。吸烟对人体的健康危害是一个长期、慢性的过程：①吸烟可以导致慢性阻塞性肺部疾病，女性吸烟者患慢性阻塞性肺部疾病的风险高于男性；② 导致青少年发生哮喘，增加呼吸道感染的发病风险，增加感染结核的风险；③ 导致冠心病、脑卒中、外周动脉疾病甚至截肢、2 型糖尿病；④ 导致女性受孕概率降低，妇女在妊娠期可以导致前置胎盘、胎盘早剥、胎儿生长受限和新生儿低出生体重，母亲在妊娠期间吸烟还可导致儿童发生身体、智力发育迟缓；⑤ 导致男性勃起功能障碍，男性精液和精子质量降低；⑥ 导致绝经后女性发生骨密度降低；⑦ 导致牙周炎；⑧ 导致痴呆，痴呆是一种由大脑病变引起的神经疾病，会影响患者的记忆、思考、行为以及日常生活能力；⑨ 导致核性白内障、失明；⑩ 导致因病缺勤及医疗费用增加、导致手术后伤口愈合不良，增加手术后呼吸系统并发症的风险。

“二手烟”对公众健康的威胁还在于其没有安全暴露水平。每燃烧一支卷烟，就可释放含有 180ng 苯并芘的烟雾。这在一个 30m^3 容积的房间就可以形成 6ng/m^3 的浓度，是卫生标准（1ng/m^3）的 6 倍。如果要将其稀释到容许浓度，就得把房间内 30m^3 的空气每小时更换 5 ～ 6 次，而目前常用的中央空调和普通空调均没有过滤清除苯并芘的功能，一旦烟草烟雾在室内形成就很难加以清除。美国通风问题权威机构——美国采暖、通风、空调工程师学会已经表明，不能依靠通风技术来控制“二手烟”暴露的健康风险。如果只是在同一建筑物内设立吸烟区，暖气、通风和空调系统的正常运行，会把“二手烟”雾传送到整个建筑物的每个角落。

有充分证据表明长期遭受“二手烟”暴露可以导致肺癌、鼻窦癌、乳腺癌、宫颈癌，可以导致婴儿猝死综合征。长期暴露在“二手烟”中的孩子发生注意力缺陷、多动症、学习能力障碍等风险是无暴露孩子的 1.5 倍；长期暴露在“二手烟”中的孩子阅读、数学和拼图测验得分比无暴露的孩子低，且暴露烟量越大，得分越低。“二手烟”伤害每一个人，特别是青少年。因为呼吸频率高，吸入的“二手烟”相对更多；且他们的身体处在生长发育中，“二手烟”对孩子的危害比成人大许多。

“三手烟”被定义为附着在室内物体表面，如墙壁、家具和灰尘颗粒上的残留烟草烟雾，以及从这些“三手烟”附着污染的物体表面上重新释放出来的气体和悬浮颗粒。“三手烟”还包括了停止吸烟后，物体表面残留烟雾化合物与室内空气中化合物反应产生的新污染物。因此，“三手烟”的特征可总结为 4 个“R”：resorption（吸附）、re-emit（重释）、resuspension（重新悬浮）和 reaction（化学反应）。“三手烟”来自“二手烟”，但它们又有很多区别。“二手烟”的主要成分为气相中的化合物，而“三手烟”主要由吸附残留在物体表面和灰尘颗粒中的“二手烟”化合物组成。目前已知的“三手烟”化学成分包括尼古丁、可替宁、3- 乙烯基吡啶、甲酚、萘、多环芳烃、甲醛、烟草特有亚硝胺，以及最近报道的许多可以吸入的挥发性有机化合物，包括乙腈、喃类、苯、丙酮和甲苯等。“三手烟”经化学转化可以生成新的有毒物，如尼古丁和室内环境常见污染物亚硝酸反应生成烟草特有亚硝胺。因此，随着时间的推移，“三手烟”的危害可能愈加严重。

警惕“三手烟”对健康的危害：香烟燃烧后，室内空气中的有害物质不会在短时间内消散，烟民的皮肤、毛发和衣服上，房间的窗帘、被罩和地毯上，家居家具上沉落的烟草烟气残留物，形成了室内“三手烟”，“三手烟”也会对健康构成危害，特别是正在健康发育的婴幼儿、患有呼吸系统疾病的中老年人和孕妇。在日常生活中，如果您乘坐了烟民刚刚下车的出租车，入住了烟民刚刚退房的酒店客房，走进了烟民刚刚散去的餐厅包间，其实您都在吸食“三手烟”。如果能够在室内闻到烟味，室内的 PM2.5 就已经至少超标一倍了！

2. 吸烟成瘾原因

烟草中导致烟草依赖的物质是尼古丁，故烟草依赖又称为“尼古丁依赖”。尼古丁是一种对昆虫具有神经毒性的物质，可以保护烟草在生长中免受昆虫啮食。同时尼古丁也是一种具有精神活性的物质，使用后可使部分人产生“欣快”感，并可暂时改善一些工作表现和认知力、延长注意力集中时间、减轻焦虑和抑郁不良情绪。但是尼古丁具有高度成瘾性，与其他成瘾物质类似，如海洛因和可卡因。研究显示，尼古丁的成瘾性仅次于海洛因和可卡因，超过了常见的冰毒、大麻和酒精。

吸烟是摄入尼古丁并产生器官精神性活性效应的特别有效的方式。尼古丁呈脂溶性，被吸入肺部后能够迅速透过肺泡膜进入肺毛细血管，并在数秒内达到中枢神经系统，作用于脑内尼古丁受体。尼古丁半衰期很短，很快血液中尼古丁水平下降，吸烟者就会出现吸烟的渴望，最终变成冲动，开始吸烟。

（二）控制吸烟的措施

包括防止青少年吸烟和帮助吸烟者戒烟，是人群疾病预防和个体保健最重要与可行的措施。大量研究证据表明，戒烟可降低或消除吸烟导致的健康危害。任何人在任何年龄戒烟均可获益，且戒烟越早、持续时间越长，健康获益就越大。应使广大公众及吸烟者深刻认识吸烟与“二手烟”暴露对健康的危，促使人们努力创建家庭、单位和社会的无烟环境，并鼓励吸烟者积极尝试戒烟。

戒烟意愿是吸烟者本人成功戒烟的基础。然而，对于大部分吸烟者，尤其是已经罹患烟草依赖的吸烟者，戒烟是困难的，需要医护人员的专业化戒烟干预。有效的专业化戒烟干预能够强化吸烟者戒烟的信心和决心，帮助缓解吸烟者的戒断症状，解决戒烟过程中的问题，并将健康教育贯穿戒烟干预的全过程，从而提高戒烟的成功率。

1. 暂时没有戒烟意愿的吸烟者

对于暂时没有戒烟意愿的吸烟者采取“5R”干预措施增强其戒烟意识和动机。“5R”干预措施主要包括以下五点。

(1) 相关（relevance）：使吸烟者认识到戒烟与其自身和家人的健康密切相关。

(2) 危害（risk）：使吸烟者认识到吸烟的严重健康危害。

(3) 益处（rewards）：使吸烟者认识到戒烟的健康益处。

(4) 障碍（roacbloks）：使吸烟者知晓和预估戒烟过程中可能会遇到的问题和障碍。同时，让他们了解现有的戒烟干预方法 (咨询和药物) 可以帮助他们克服这些障碍。

(5) 反复（repetition）：反复对吸烟者进行上述戒烟动机干预。

医生要首先了解吸烟者的感受和想法，把握其心理。医生应对吸烟者进行引导，强调吸烟的健康危害、戒烟的目的和意义，解除其犹豫心理，使之产生强烈的戒烟愿望并付诸行动。

2. 愿意戒烟的吸烟者

对于愿意戒烟的吸烟者采取“5A”戒烟干预方案，“5A”干预方案包括以下几个方面。

(1) 询问（ask）：记录所有就医者的吸烟情况。

(2) 建议（advise）：所有吸烟者必须戒烟。

(3) 评估（assess）：吸烟者的戒烟意愿。

(4) 提供戒烟帮助（assist）：向吸烟者提供实用的戒烟咨询。向吸烟者提供戒烟资料，介绍戒烟热线：400-888-5531；卫生热线 12320。推荐有戒烟意愿的吸烟者使用戒烟药物。

实用的戒烟咨询：① 戒烟应彻底，不要在戒烟后尝试吸烟，即使是一口烟；② 戒烟经验，帮助吸烟者回忆、总结之前戒烟尝试中的成功经验与失败原因；在过去戒烟经验的基础上进行本次戒烟；帮助吸烟者制订戒烟计划：设定戒烟日，应在 2 周之内开始戒烟；告诉家人、朋友、同事自己已决定戒烟，取得他们的理解和支持；预见在戒烟过程中，特别是在戒烟最初的几周内可能出现的问题或困难，如尼古丁戒断症状等；处理掉身边与吸烟有关的全部物品，在戒烟日前实现家中与办公室（桌）无烟；③ 控制吸烟欲望，改变与吸烟密切相关的生活行为习惯，如改变清晨的行为顺序，先洗漱、吃饭，再上卫生间等；用一些补偿行为代替吸烟，如饮水、咀嚼无糖口香糖等；④ 分析戒烟中可能遇到的问题，如应对戒断症状、避免吸烟诱惑、改变生活习惯等；⑤ 处理戒断症状，针对吸烟者的主诉可以采取相应措施。

(5) 安排（arrange）随访：吸烟者开始戒烟后，应安排随访至少 6 个月，6 个月内随访次数不宜少于 6 次。随访的形式可以是要求戒烟者到戒烟门诊复诊或通过电话了解其戒烟情况。对于已戒烟者采取措施防止复吸。复吸多发生在戒烟后较短的时间内，新近戒烟者面临较高的复吸风险，但戒烟数月甚至数年后仍可发生复吸。

（三）宣传《烟草控制框架公约》

为了更好地帮助各缔约国履行《烟草控制框架公约》，从减少烟草需求方面达到控制吸烟的目标，世界卫生组织发布了《2008 年世界卫生组织全球烟草流行报告》，其中提及了“MPOWER 控烟系列政策”，该政策是六项最有效的控烟政策英文开头字母的简称，世界卫生组织明确指出实施这六项烟草控制策略能够有效地遏制烟草流行。抑制烟草需求的综合措施 MPOWER 政策：① M（monitor tobacco use and prevention policies），即监测烟草使用与预防政策；② P（protect people from tobacco smoke），即保护人们免受烟草烟雾危害；③ O（offer help to quit tobacco use），即提供戒烟帮助；④ W（warn about the dangers of tobacco），即警示烟草危害；⑤ E（enforce bans on tobacco advertising, promotion and sponsorship），即禁止烟草广告、促销和赞助；⑥ R（raise taxes on tobacco），即提高烟税。

（四）建议长期吸烟者定期肺癌筛查

肺癌筛查是在肺癌高危人群或普通人群中及早发现肺癌患者尤其是早期患者。某些无临床症状，或处于原位癌或为 I 期患者，在肺癌筛查中可以早期发现，再做进一步检查确诊后进行早期治疗。一般来说，早期肺癌患者的治愈率较高，5 年生存率可达 80% 以上。

肺癌高危人群的界定可根据个体吸烟史（≥ 20 包 / 年）、本地区肺癌的发病年龄分布情况、本地除吸烟外其他重要危险因素来确定。

目前常用胸部低剂量螺旋 CT 检查，该项检查无创、安全、无痛苦，扫描的剂量低于常规 CT 检查的剂量，不会给受检者带来不适。对肺部进行低剂量螺旋 CT 检查可发现早期和微小的肺部病变，并通过进一步检查有利于早期肺癌的确诊。需要临床干预者应进入临床诊疗路径，不需要临床干预者或 CT 检查阴性者每年仍需进行胸部低剂量螺旋 CT 检查。

（支修益）

四、心理健康促进科普要点

改革开放41年来，我国社会、经济快速发展，人民的物质生活得到了极大改善，饥饿、营养不良、传染病等与贫穷为伍的“难兄难弟”随着我国全面进入小康社会的步伐逐渐退出普通大众的日常生活。高血压、冠心病、糖尿病等具有“高富衰”特质的慢性病逐渐成为我国社会疾病谱的主角，同时，焦虑、抑郁、失眠等带有“小清新”特色的心理问题逐渐成为普罗大众茶余饭后的谈资，似乎不得个抑郁，整个焦虑啥的就会被人认为混得不好，因为好多混得好的人都“抑郁”了，你不抑郁点就有一种没混好，或者活得不深刻，过得太随意的感觉。于是乎心理问题似乎就成了某种带有时尚甚至“高大尚”特征的问题，可以在大街小巷被轻松谈论。如果您真这么以为，那显然是您想多了，事实上，心理健康问题在大众中的认识还主要停留在以心理问题，尤其是变态心理为看点的电影主人公的心理问题的认知上。人们对心理问题的讨论基本上还是围绕“某某家的某某”展开，而很少有人在多于两人的情况下谈论自己的心理健康问题。对自己或家人的心理问题讳莫如深是大家最常见的做法，即使存在严重的心理健康困扰，不得不去求医时，第一选择也是到综合医院的神经内科或心理科，因为这样可以巧妙而较少心理负担地回答友好或好奇人士提出的“你怎么了”之类的问题。而一旦你去某个精神卫生医院就诊，万一被熟人看见或被问起“你怎么了”之类的问题，就需要很技巧的回答了，但事实上，即使你如实回答了“睡不好，神经衰弱”之类，提问人的心理或眼神也会告诉你，他更相信你得了不可描述的“精神病”，而不是什么心情不好或睡不着觉。这就是我们周围大部分普通百姓对心理健康的看法和做法，要改变这种具有“难治性”特点的对心理障碍或疾病的认知，健康科普，尤其是高效、易懂、能入戏的健康科普是我们每一个医务工作者的责任和义务。

（一）何谓心理健康

什么是心理健康，目前并没有一个被广泛认可的可量化的标准，虽然有各种关于心理健康的量表可用于评测人们在心理的某些方面是否存在异常，比如是否存在抑郁情绪等，但由于人类的心理活动极其复杂，包含了认知、情绪、意志、行为等多个方面，每个方面又包含多个维度，比如认知就包含注意、记忆、反应速度、言语、执行功能等多个维度。因此，目前并无任何一个指标像血压、血糖值一样可精确测量人们的心理健康水平。加之大部分心理活动具有很强的个性和主观性，用一个具体的数字去量化不同人的心理状态是否健康是极具挑战的，几乎是不可能完成的。因此，对于心理健康，目前大多采用操作性的定义，即如果一个个体能较好地适应环境，具有相对健全的人格特征，且认知、情绪反应、意志行为处于较积极的状态，并能保持良好的情绪调节能力，较好地胜任社会角色，即可称为心理健康。心理健康的个体在日常生活中，能够正确认识自我，自觉控制自己，正确对待外界的事件对自我心理的影响，从而使自己的心理状态保持平衡协调。

当然，我们说心理健康是一个相对的概念，不是绝对健康，就像没有一个身体绝对健康的人一样，也没有一个心理绝对健康的个体。而且由于个体的心理状态会随环境，尤其是个体所处的人际环境和物理环境的变化而变化。因此，心理健康在时间维度上也是相对的，即使某个个体在相当长一段时间内心理都非常健康，但一旦遇到了让他（她）无法释怀，短期内无法解决的痛苦事件，这种心理健康平衡可能也会被打破，由健康转向不健康甚至心理疾病状态。因此，我们说一个人心理健康是具有一定时间期限的，是在特定时间特定环境下的一种心理平衡，适应良好的状态。

（二）心理不健康的定义及精神、心理障碍的诊断

同心理健康定义的困难和不确定一样，对心理不健康的判断有时像对艺术的评价一样，具有一定的主观性。当然，这个比喻也许不恰当，在此举例只是为了让大家更好地理解对心理不健康进行判断有时候是件十分困难的事。因为有些情况下，我们的确很难对某个人的心理活动进行明确、可量化地进行评估，只能根据描述性的现象学诊断标准，对患者进行最可能的疾病诊断。虽然随着精神医学和心理学的发展，经过严格培训的精神科医生能对绝大部分精神疾病患者或心理健康有严重问题者进行明确的诊断，但对于一些心理症状复杂多变的非典型个体，要给予明确诊断是一件十分棘手的事。不过这种情况与疑难躯体疾病的诊断一样，是在专业上可接受的实际困难，也是当今医学发展的现状。

虽然缺乏客观、可量化的诊断和评价指标，但对心理不健康的判断对精神卫生和心理专业人员而言，并不十分困难。当然，对那些存在显著心理异常，表现出外化的异于常人的心理、行为问题，如言语紊乱、行为怪异等严重精神疾病患者的判断，普通大众都能知道“这人不正常”，更何况受过专业训练的精神卫生人员。而对“隐藏”于我们中间存在各种各样心理困惑、甚至心理问题的大多数“正常人”，我们如何判断其心理是否健康，就需要经过系统、专业的训练，才能发现、识别其心理健康问题，并予以相应干预。那么，从精神卫生专业的角度，我们是如何发现一个人是否存在心理问题甚至是精神障碍呢？总结起来，主要依据以下四个方面。

一是症状。有心理问题者表现出来的“症状”非常多样，但大体上可以分为两大类，第一类是超出我们普通人理解范围的几乎人人都能发现的异常，比如有人斩钉截铁地告诉你说他（她）是世界首富，他（她）就是宇宙的主宰，全世界的人都是他（她）的臣民；有人会非常小心地对你说，孙悟空变成了一只飞虫钻到了他的肚子里，有人会在三伏天穿着棉袄像大侠一样在街上行走。对于这些几乎不会在我们普通人身上出现的异常言行，只要思维正常的普通人几乎都能发现，这些症状对心理异常或疾病状态的判断很有帮助，一旦出现这类表现，基本上就可以大致判断其有严重的精神问题，需要在专业精神卫生机构接受诊治。第二类是我们可以理解的一些“症状”，比如心情不好。相信绝大部分人都有过心情低落，兴趣减低，对什么都不感兴趣的时候，也有过烦躁不安、想发脾气的冲动，如何区分这些情绪、行为是正常的还是异常的，是有病还是有事儿？这就需要通过专业的分析来给出明确的判断，比如需要评估这些症状的严重程度，持续时间，是否给患者带来了明显的功能损害等。

二是时间。如上所述，几乎我们每个人都有过低落、烦闷、甚至失眠的情况，但最终被明确诊断为精神障碍的患者毕竟是少数。虽然 2019 年发表的一项全国性精神障碍流调的结果显示，我国成人情感障碍的患病率达 7.4%，焦虑障碍的患病率 6.1%，精神病性障碍的患病率 0.9%，但绝大部分人总体上还是处于心理正常状态的。这种心理症状和心理障碍发生率之间的不匹配，主要是因为心理症状需要持续足够的时间，才能被诊断为精神障碍，没有时间维度做支撑的精神、心理症状是不能诊断为精神障碍或心理健康问题的。比如只有抑郁情绪持续 2 周以上才考虑抑郁症的诊断，不可理解的怪异言行持续 6 个月以上才会考虑精神分裂症，烦躁不安至少持续半年以上才有可能被诊断为焦虑障碍。因此，短暂、不持续的心理异常表现是不足以诊断精神障碍的。

三是严重程度。除了持续足够的症状外，心理健康问题对当事人日常工作、生活带来的困扰程度是判断个体是否有问题，以及问题有多严重的重要标准。当然，这个严重程度的判断主要还是基于患者自己的主诉和家属的叙述，也几乎无法定量，只能做出定性和分级判断。虽然不能进行定量判断，但是否存在功能受损，比如是否因为心理症状导致学习成绩急剧下降、工作业绩变差，甚至不能胜任日常工作，生活自理能力受损，人际交往能力下降等对判断一个人是否存在精神心理问题，以及心理问题有多严重，治疗有多困难、疾病预后等具有重要价值，有时甚至比症状本身更重要。因此，在判断一个人是否存在心理问题时，除了需要评估其心理症状，比如情绪问题外，还需要询问其实际的工作、学习、生活、人际交往状态。

四是排除标准。如果一个人心理问题持续了足够长时间，也严重影响了他（她）的各种社会功能，我们是不是就可以明确诊断其患有心理障碍了呢？虽然日常情况下这样做十之八九不会出错，但“万一”我们看到的这些问题并不主要由于心理出了问题，而是生理问题导致的心理问题呢？那就会出现误诊甚至是重大医疗差错。因为我们身体的每个器官如果出了严重的问题几乎都有可能导致精神、心理症状的出现，尤其是大脑出现了器质性问题，如脑炎等很有可能出现精神、心理问题，比如胡言乱语、情绪低落等。因此，对躯体问题的排查对心理问题的确诊也是非常必要的，尤其是那些急性发病的精神、心理问题尤其需要注意排除躯体疾病的可能，而且由于精神问题的出现常常会掩盖躯体主诉，导致躯体疾病常见的症状、体征不明显，比如疼痛感下降，对躯体不适描述不清，从而贻误躯体疾病的诊治。

此外，心理问题除了直接表现出认知、情绪、行为等症状外，还有可能表现出躯体问题，而且患者有可能只有躯体主诉，而较少甚至缺乏心理不适表现。这种情况常见于各大综合医院反复就诊的“常客”，他（她）们常常有众多躯体不适主诉，比如头痛、头晕、心慌、血压高等，但反复检查并无发现与其主诉匹配的各种躯体疾病问题，且采用常规的针对躯体症状的治疗效果并不好。众多研究表明，综合医院神经内科、消化科、心内科、呼吸科、内分泌科等科室的患者中，有 15% ～ 20% 的患者的躯体症状主要是心理问题，如焦虑、抑郁等情绪障碍导致，躯体问题并不是患者各种不适主诉的主因，因此，针对这部分患者若采用系统的抗焦虑、抑郁治疗，常常能取得良好，甚至是奇特的效果。

（三）如何促进心理健康

通常心理健康促进可以分成两大类方法，一类是刚需人群，即严重心理障碍人群的治疗和康复，一类是一般心理问题或心理亚健康人群的心理健康促进。

1. 严重心理障碍的治疗或康复

这里的严重心理障碍主要指精神分裂症、双相障碍等重性精神疾病的治疗。由于这类精神疾病的发生与大脑发育有关，神经递质功能异常在疾病发生中具有重要作用，因此，其治疗与一般躯体疾病的治疗类似，主要以药物治疗为主，辅以物理治疗，如电痉挛治疗和经颅磁刺激治疗等，心理咨询和心理治疗主要在疾病的康复期起辅助作用，以预防复发，减少精神残疾的发生。

在这类患者的药物治疗中，主要有四大类药。第一类是抗精神病药物，主要用于精神分裂症等疾病的治疗，其靶症状是幻觉、妄想、冲动兴奋等阳性症状和淡漠、衰退等部分阴性症状。第二类是抗抑郁药，主要用于改善抑郁及焦虑症状。第三类是心境稳定剂，用于双相障碍的治疗。第四类是抗焦虑及睡眠类药物，主要用于改善患者的焦虑和睡眠问题。这四类药物中，前三类基本上都需要长期服用，即使首次发作的患者最短也需要半年到一年的服药时间，而复发的患者至少需要 2 年甚至长期服用。因此，在临床用药中，要高度重视药物不良反应，根据患者的个体情况选择疗效明确，不良反应较小的药物。在这四类药物中，以第一类药物的不良反应最明显，最常见的药物不良反应主要有两大类，一类是锥体外系不良反应，以肌张力高、手抖，面部表情僵硬为主要表现，另一类是代谢综合征类不良反应，以肥胖为最常见表现，也是很多年轻女性不愿服用这类药物的最主要原因。

除药物治疗外，以电痉挛治疗和重复经颅磁刺激治疗为代表的物理治疗目前也常用于严重精神障碍的急性期治疗，其中电痉挛治疗治疗因其显著的疗效而使用超过半个世纪，近 20 年来，重复经颅磁刺激技术因其在抑郁症、精神分裂症幻听方面的明确疗效而逐渐应用于精神科临床治疗。

2. 一般心理健康问题如何促进

除严重精神障碍外，一般心理健康问题如轻度焦虑、抑郁和睡眠问题等可以通过心理咨询或心理治疗得到显著改善，甚至痊愈。目前心理治疗方法众多，从精神分析、认知行为、积极心理到正念冥想等都在临床治疗中广泛应用。但从循证和可操作层面来看，循证基础最好、最易于学习和推广的心理治疗技术是认知行为治疗（cognitive behavior therapy，CBT），其核心理念是我们的情绪和行为问题，主要源于对人或事物的看法出了问题，通过改变给我们情绪带来困扰的事情的看法，就能改善我们的情绪和行为。比如人为什么会抑郁，主要是因为对很多事情的看法太过负面，遇到事情会本能地往坏的方面想，结果导致情绪受到负面看法的影响，而变得郁闷，时间久了就发展成了抑郁。因此，要治疗抑郁，首先要改善负面看法，改变不良的、固定的负性思维习惯，养成积极的、灵活的思考方法。由于 CBT 在治疗方法上的结构化和相对标准化，是最适合进行计算机化的心理治疗方法，目前通过计算机程序和互联网实施的计算机化或数字化 CBT 治疗逐渐成为一般情绪问题的基本治疗方案，逐步在临床应用。大量研究表明，计算机化或网络化的 CBT 能显著改善轻中度抑郁、焦虑患者的情绪问题，并具有良好的预防复发的作用，其在预防复发方面的效果甚至优于药物治疗。

（谭淑平）

五、女性健康促进科普要点

女性健康一般特指女性生殖系统的健康。女性生殖系统涉及的器官较多，连成一体但又相对独立，而且不同年龄阶段的女性面临的健康问题显然不同。因此在进行与妇产科疾病相关的健康科普时，在从空间上介绍女性生殖器官引入相关的疾病防治措施后，可以再从年龄段来总结归类不同年龄段面临的常见健康问题及防控对策，最后可从与妇产科疾病相关的四大关键症状“血、带、痛、块”等症状来提醒女性出现这些症状时需要及时就医。建议将与怀孕分娩直接相关的产科问题与普通妇科问题、妇科肿瘤问题、妇科内分泌问题分开科普，但妇科与产科问题之间的联系也是需要科普的内容。

（一）以器官为单位普及女性健康相关知识

女性的生殖器官分为内生殖器官和外生殖器官，从健康科普的角度，推荐以子宫为中心，依次讲述子宫及其上游器官（输卵管和卵巢）和下游器官（阴道和外阴）常见的、重要的健康问题。

1. 子宫

为了便于理解，可以将子宫比喻成一间房子，宫腔就是房间，其内壁有一层膜，为子宫内膜，是供胎儿生长发育的场所，也是女性月经的源头。构成房间“墙壁”的是一层平滑肌组织，称为子宫肌层。

(1) 子宫内膜：对于子宫内膜健康的关注，主要是观察月经情况。特别是围绝经期妇女，如果发生异常阴道出血，一定要重视，不能轻易认为是更年期。在作出功能失调性子宫出血的诊断之前，要对子宫内膜有无病变作出判断。

可以通过超声检查来测量子宫内膜厚度，但不能单纯通过子宫内膜厚度来判断有无病变，对于有异常阴道出血的妇女，通过超声检查子宫内膜厚度的价值更大。而没有异常阴道出血的妇女，子宫内膜厚度检查的价值有限，避免过度治疗和引起不必要的恐慌。

如果超声检查提示子宫内膜异常，就需要做进一步的诊断性检查。最常用的方法或者说最有价值的操作就是诊断性刮宫，将刮出的子宫内膜组织送病理检查，过程与人工流产差不多。必要的时候，也可以做宫腔镜检查，能直接观察子宫内膜形态，并留取子宫内膜标本做病理检查。子宫内膜病变包括良性病变、癌前病变和子宫内膜癌等。谈到子宫内膜癌的时候，应该告诉公众一些有效的预防办法。

(2) 子宫肌层：最常见的疾病就是子宫肌瘤，它是女性生殖系统最常见的良性肿瘤，多数没有症状，部分患者会有月经多、白带多、腹痛、贫血，或者自己发现盆腔有包块，这通常提示子宫肌瘤的位置比较特殊（如黏膜下肌瘤）或者肌瘤体积较大，多半是需要处理的信号。定期的超声检查对于发现和监测子宫肌瘤很有价值。

并不是所有的子宫肌瘤都需要治疗，而且子宫肌瘤的治疗方法多有选择。例如，是完全切除子宫还是剔除肌瘤而保留子宫，除了肌瘤本身的情况外，患者的意愿很关键。需要提醒公众注意的是，所有针对子宫肌瘤的药物都是临时性的。

子宫肌瘤与怀孕的关系问题很复杂，子宫肌瘤患者能否怀孕、子宫肌瘤对怀孕分娩影响，哪些子宫肌瘤需要在怀孕之前处理等。要告诉公众子宫肌瘤虽然是良性肿瘤，但也有恶变的可能。恶变的征象包括短期内子宫肌瘤迅速长大，或者绝经后子宫肌瘤不缩小反而长大等。

另外，滋养细胞疾病也是需要科普的问题。

(3) 子宫颈：发生在宫颈上的病变可以很轻，无须治疗，也可以很重，如子宫颈癌。子宫颈癌筛查能降低子宫颈癌的发病率和死亡率，是宫颈癌的二级防控措施。要告知公众目前常用的宫颈癌筛查方法、筛查间隔和筛查起止年龄。介绍目前宫颈癌筛查的两种主要方法，即薄层液基细胞学检查和人乳头瘤病毒（human papilloma virus，HPV）检测。接种 HPV 疫苗是宫颈癌有效的一级防控措施。

宫颈糜烂是一个有争议的名词。需要告知公众，多数“宫颈糜烂”不是病，是宫颈的柱状上皮生理性移位。但是如果出现白带多、同房出血等症状也可以治疗。虽然“宫颈糜烂”这一疾病名称已经被废弃，但也不能轻视，因为有些表现为糜烂的病变，实际上是宫颈的癌前病变和宫颈癌的早期表现，此处可再次强调筛查的重要性。

2. 卵巢和输卵管

在生理方面，需要讲述卵巢的两大主要功能，即分泌性激素维持女性的生理功能和体态，以及存储和排出卵子。输卵管对拾取卵子、精子获能、卵子受精等起着重要作用。病理方面，需要讲述目前认为一部分卵巢癌是来源于输卵管的远端。这两部分生殖器官位置都很深，一般情况下很难被检查到。

需要注意卵巢的功能异常。异常子宫出血的原因可能是卵巢。卵巢功能逐渐衰退过程中会发生一些问题，即绝经过渡期症状，包括骨质疏松、心血管状态不稳定、生殖器官萎缩等，需要讲述性激素补充疗法的利弊。还要讲述卵巢早衰的问题，一般认为 40 岁之前的女性如果绝经，就要考虑卵巢早衰。另外，多囊卵巢综合征是女性的常见病，是一种需要长期管理的慢性病。子宫内膜异位症是育龄妇女的常见疾病。

还要注意卵巢形态结构发生异常。卵巢是发生肿瘤最多的人体器官，可以发生多种良恶性肿瘤。恶性卵巢肿瘤即卵巢癌的治疗仍不理想，筛查方法也不成熟。目前能做的就是定期体检，每年一次，包括妇科检查、超声检查以及抽血检查肿瘤标记物。如果有条件做这些检查，一些卵巢癌就可能被较早发现。鉴于目前认为输卵管末端是卵巢癌的来源之一，故对于因为种种原因需要切除子宫的妇女，即使保留卵巢，也建议切除输卵管，以减少卵巢癌的发生。

3. 外阴和阴道

阴道的最常见疾病是各种类型的阴道炎，如滴虫性阴道炎、霉菌性阴道炎、老年性阴道炎、细菌性阴道病等。一旦出现症状，建议到医院检查，对症下药。自己估摸着用药，有时会适得其反。阴道癌远比宫颈癌少见。

发生在外阴的疾病较多，但严重者比较少，最严重者为外阴癌。告诫女性尤其老年女性，当出现外阴健康问题后，不要因害羞或害怕麻烦而拖成大病。定期的妇科检查很关键。

（二）以年龄段为线索普及女性健康知识

从空间上进行科普后，可以从时间轴线上再次归纳科普要点。不同的年龄阶段面临不同的健康问题，需要关注的重点也不同。

1. 婴幼儿期

保健任务是由父母或者其他监护人来完成。婴幼儿期女孩的生殖器官疾病较为少见。父母或监护人需要注意观察女孩的外生殖器是否有炎症或其他异常，如幼女外阴阴道炎，可能是由于尿布不合适或者阴道异物。

对于婴幼儿时期的女孩，如果出现白带异常，同样需要做相关检查。如果出现血丝，就更要小心，有的时候可能是长期食用含有激素的食品，或者误服了妈妈所用的避孕药物所致。还要警惕是否存在幼女的生殖器肿瘤，如阴道的葡萄状肉瘤、特殊类型的子宫颈癌等。

2. 青春期

需要注意一些特殊的生理和心理问题。要建议父母在适当时候告诉女孩子关于月经的知识，帮助她们认识到月经是一种正常生理现象，不需要害羞和恐惧，还需要注意经期卫生。在适当时候进行有关性知识的教育，让她们懂得一些必要的保护措施，避免意外怀孕；注意性侵犯的情况；科普性发育异常的一些知识。

3. 育龄期

如何成功怀孕、如何平稳度过怀孕和分娩期，是科普的主要内容。包括流产、早产、常见的妊娠合并症（妊娠合并糖尿病、妊娠合并心脏病、妊娠合并肝炎、妊娠合并血液性疾病等）、临产先兆、产程简介、产后出血、产褥期保健和母乳喂养等。

除了生育相关的问题外，生育年龄妇女还会面临两种常见的良性疾病。一种是子宫肌瘤，另外一种就是子宫内膜异位症。生育年龄妇女或者性活跃期妇女的另外一个问题是宫颈癌前期病变，高危型人乳头瘤病毒是致病病毒，与性生活密切相关，健康性生活很重要。其次是定期进行宫颈癌筛查，及早发现病变并作相应处理。

4. 更年期和老年期

需要注意更年期相关问题，包括心理的和生理的问题。除此之外，这一阶段容易出现子宫内膜不典型增生和子宫内膜癌等问题。对于老年妇女，需要注意骨质疏松、老年性阴道炎、绝经后出血等问题。对于绝经后出血，一定不要轻视，要做相关检查排除或诊断子宫内膜恶性病变。对于以前有子宫肌瘤的妇女，也需要定期检查，如果发现子宫肌瘤比以前明显增大，需要注意恶变的问题。

老年妇女的另外两个重要问题是盆腔脏器脱垂和尿失禁，包括子宫脱垂、阴道前后壁膨出等。这是由于年龄的关系，导致盆底肌肉和其他支持结构松弛的结果。对于压力性尿失禁，有的可以非手术治疗，有的需要器械矫正，有的则需要手术。

另外，老年妇女患各种妇科恶性肿瘤机会增加了，对于老年妇女的盆腔包块，要特别重视。

（三）从“血、带、痛、块”四个方面普及女性健康知识

1. 血

血特指异常阴道出血。正常妇女的月经一般每 28 天左右一次，每次经期 3 ～ 7 天。至于周期，提前几天或推后几天都是可以的，只要规律就行。至于月经量，可多可少，只要没有少到怀不上孕、多到引起贫血都是可以接受的。如果月经不在上述范围内，就称为异常阴道出血，可能是健康出现问题的信号。绝经后阴道出血是十大癌症信号之一。

2. 带

带指阴道分泌物，即白带。正常白带是无色透明的液体，略带特殊体味，不同女性之间有差异。如果出现黄绿色脓性分泌物，要注意生殖道感染，包括淋病；如果出现泡沫样白带，要警惕滴虫性阴道炎；如果出现豆渣样白带或者奶酪样白带伴随剧烈外阴瘙痒，则需要考虑霉菌性阴道炎（正规名称为外阴阴道念珠菌病）；如果出现带有鱼腥味的白带，则要考虑细菌性阴道病；如果白带带血，要警惕子宫内膜病变、宫颈息肉、宫颈病变甚至宫颈癌的可能。

3. 痛

痛指女性的下腹痛、痛经和性交痛。原因很复杂，除了妇产科疾病之外，还有很多内科或外科的原因。除了盆腔炎症之外，需要警惕子宫内膜异位症，当然，恶性肿瘤晚期也会疼

痛。要告知公众，要重视疼痛，尤其是疼痛背后隐藏的疾病。如果能排除器质性疾病，女性无须忍痛。

4. 块

块指盆腔包块，包括良恶性肿瘤。发现任何盆腔包块，都需要重视，尤其是对于绝经后妇女和青春期前的女孩，不建议对持续存在的卵巢包块进行观察，而需明确诊断，及时处理。

（谭先杰）

六、儿童健康促进科普要点

由于儿童具有生长发育这一生理特征，因此，围绕生长发育做儿童健康促进科普是基础内容。此外，儿童期特有的、高发的疾病也是健康科普的重要内容。

（一）生长发育

儿童不是大人的缩小版，体量由小长大不仅仅是身高体重的增长，身体的长大是为生长；同时各个器官系统的功能也在不断地完善与成熟，是为发育。生长发育是体量的增长和功能成熟的过程，是量和质的共同发展，两者相互关联并相互促进。儿童只有不断地生长发育才能成为一个成熟的个体。

1. 生长发育规律

(1) 头尾规律：指的是头领先发育，四肢后发育。孩子越小，头占身体的比例越大；头领先发育代表大脑及神经系统领先发育。

(2) 连续性与阶段性：生长发育是一个连续的过程，在整个儿童时期不断进行，不会间断，不会停滞。但生长发育在各年龄阶段有一定的特点，生长速率是有阶段性的。生长发育有两个高峰，即婴儿期和青春期。

(3) 各器官系统发育不平衡：根据身体与环境及千万年来进化的需求，各个器官系统发育速度不等。

(4) 个体差异：生长发育的个体差异主要来自遗传、性别、养育、生活环境等因素。个体差异一般随年龄增长而显著。不要盲目攀比。

2. 体格发育常用指标

体重、身长、头围、胸围、坐高。每一个指标都有不同的意义。其中体重是代表生长发育最灵敏的指标。而身长则不会受到短期疾病及营养不良的影响。

(1) 体重：体重为身体各器官、组织和体液的总重量，是体格发育尤其是近期营养状况的灵敏指标。临床给药、输液也常根据体重计算用量。体重可以因为短期疾病、营养不良出现体重不增甚至下降。

出生体重大约为 3kg，1 岁时大约是出生体重的 3 倍（9kg），2 岁时大约是出生体重的 4 倍（12kg）；2 岁到青春期每年平均增长 2kg；青春期每年平均增长 5 ～ 6kg。

(2) 身长 / 身高：身高指头顶至足底的长度，身高增长的规律与体重相似。受遗传、性别、疾病、宫内发育情况、环境的影响，反映长期营养状况和骨骼发育，短期疾病和营养波动不易影响身高。最后成人时的身高，与父母的身高高度有关

（来自遗传的影响达 60% ～ 70%）。3 岁以前体长需卧位测量，是为身长；3 岁后立位测量，是为身高。

足月新生儿：出生时大约为 50cm（48 ～ 53cm）；第一年增长 25 ～ 30cm；第二年增长 10 ～ 12cm；3 岁—青春期前每年增长 5 ～ 7cm；青春期增长速度加速，生长最快的一年男孩可达 10 ～ 12cm；女孩 8 ～ 10cm。快速生长期与遗传有关，一般 1 ～ 2 年，此后生长速率下降直至骨骺闭合。

青春期受性激素的影响出现第二个生长高峰，年龄范围一般从 10—20 岁，女孩的青春期开始年龄和结束年龄都比男孩早 2 年左右。青春期的进入和结束年龄存在较大个体差异，可相差 2—4 岁。此期儿童的体格生长发育再次加速，出现第二次高峰，同时生殖系统的发育也加速并渐趋成熟。

身高加速生长开始时间：女孩在乳房发育后，9—11 岁；男孩在睾丸增大一年后，11—13 岁。当女孩骨龄 13 岁，男孩 15 岁，其身高达最终身高的 95%。

(3) 头围：经眉弓的上方、枕后结节绕头一周的长度。头围的大小与脑和颅骨的发育有关。脑容量与头围相关，但绝不是头围越大孩子越聪明。头围过大，常见于脑积水；过小，可见于小头畸形或大脑发育不全。大脑的发育不仅与头围有关，更与丰富的环境刺激使得神经纤维、神经髓鞘发育有关。

3. 影响生长发育的因素

生长发育受到很多因素的影响：遗传、营养、疾病、运动、亲人的关爱、生活环境等。影响生长发育的众多因素中，营养与疾病是两个常见且重要的原因。

(1) 遗传决定了孩子生长的潜力：这个潜力能不能充分发挥出来，受到后天的一些环境因素的影响。后天因素中第一重要的就是营养，因为营养是生长的物质基础，所以给孩子充分合理的营养，是生长发育最根本的保证。

(2) 如何保证孩子的营养充足：膳食金字塔原则是我们进食的金标准。应每天给孩子补充足够的热量和各种营养素，包括蛋白质、脂肪、碳水化合物、膳食纤维、维生素，还有一些矿物质。

蛋白质是生命的基础，也是孩子长高的重要营养素。富含优质蛋白的食物主要有：牛奶、肉类、鸡蛋、鱼类、大豆等。

儿童由于各器官系统发育不成熟，消化能力差，不少孩子经常出现消化不良。消化吸收不良会使吃进去的食物不能达到营养素应起的作用。

(3) 疾病：短期的疾病，如呼吸道、消化道疾病可以影响体重的增长；长期的慢性病、消耗性疾病、长期入量不足等会影响到身高的增长。

(4) 运动：运动能促进体能，提高抵抗力，促进钙的吸收及促进生长激素分泌等作用。不同年龄儿童应选取不同的适宜的运动方式、强度和时长。

(5) 情绪：良好的情绪与心境有利于神经内分泌正常调节，会利于生长发育；否则，长期的精神紧张，压力大，缺乏亲人关爱会严重影响儿童的生长发育。

（二）神经心理发育（精神发育）

儿童神经心理发育的基础是脑发育，神经心理发育程度是与脑发育相关联的。神经心理发育包括运动、语言、认知、情感、心理的发育。随着神经系统的发育成熟，儿童的上述能力也不断发育成熟。

1. 神经心理发育的内容

(1) 运动发育：包括大运动及精细动作发育。三翻六坐八爬周岁走是大运动发育的里程碑项目。大把抓、对掌、对指抓握、钳式捏则是精细动作的发展历程。婴儿的能力有限，运动的发育更易于家长发现精神发育落后的迹象。

(2) 认知发展：是智力的核心能力表现。早期更多体现在感知觉发育的程度与能力。随着年龄增长，语言的发展、孩子表达能力的提升，认知能力可以从多方面体现出来。使得我们可以从多方面了解及测评孩子的认知能力水平，并采取更丰富的促进与干预措施。

(3) 语言：语言是人类特有的表达情感与思想的方式，是智力组成的重要部分。语言发育过程分为两部分：一岁前的语言前阶段，包括发音、学语；一岁后为真正的语言阶段。

孩子真正开口说话的时间差异较大，早者不到一岁开始叫人，晚者可以到 2 岁；语言发育与遗传、环境及教养有关。贵人语迟是不科学的说法，害人不浅。不少孤独症的孩子不说话、不交流被冠以贵人语迟，致使不少孩子被贻误诊断与治疗。

(4) 心理与情感发展：包括注意和记忆发展、思维发展；情绪方面包括气质、依恋等问题。了解孩子的心理与情感发育特点能够施以正确的教养方式，有利于提升整体发展水平，避免出现严重心理问题。

2. 精神发育迟滞

精神发育迟滞（MR）又称智力低下，是指18岁以下儿童脑发育方面存在问题并导致孩子在脑功能及与之相关的心理行为方面落后于正常儿童。即个体发育时期智力明显低于同龄正常儿童水平，并伴有社会适应行为的显著缺陷。

世界卫生组织报道世界各国和各民族的发病率不低于1%～2%。我国0—14岁儿童的患病率为1.2%，男性略多于女性。病因有遗传、染色体异常、遗传性代谢缺陷；母体妊娠期有害因素的影响；各种原因造成胎儿、婴儿脑缺氧，大脑炎、严重颅脑外伤、甲状腺功能低下、长期癫痫发作、幼年时重度营养不良、早期刺激和教育剥夺、重金属或化学品中毒等。

精神发育迟滞的治疗主要针对病因治疗、应用营养脑神经的药物及康复训练。

精神发育迟滞严重影响儿童的健康成长及以后的学习、社会适应能力及成年后的工作与生活。由于大脑在生命早期的可塑性极强，早期治疗能收到事半功倍的效果。因此早期发现就显得尤为重要。如何早期发现也是健康科普的重要内容。

3. 孤独症谱系障碍

孤独症也叫自闭症，是一组以社交障碍、兴趣狭窄并伴有重复、刻板行为精神发育障碍性疾病。近些年发病率上升趋势快，全世界统计的发病率 1% ～ 1.5%。症状必须在儿童早期出现，症状限制并损害了日常功能。

孤独症没有生物学诊断方法，只能依据症状特点及经验丰富医生对孩子的行为观察，根据 DSM-5 的诊断标准做出诊断。多伴有多动、情绪障碍、饮食障碍、睡眠障碍、焦虑抑郁等共患问题。孤独症的病因很复杂，与遗传、免疫、宫内有害因素暴露、肠道有害菌群、环境污染等有关。

治疗方面，药物目前只是针对共患病，主要依靠康复训练。全世界都很重视对孤独症的研究，相信不久的将来会有很多突破。同样早期发现、早期干预治疗也十分重要。

（三）儿童营养

儿童由于具有生长发育这一特性及基础代谢率高，单位体重对能量及营养素的需求要明显高于成人，因此营养对于儿童极为重要。

1. 婴儿营养

(1) 奶是婴儿主要食物：母乳是营养最全面、最适合婴儿的。母乳中含有丰富的乳糖、足量的优质蛋白质、比例适宜的维生素和矿物质，在婴儿 6 个月内能完全满足婴儿生长发育的需要。母乳富含抗炎因子，能保护婴幼儿消化道免受细菌和病毒的侵袭，增加机体抵抗力和降低胃肠道疾病的发生率。母乳中富含各种生长因子，能促进骨骼、肌肉、神经和结缔组织生长；钙磷比例适宜，能促进吸收减少佝偻病的发生，促进运动功能的发育。母乳中还含有能促进婴幼儿脑发育的营养物质；大量研究表明母乳喂养的婴儿生长发育指标明显好于人工喂养儿。

除营养方面的优势，母乳喂养还能促进婴儿心理与情感的正常发育。

(2) 辅食添加：辅食添加是婴儿由奶类向固体食物的过渡。辅食添加的时间、食物种类、顺序、稀稠度等都有其原则与注意事项。辅食添加不当不仅会引起婴儿营养不良、消化不良、生长迟缓，还会影响到以后的饮食行为、饮食结构及语言发育等问题。

适时给婴儿添加红肉对铁和锌的摄入十分重要。缺铁不仅可以引起贫血，还与脑发育密切相关；锌元素对生长的促进作用很大。维生素在生长发育过程中也扮演着不可或缺的角色，尤其是维生素 D 和维生素 A, 在调节骨代谢、促进生长方面作用突出。

2. 幼儿营养

幼儿的饮食由以奶为主的模式逐渐向三餐饭为主、奶为辅的模式转换。奶量及次数逐渐减为 400 ～ 600ml，一天 2 ～ 3 次；每日三餐饭，上下午少量加餐；幼儿的饮食种类已与成人基本无异，但性状仍需软、烂、碎；逐渐锻炼与加强幼儿咀嚼能力，不能总吃过于软烂的食物。幼儿期是养成良好饮食行为与习惯的时期，如该时期没有养成好的饮食行为和习惯则会后患无穷。

3. 儿童营养

膳食金字塔原则适用于儿童期的孩子。不爱吃蔬菜的孩子不在少数，蔬菜是维生素和矿物质的重要来源。从小将结构正确的饮食呈现给孩子，辅以精巧的制作与感观，有利于孩子接受并喜爱蔬菜。甜饮料对于生长期的孩子有害无益，最好不接触。

4. 青春期

是第二个生长发育高峰期，除对热量及整体营养素需求高于普通儿童期外，要额外补充钙制剂。青春期也是肥胖高发的年龄段，注意控制高热量饮食的摄入，监测体脂与生长速率同样重要。对于身材较矮的孩子一定要在青春期前重视并到生长发育专业测评骨龄等项目，不要等身高快不长了、骨骺快闭合了才重视。

5. 婴幼儿食物过敏

发病率近些年处于较高水平，尤其是肠道过敏造成食物蛋白吸收不良、肠道菌群紊乱，从而进一步造成整体营养素吸收障碍是婴幼儿生长发育迟缓的重要原因。应该引起家长及医生的足够重视。

（四）儿童期常见及多发疾病

1. 呼吸系统疾病

呼吸系统感染性疾病是儿童期的高发病。儿童呼吸道感染性疾病进展快，尤其是急性喉炎、某些肺炎。因此如何观察孩子病情变化、识别病情轻重是健康科普要点。

2. 消化系统疾病

消化不良、轮状病毒感染性腹泻在婴幼儿多发。轻症如何在家处理、如何识别脱水程度，何时一定去医院就诊甚至急诊，为健康科普的重点。

3. 近视

近几十年随着电子产品的大众化，特别是移动互联、智能手机的普及，儿童户外活动时间缩短，看视频时间延长，近视问题越来越严重；此外甜食多、蔬菜少的饮食也会加重近视问题。

4. 肥胖

近几十年儿童肥胖率上升明显，肥胖不仅影响运动、心肺功能、人际交往，更为成人期的代谢性疾病、心脑血管疾病埋下隐患。良好的饮食结构、饮食习惯一定要从小养成。

5. 恶性肿瘤

源于胚胎期的恶性肿瘤大多在儿童期发生，如神经母细胞瘤、肾母细胞瘤等。随着肿瘤的生长会出现一些蛛丝马迹，提醒家长做相关检查，如贫血、乏力、腹痛等。这些肿瘤虽为恶性，但早期治疗效果良好，不要等到晚期发现才治疗。

6. 可防控伤害

儿童活泼好动又不知危险，每年都有大量的“意外伤害”发生，如烫伤、异物窒息、砸伤、触电伤等，不少孩子因此失去了宝贵的生命，实在令人惋惜。实际这些意外很多可以预防，故而不叫意外，而是可防控的伤害。平日多教育孩子远离危险物、识别危险并去除危险隐患。

做儿童健康科普一定要抓住日常工作中的常见问题、关键问题，家长疑惑多、容易产生误区的问题。形式可以多种多样，文字、图解、视频等。避免一个问题长篇大论，可以分解复杂问题；要考虑到大众的文化程度，少用医学术语，多用简单语言解释复杂的医学问题。临床工作中家长们关注最多，问题最多的问题也就是我们健康科普的内容。

（刘　莉）

七、老年健康促进科普要点

（一）我国老年人口老龄化现状

人口老龄化是指因老年人口增加或少儿人口减少所导致的人口年龄结构的“老化”。中华人民共和国成立至世纪之交，随着社会经济的发展和国家计划生育基本国策的实施，我国人口再生产类型由传统型到过渡型再转变为现代型，人口年龄结构（population age structure）也随之从年轻型过渡到成年型再转变为老年型。中国是世界上老年人口最多的国家，同时也是世界上人口老化速度最快的国家之一。1999 年年底，我国 60 岁以上老年人口比重达 10.3%，从此进入老龄化社会。2010 年全国第六次人口普查显示我国 60 岁及以上老年人口为 18 000 万人，占总人口的 13.3%，65 岁及以上老年人口为 12 000 万人，占总人口的 8.9%。同 2000 年第五次全国人口普查相比，2010 年全国第六次人口普查显示 60 岁及以上人口的比重上升了 3.2 个百分点，65 岁及以上人口的比重上升 1.9 个百分点。

2016年年底北京市60岁及以上户籍老年人口约329.2万人，老龄化比例超过24%。同时，老年人口抚养系数达38.1%，即每百名劳动年龄人口至少需抚养38位老人，每两位多劳动力就要抚养一位老人。到2020年，我国老年人口将达2.4亿，占总人口的17.17%；2050年，老年人口将超4亿，老龄化水平将达30%以上。我国老龄化发展速度之快、老年人口基数之大、高龄人口之多都是和我国的经济发展水平极不相称的。

（二）老年医学的形成和发展

老年医学（Geriatrics）是医学的一个分支，是研究人类衰老的机制，人体老年性变化，老年病的防治以及老年人卫生与保健的科学，是老年学的主要组成部分；是医学涉及有关老年人疾病的预防、临床诊断和治疗、康复、照护、心理及社会等方面的问题分支的一门新兴的、综合性的学科。老年医学是以年龄来界定的医学专业，其研究对象是60岁及以上（特别是75岁以上）老年人，重点关注失能和半失能的老年人、80岁及以上高龄老年人及衰弱的老年人。老年医学研究的目的是预防和治疗老年疾病，维持老年人身心健康，并为老年人提供充分的社会照顾，使他们健康长寿，在推动社会发展、应对全球人口老龄化进程中发挥着积极重要的作用。

综观老年医学的发展进程，埃及最早记存医学知识的《埃伯斯伯比书》，在公元前1550年提出老年人衰弱（frailty）的原因是由“心脏化脓”而引起。西方医学之父希波克拉底（公元前460—公元前370)也非常关注老年医学，他将老年人的衰老描述为“湿与冷的感觉”，这也许是他认识到了心衰是老年人的常见疾病之一。中亚医学家阿维森纳（公元 980—1037 年）在其巨著《医典》中讲述了老年人相关的医学问题。在中世纪的意大利，罗马教廷最早建立了“老年之家”，即早期的养老院，为衰弱与失能老年人提供医疗帮助。

在学术研究方面对老年学各个领域进行深入探讨，针对衰老问题从生物学、医学、心理学和社会学等多方面进行研究是从 20 世纪 40 年代后开始的，当时主要活动多限于学术界和医药卫生界，尚未受到政府和社会的关注，其原因是当时各国老年人口比例不大，人均预期寿命不高，老年人问题尚不突出。自工业大发展以后，很多发达国家社会经济快速发展，医药卫生事业发展，人们的健康水平普遍提高，寿命延长，老年人口比例显著增加，才引起社会的重视。

英国早期的老年医学发展带动了世界老年医学的发展，他们开创的一系列老年医学的基本概念与重要理念，至今仍具有现实意义。Marjory Warren（1897—1960 年）倡导老年医学的革新，重视改善老年人的诊疗环境、引入灵活的老年人康复项目、加强对老年患者的激励，被称为西方老年医学之母。1909 年美国医学家 Lgnatz Leo Nascher 提出老年医学(Geriatric ）这个名词，老年医学也随之诞生，1914 年他编写了《老年病及其治疗》一书，该书是最早的老年医学教科书，Nascher 因此被西方老年医学界视为现代老年医学之父。德国学者比尔格和阿布德哈登于 1938 年创立了国际上第一份老年研究杂志。

Joseph Sheldon（1893—1972 年）在 1948 年出版的著作《老年社会医学》中介绍了家庭物理康复治疗的重要作用以及改善老年人生活环境、预防跌倒等理念。Bernard Isaacs（1924—1995 年）用 Giants of Geriatrics 来形容几个主要老年综合征：状态不稳定（instability）、身体活动障碍（immobility）、智能受损（intellectual impairment）及失禁（incontinence）等。

美国于 1942 年成立全美老年医学会，1945 年成立全美老年学会，1965 年设立老年人医疗保险，1966 年开始老年医学专科培训，1977 年康奈尔大学授予了第一个老年医学教授职位；1982 年在西奈山医学院成立第一个老年医学科，1988 年举行第一次老年医学专业资格考试。1998 年美国老年协会发表老年病专科培训指南，明确了老年医学基本教育的目的，核心教育内容及专业目标，目前全美 125 所医学院校都设置了老年医学必修课程。

英国于 1947 年由 Medical Society for the Care of the Elderly 召开第一次大会，其会员由医生、护士、科研人员及其他与老年医学相关的医疗卫生领域的专家组成，1959 年更名为英国老年医学协会 (British Geriatric Society)。目前该学会在全球拥有超过 2750 名会员，对于推动英国乃至世界老年医学事业的发展发挥了积极作用。

日本的老年学会成立于 1959 年，目前其研究领域主要集中在老年社会学、老年医学、老年生物医学、老年学、老年精神心理学、健康管理、老年护理 7 个方面。

联合国很重视老年问题，几乎历届联大都要研究这个问题，为了引起各国政府的注意，1982 年世界卫生日提出“老年人的健康”为主题，并于该年 7 月在维也纳召开“老龄问题世界大会”。有 124 个国家派代表团参加，大会通过了“老龄问题国际行动计划”105 条。要求各国政府将老龄问题纳入议事日程，成立各国的老龄问题全国委员会。

我国老年医学的发展一开始就受到国家的重视，作为现代老年学和老年医学的科学工作，我国的起步时间与国际上差不多。中国现代老年学和老年医学的发展起步于 20 世纪 50 年代中期，北京医院和中国科学院动物研究所从临床到实验室方面作了大量的老年医学研究工作。1980 年，卫生部成立了老年医学专题委员会。1981 年，中华医学会老年医学分会正式成立。1982 年中华老年医学杂志创刊。1995 年，老年卫生工作领导小组成立。在国家“九五”计划期间对中老年人 2 型糖尿病、原发性骨质疏松、老年期痴呆及帕金森病的流行病学调查研究等。迄今为止国家自然科学基金，“973”高科技计划，“十五”“十一五”“十二五”和“十三五”国家攻关课题都列入了老年医学项目。2013 年国家批准了老年医学国家临床重点专科建设医院，2018 年科技部启动国家重点研发计划重点专项“主动健康和老龄化科技应对”，这些都极大地推动我国老年学的发展。

（三）老年医学的范畴

根据现代（生物－心理－社会）医学模式，老年医学的范畴不断深入和扩展，主要包括以下几个方面的内容。

1. 老年基础医学

主要针对人类衰老展开研究，衰老机体疾病的发生、发展、机制及如何延缓衰老成为研究前沿。纵观世界老年医学基础研究的历史，20 世纪 20 年代即开始了老年医学的临床研究和观察，40 年代开展了病理形态的研究，50 年代则以生理功能及生物化学为主要内容，60 年代以后发展到细胞生物学的研究，以及今天克隆技术的研发，老年医学的基础研究一直是医学基础研究的重要组成部分。

2. 老年临床医学

主要研究老年人常见病和多发病的病因、病理和临床特点，寻找有效的诊疗和防治方法。老年人在疾病临床表现、诊断、治疗和预防上与非老年人差别较大。据国内资料统计，85% 的院内老年患者同时患有 2 种疾病，约 50% 患有 3 种及以上疾病。正如《自然》杂志近年发表的一篇评论所述“老年人的问题打包而来”。因此，老年临床医学所关注的是对老年患者进行综合评估与治疗而非单病单治。此外，老年临床医学以多学科合作的团队模式开展，治疗与老年相关的疾病，最大限度地维持或恢复患者的功能。

3. 老年预防医学

老年预防医学的目标是不仅要维持老年人的生命，还要保障生活质量。老年医学工作者应了解老年人常见病病因、危险因素和保护因素，采取有效预防措施，同时应加强卫生宣传，提高老年人群的自我保健意识，进行合理生活方式宣教，社区卫生服务工作对此至关重要。

（四）老年患者临床特点与诊疗策略要点

老年患者与成人患者区别在于，成人患者多数患单个疾病，器官和躯体储备功能良好，而老年人往往多种慢性病共存、个体健康状况的异质性很大，有以下四个医学特点。

1. 衰老

衰老（aging）是个体发生的与增龄相关的生物学改变，并非疾病状态，但受到生活方式、环境和疾病的影响。疾病可以加速衰老，出现“病态老龄化”；改善生活方式、完善老年健康服务体系可以促进“成功老龄化”。老年人的生理衰退与病理变化容易混淆、表现叠加，需要及时鉴别。如记忆力减退需要鉴别健忘与痴呆；视力减退时需要鉴别老视眼与白内障、黄斑变性等。

2. 老年病与共病

(1) 老年病也称年龄相关性疾病（age-related diseases，ARD）：多数非传染性慢性病均与增龄相关。慢性病是指至少持续 1 年以上的疾病或医学情况，需要持续治疗和（或）影响日常生活能力；既包括躯体疾病，也包括精神疾病，以及痴呆、物质滥用、老年综合征等医学情况。伤残调整寿命年（disability-adjusted life years，DALY）是指从发病到死亡或残障所损失的全部健康生命年。采用 DALY 定量评价由于疾病造成的早死、残障而损失的健康生命年，反映了疾病负担。近年来，老年病已经替代急性疾病，成为老年人主要致死和致残的病因。据 2017 年 WHO 报告，老年人死亡主要病因是心脑血管病、恶性肿瘤和慢性呼吸系统疾病；老年人残障主要病因是视力损害、痴呆、听力障碍和骨关节病；在低、中和高收入国家大致相同。

(2) 共病（multiple chronic conditions，MCC）：是指个体同时患有 2 种及以上慢性病，即多病共存。共病的表现形式既可以是多种躯体疾病共存，也可以是躯体－精神心理疾病共存、精神心理疾病叠加或疾病－老年综合征共存。高龄老人的共病现象更加突出，特别是在高龄女性中。在美国，50% 以上的老年人患有 3 种及以上慢性病，80 岁以上的老年人中约 70% 的女性及 53% 的男性患有共病。北京市 3 个社区的调查结果显示，老年人慢性病的患病率达 91.7%，共病率达 76.5%，患有≥ 3 种慢性病占 54.9%，在中国调查中还不包含老年综合征和精神－神经问题。

共病造成医疗资源使用显著增加，美国的数据显示有 1 种慢性病的老年患者年均医疗花销为 211 美元，而患有≥ 4 种 MCC 则达 13 973 美元；美国 2001 年的医疗保险数据也显示，有≥ 3 种 MCC 的人群消耗了整个医保费用的 90%。

3. 老年综合征与老年问题

老年问题 / 老年综合征（geriatric problem/geriatric syndrome）是指发生在老年期，由多种因素造成的一种临床表现（老年问题）或一组症候群（老年综合征），是衰老、躯体疾病、心理、社会及环境、医疗等多种因素累加的结果，即“多因一果”。老年综合征与疾病之间有重叠，寻找引起某个老年综合征的多个因素，并从中找出主要“犯罪”因素和可纠正因素，是老年科医生在鉴别诊断和治疗上区别于其他专科的特点。

社区常见的老年综合征 / 问题有：跌倒、视力障碍、听力障碍、疼痛、睡眠障碍、营养不良、肌少症、衰弱、抑郁、尿失禁、便秘、头晕、晕厥、痴呆、帕金森、多重用药、物质滥用和受虐 / 受忽视。住院患者常见的老年综合征有谵妄、压疮、进食障碍、制动、治疗不连续、终末期患者死亡质量差等。

老年综合征会造成严重不良后果，如跌倒引起髋部骨折的 1 年内死亡率约 20%，致残率 50%。老年综合征发病率很高，跨越了器官和专科的界限，沿用传统的急性病、专科诊治模式往往不能解决，严重影响老年患者的日常生活能力（activities of daily living，ADL）和生活质量。

4. 功能损害与失能

失能（disability）是指一个人在日常生活中基本活动能力或生活能力的丧失或受限。可从病损、失能和残障三个层次反映身体、个体及社会水平的功能损害程度，是内在功能与外在环境作用的结果。内在功能包括体力和脑力两个方面，维护功能是针对老年患者的医疗决策最重要的出发点，是医护照料的宗旨。当内在功能不可逆减退发生后，需要采取提升外在环境来帮助功能发挥。1982 年，WHO 提出健康老龄化（healthy ageing），定义为发展和维护老年健康生活所需的功能发挥的过程。大致分为内在功能良好、下降、严重受损三个阶段，通过干预将功能发挥最大化。

衰老、慢性病、老年综合征和医源性问题均可导致老年人内在能力减退，最终日常生活依赖、增加照护需求。在高龄老人中，功能正常者不足10%。在老年综合征中，步态异常、跌倒、视力障碍、听力障碍、抑郁、疼痛、痴呆和睡眠障碍对功能的影响最突出，衰弱被认为是失能前的窗口期，需引起高度重视。

（五）老年患者诊疗要点

临床决策包括诊断、治疗和预期结果。医生将根据临床情况做出医疗决策，目标可以是治愈、改善，但常常无法治愈，对症处理、观察和随诊，或者这些目标的综合应用。对于成年患者，通常是依据症状、体征及检查异常对疾病做出诊断，多数疾病可以用病理生理机制解释其临床表现，并进行相应治疗。由于老年患者具有上述四大特点，他们对于医疗的要求是独特而复杂的。在老年医疗健康服务中始终牢记的三个关键词是维护功能、提高生活质量和提高死亡质量。

“全人管理”决定了老年医学要采取跨学科团队工作模式。急性病以治愈为目标，而慢性病是不可治愈的，以控制、缓解症状、维持器官功能为目标；总体目标是维持患者的内在功能状态，而非治愈某种疾病。老年病管理的要点包括以下几点。

1. 预防老年病与不良生活方式

不良生活方式如运动少、摄盐多、吸烟、睡眠不足，也与家族遗传有关。需要多维度的干预，包括行为、基因和积极的药物一级或二级预防。许多老年病均与慢性炎症反应、氧化应激有关。运动少、高热量饮食、高盐、吸烟喝酒、睡眠不足等不良生活方式可引起肥胖症、糖尿病、动脉硬化、高血压，也与痴呆、肌少症、骨质疏松等发病密切相关。所以健康生活方式和药物一级或二级预防对于多数老年病的管理都是适用的。

慢性病是不可治愈的，晚期可发展为器官功能衰竭。最好的干预就是预防。重视生命早期的营养，受精卵形成后的 1000 天对于个体一生的健康状况和预期寿命起了决定性作用；培养和习惯于健康生活方式；强调终身健康管理，学龄期牙齿和视力保健，工作期定期体检和专门的健康管理师，可以有效预防慢性病的发生。

2. 早期发现及干预

建议老年人进行年度体检，除了疾病筛查之外，还要评估视力、抑郁、记忆等老年综合征以及营养状态和跌倒风险。早发现并纠正风险因素可以降低老年病的发病率，延缓其发展。在临床医学的上游已经发展出抗衰老医学、功能医学和健康管理等分支。

3. 避免功能下降

老年病往往是不可治愈的，在疾病管理中始终要注意预防和治疗并发症、保护靶器官功能，监测重要脏器的功能，连续性随访，同时有康复和营养来维护躯体功能，避免失能和社会隔离。

4. 共病管理原则

对于共病的管理不是单病治疗的叠加，而是需要根据老年患者的具体情况来综合考虑。美国老年医学会（American Geriatric Society，AGS）于 2012 年提出了管理共病老年人的指导原则，包括制订原则的依据、内容及处理流程，参考 AGS 的共病流程，结合国内情况，建议流程如下。

(1) 考虑患者意愿：在预计两种及以上方案的获益 / 风险比值相当的情况下，以及在和缓医疗中更多地采用“以患者意愿为目标的医疗（patient-specific outcomes）”。首先需要评估老人的知病能力和医疗决定能力，与患者及亲友沟通、告知，然后医患共同决策，制订出符合患者意愿的医护方案。

(2) 应用老年综合评估：只有了解患者的全部情况、目前治疗方案实施的情况、患者的依从性等，才有可能保证所制订的诊疗方案不会出现偏差和遗漏。

(3) 寻找循证医学证据：在已有疾病指南中很少涉及高龄患者及共病的处理，单病指南作用不清楚。需要查询那些针对老年患者的研究（如高龄高血压降压治疗的前瞻性研究），查询专科学会或老年医学会发布的针对老年人的建议（如老年高血压患者的管理），以及参考类似共病的病例报告。

(4) 考虑获益、风险、预后及负担：综合疾病、功能状态、预期寿命等情况，制订个体化的诊疗方案。优先解决患者所关注的影响功能和生活质量的问题，分清主次，分步解决。慢性病从开始干预到能够使患者获益，需要相当一段时间。要考虑老年患者的干预获益时间与预期寿命，询问家庭收入能否承受医疗支出，干预方案对患者本人及家属的生活质量带来的影响。

(5) 治疗方案的可行性：共病决定了老年人服药种类多。只有让患者了解治疗目的和意义，才会有较好的依从性。采用缓释片、复合制剂减少给药次数，服药日历、智能电子药盒、照护者或远程督导等均有助于提高服药依从性。给予具体指导、实时监督和随诊评估，才能够得到有效实施。实施干预方案后，需要定期对干预效果进行评估，并根据评估结果调整治疗方案。

5. 康复与照护

对于慢性病晚期、失能、衰弱、高龄、急性病住院及出院的老人，康复与照护的权重超过医疗，维护功能是医护照料的宗旨。应该使每一位老年患者在每一个时间点上得到恰当的医疗与照护，而不是昂贵和过度的医疗。

（孙晓红　张　宁）

八、职业健康保护科普要点

1994 年，世界卫生组织职业卫生合作中心第二次会议在北京通过“人人享有职业卫生保健”的全球战略宣言。2017 年 10 月，习近平同志在中国共产党第十九次全国代表大会报告中提出实施健康中国战略，将其纳入国家整体发展战略。近年来，国家卫生健康委员会在开展中华人民共和国职业病防治法宣传活动中，提出“健康中国，职业健康同行”，旨在倡导全社会关注职业健康，以实际行动推进健康中国建设。

（一）职业健康概述

1. 职业健康的定义

职业健康的定义包括了广义和狭义：广义的职业健康是指在各种职业活动过程中，针对影响劳动者生理、心理健康的各种因素所采取的干预措施和医疗保健工作，以避免与工作有关疾病的发生；狭义的职业健康关注职业与特定疾病的因果关系，探讨职业病发生的原因，有针对性地采取预防措施来避免和减少职业病的发生，促进劳动者的身心健康水平。

2. 职业健康的发展

人类的生存依赖于劳动成果，自从有了生产劳动过程，就出现了接触职业有害因素而发生的疾病。人们认识到，职业病与工作相关疾病的发生，常常与社会经济的发展密切相关。职业病不一定都能治愈，却是可以预防的疾病。

在我国古代，生产、科技水平并不落后，早在四千多年前，我国的金属冶炼和铸造技术已经达到了相当的水平，掌握了铜、铅、汞、锡等金属的生产和使用技能。在公元 11—12 世纪，有了关于肺尘埃沉着病（简称尘肺病）、汞中毒的症状描述。16 世纪以后，有了关于铅中毒的文字记载；有了利用风向避免生产中三氧化二砷中毒的描述，具备了职业卫生学的萌芽。由于长期的封建统治和殖民统治影响，新中国建立前职业医学处于空白状态，肺尘埃沉着病、急慢性职业中毒等严重危害劳动者的健康。

公元 14—16 世纪，伴随欧洲科技水平的发展和工业化过程，在德国和意大利出现了职业病方面的专著，论及矿工和冶炼工的职业病，涉及肺尘埃沉着病、重金属中毒等临床表现。18 世纪以来，发达国家工业化程度大大加速，传统的手工操作转变为以机器为主的大工业生产，化工和石油化工所产生的职业危害开始显现，出现了苯胺中毒和职业性肿瘤等问题。1775 年英国医生 Pott 关于扫烟囱工人发生阴囊癌的报告，是一个典型的案例，以“扫烟囱的小男孩”命名的医学案例及文学作品成为那个时代的印记。20 世纪以来，发达国家发展核技术和高频、微波技术，凸显了物理因素方面的职业损伤。20 世纪后期以来，发达国家的职业卫生水平有了明显提高。政府制定了严格的政策法规，劳动者享有包括职业健康监护在内日益完善的职业卫生服务；企业投入资金改造落后的生产工艺和设备；传统的职业病得到有效控制。慢性肌肉骨关节疾病、职业性外伤、职业性噪声性听力损伤和职业性皮肤病逐步成为发达国家比较多见的职业危害。

中华人民共和国成立以来，在党和政府领导下，我国逐步建立完善了职业健康危害防控体系，同时针对工作相关疾病的研究和防治也在深入开展，以造福职业人群。2001 年，第九届全国人民代表大会常务委员会在 10 月 27 日第 24 次会议通过了《中华人民共和国职业病防治法》，并于 2002 年 5 月 1 日正式实施，使我国职业健康保护工作走上了法制化管理的轨道。

（二）职业健康的范畴

中华人民共和国职业病防治法实施以来，职业病防治工作步入了法制化轨道。然而，值得深思的是尽管国民经济发展迅速，而职业健康保护工作却未能同步进展。目前我国GDP增长速度较快，但职业病的发病率没有得到有效控制。在医学领域，需要研究保护职业健康的有效方法。

1. 维护职业健康的医学方法

(1) 临床职业医学：在我国的工业化进程中，仅传统意义上的有毒有害企业超过了1600万家，受到不同种类、不同程度职业危害的职工有2亿多人，平均每年新发职业病2万人左右。临床职业医学是针对职业有害因素作业人员进行职业健康监护，对职业病、职业禁忌证及工作相关疾病患者进行及时诊断、合理治疗及康复；对职业有害因素群体进行职业医学科普知识宣教，开展针对国家法定职业病、职业性外伤和工作相关疾病预防及健康管理的医学学科。

(2) 预防职业医学：职业病是人为的疾病，由于绝大多数职业病的发生遵循着剂量-效应关系，因此，将劳动者暴露于职业危害因素的剂量和时间控制在安全的范畴，职业病是完全可以预防和控制的疾病。预防职业医学着眼于对健康决定因素的控制，改善人们职业健康的过程。

随着职业医学的发展，对职业健康保护提出了三级预防的观点。一级预防是采取工程控制技术，减少人与职业有害因素的接触，比如我们正在开展的工程预评价和工程职业卫生学评价。二级预防是进行工作场所职业危害因素浓度（剂量）的经常性监测和生物标志物监测，降低接触剂量水平以保证作业人员的职业健康。三级预防是指为劳动者开展的经常性职业健康监护。

(3) 基础职业医学：健康的职业人群是科技、经济、文化等领域持续发展的重要动力，全世界有 30 多亿人从事各种职业活动，他们的劳动推动着人类社会的进步。在科技水平快速发展的今天，新的生产技术、生产方式让我们面临新的研究课题，例如纳米科技的发展带来纳米材料对作业工人健康保护的问题，过度劳累和职业紧张等社会心理因素造成的健康问题。

导致健康损害的职业危害因素涉及化学因素、物理因素、生物因素、工效学因素和社会生理心理因素。职业危害因素作用于人体时，所产生的危害与接触剂量（强度）有关，也就是说存在剂量 - 效应关系或剂量 - 反应关系；不同的职业危害因素，对人体的危害各不相同，所以职业病的临床表现涉及人体各个器官系统，职业医学属于多学科专业。为认识职业危害因素对劳动者的健康危害特点，职业流行病学、工业毒理学研究、人类工效学和职业紧张的研究等基础职业医学手段，正在成为职业健康保护的有力武器。

2. 职业健康的范畴

(1) 国家法定职业病：法定职业病是指各个国家根据其经济、科技及社会发展水平，以法律、法规形式规定的职业病范围，属于确诊后需要给予赔偿的疾病。

1957年，卫生部颁布《职业病范围和职业病患者处理办法的规定》，公布了我国首个职业病名单，确定了14种法定职业病，由于其中的肺尘埃沉着病和职业中毒等疾病是以类别形式存在，病种远远不止14种。1987年由卫生部、劳动人事部、财政部和中华全国总工会共同修订的职业病名单增加到9大类102种。2002年，为配合中华人民共和国职业病防治法的颁布实施，卫生部修订了《职业病名单》，涉及10大类115种。2012年1月，国家卫生计生委会同国家安全监管总局、人力资源社会保障部和全国总工会启动了《职业病分类和目录》调整工作，2013年12月23日国家四部委颁布修订后的《职业病分类和目录》，总计10大类132种疾病，详细的分类和目录请参照国卫疾控发〔2013〕48号《职业病分类和目录》。

(2) 职业性外伤：职业性外伤是指工作过程中存在的职业危害因素，以机械作用、高空坠落、高温、强酸、强碱等物理化学作用方式，使人体组织器官受到损伤或功能异常的伤亡。在职业有害因素所引起的急性职业健康损害中，职业性外伤以其伤害人数多、危害大而处在显著位置。职业性外伤不仅造成职工身体和精神损伤，甚至导致死亡，给家庭、企业和国家带来巨大的生命财产损失。职业性外伤在临床上为常见的身体各个部位的机械性损伤、烧伤、冻伤、电击伤、化学性灼伤等。

(3) 工作有关疾病：工作有关疾病是发生在职业人群中的一类多因素所导致的疾病，在普通人群中也有一定的发病率。

该类疾病具有以下三方面的特点：① 职业危害因素是疾病发生、发展的诸多因素之一，但不是唯一的直接病因；② 职业危害因素影响了健康，从而促进潜在的疾病显露，或加重已有疾病的病情；③ 通过改善工作条件，有助于使所患疾病得到控制或缓解。

工作有关疾病涉及职业性神经肌肉骨骼疾病，例如职业性下背痛、职业性腕管综合征、职业性颈肩腕综合征等；工作中社会心理因素对健康的影响，例如工作中的社会心理刺激、职业性紧张等所导致的一系列精神及器质性疾病。

（三）职业健康的保护手段

1. 健康教育

由于职业病是在工作过程中接触职业有害因素所致，所以职业病是完全可以预防和避免的。目前我国还是一个发展中国家，劳动者的职业卫生知识相对匮乏，不仅用人单位和劳动者需要掌握职业卫生法规与预防知识，而且应该在社会上普及职业病防治常识，使广大劳动者具备主动保护自身职业健康的理念。

目前在国有企业，职业健康教育多能够按法规要求执行，而在小型私企，特别是没有登记注册的违法作业场所，由于追求利润最大化而无视职业病的预防，使综合素质较低的农民工成为首当其冲的受害者。通过职业健康教育帮助他们摆脱对职业健康保护的无知状态，是减少职业病发生不可忽视的重要方面。

2. 预防为主

预防为主是职业病防治工作的基本方针，职业健康保护的核心是从源头预防职业危害因素暴露水平，为劳动者提供安全与健康的工作环境，保护劳动者的职业健康，促进我国经济社会可持续发展。国家2016—2020年职业病防治规划在强化政府领导、部门合作，健全职业病防治的法规标准体系，加强政府监督和指导，落实用人单位职业病防治主体责任，全面提升职业卫生服务能力和人才队伍建设，加强源头治理和技术攻关等方面给出了具体建议和要求。

3. 合理治疗

我国当前在职业病防治领域面临的主要问题，主要存在于防、治两端。虽然颁布了《中华人民共和国职业病防治法》，但还没有真正涉及职业病患者的治疗环节。以我国职业病发病占主导地位的肺尘埃沉着病为代表，患者的生活质量及预期寿命取决于并发症的临床治疗水平。肺尘埃沉着病患者的肺部感染、气胸、肺源性心脏病、呼吸衰竭、肿瘤等常见并发症，涉及不同的学科领域，而每一种并发症都需要一个特定的学科领域作为科学治疗的基础。

（四）职业健康保护工作的展望

职业人群包含了人类社会18周岁乃至60—70周岁的人口范围，是最富有生命活力、创造力和生产力的资源，职业人群的健康保护工作直接影响到我国国民经济的健康发展，影响到社会的和谐与稳定。实施健康中国战略，职业人群健康保护是重要基础之一。

健康中国战略的实施，是以习近平同志为核心的党中央从国家长远发展需求出发，坚持和发展中国特色社会主义的一项重要战略任务，包括做好新时期职业人群健康保护工作，将为全面建成小康社会和把我国建成社会主义现代化强国打下坚实健康和人力资源基础。

随着我国政治、经济社会的发展，工业化、城市化、人工智能及互联网技术的高速迈进，传统的尘毒危害还没有得到彻底的治理，新的职业健康问题又不断涌现，致使职业健康保护工作的需求发生了深刻变化，职业健康保护工作面临严峻的挑战。

大量新技术、新材料及新合成的化学品不断进入人类生活和工作中，人类面临的职业健康保护工作将更为复杂。包括互联网等信息产业技术、高铁的普及、航天和深潜作业、纳米技术、新化学物质的合成开发，都会带来新的职业健康保护需求。快节奏、高度紧张作业，持续的不恰当作业姿势及不恰当的工效学条件会导致新的职业健康损害，需要有针对性地开展职业人群健康保护工作。特殊职业人群健康保护需求，包括流动作业工人的职业健康保护、高龄劳动者健康保护、女工职业健康问题等，都是摆在职业卫生工作者面前的新课题。职业健康不仅仅是防治职业病，更是职业人群全面的健康管理。因此，需要探索一个整体的职业健康保护服务模式，将传统的职业健康预防保护措施与安全生产、慢性病防控、职业健康促进和建设健康社区整合起来，在社会、企业、社区、学校、媒体等不同层面，解决职业健康保护工作的普及和宣传，使所有的职业人群均享有职业卫生健康保健。

（郝凤桐）

九、中医脾胃调治科普要点

（一）脾胃病的概念及范围

脾胃是中医学的概念，脾为五脏之一，胃为六腑之一，两者共处中焦，共同完成食物的消化与吸收。中医学的脾胃与现代医学中的消化系统基本相符，包括食管、胃、肝、胆、胰、小肠、大肠等消化器官。

脾胃病指的是脾胃发生器质性改变或功能异常的疾病，病位在脾胃。依据脾胃的生理功能、病理特点以及症状特征，胃痛、吐酸、痞满、嘈杂、呕吐、呃逆、反胃、噎膈、腹痛、腹泻、便秘、痢疾等疾病都属于脾胃病。根据中医学理论，脾胃通过经络和全身沟通联系，产生的气血等营养物质供养全身，脾胃功能的异常，会引发包括消化系统在内的全身各系统疾病。脾胃病不仅包括急慢性胃炎、消化性溃疡、功能性消化不良、肠易激综合征、炎症性肠病、胃食管反流、功能性便秘、消化系统肿瘤等消化系统疾病，还包括由于消化、吸收功能失常引起的其他系统疾病，如贫血、头痛、失眠等。因此，治疗上述疾病可从调理脾胃入手。

（二）脾胃病的中医学属性：阴阳五行

阴阳五行学说是中医学理论核心。阴阳是对自然界相互关联的某些事物或现象对立双方属性的概括，并有对立统一的内涵。所谓“阴阳者，一分为二也”。五行学说认为金、木、水、火、土是构成物质世界所不可缺少的最基本物质，正是由于这五种最基本物质之间的相互滋生、相互制约的运动变化而构成了物质世界。

阴阳和五行是脾胃病的中医学属性。脾与胃，一脏一腑，一升一降，一运一纳，一清一浊，一阴一阳。肝、心、脾、肺、肾五脏与木、火、土、金、水五行相对应。脾与其他四脏存在相互制约、相互为用，这种协调关系可以维护体内生命活动的平衡。

（三）脾胃病中医理论渊源

脾胃病是现代社会的常见病，中医学调治脾胃病有完整的理论体系和独特的治疗手段。《内经》中关于脾胃功能的论述，为脾胃学说奠定了理论基础。《伤寒杂病论》奠定了脾胃学说的临证治疗基础，制订了一系列脾胃病的辨证纲要和治法方药。金元时期，李东垣独树一帜，开脾胃论之先河，法《内经》“土者生万物”的理论，认为脾胃之病多由于虚损造成，成为补土学派的鼻祖。明清时期，叶天士对阐发脾胃之阴的论治有卓越的贡献，使脾胃学说逐步发展成为一个完整的理论体系。当代国医大师路志正教授，提出“持中央、运四旁、怡情志、调升降、顾润燥、纳化常”十八字诀的学术思想，重视后天之本，可以作为中医调治脾胃病策略，以恢复脾胃运化受纳的生理功能。

（四）脾胃病的生命观："能量、动态、平衡"

"能量、动态、平衡"是调理脾胃论治疾病的三大核心要素。这些要素是对脾胃病乃至各种慢性病、疑难病辨证论治内涵的高度概括，也构成了人体生命观。正是由于能量、动态、平衡的存在，人体才能维持日常的生理活动。倘若其中一个环节出现问题，百病由生。

1. 能量是生命活动的动力

生理上，人体需要足够的能量以长期保持良好的健康状况。中医学认为，能量包括精、气、血、津液，是人体进行生理活动的物质基础，也是生命活动的动力。脾胃是人体的气血生化之源，脾胃功能的正常是人体正常供能的保障。蛋白质是生命活动的承担者，是组成人体一切细胞、组织的重要成分，也是人体"能量"的体现。机体所有重要的组成部分都需要蛋白质的参与。催化新陈代谢反应的酶大多是蛋白质，血浆中运输物质的载体是白蛋白，红细胞中运输氧气的是血红蛋白，免疫球蛋白是机体抵抗外来物质的抗体。

能量太过或不及，均是病态，有害人体健康，其中典型例子就是甲亢和甲减。前者能量太过，后者能量不及。甲亢是甲状腺功能亢进，甲状腺分泌甲状腺激素增多，临床表现为怕热、手抖、心悸、食欲亢进、体重减轻、情绪易激动等。甲减是甲状腺功能减退，甲状腺分泌甲状腺激素减少，临床表现为怕冷、乏力、反应迟钝、纳差、体重增加、记忆力减退等。

此外，按照中医学理论，能量的供应有先后天之分。《素问·阴阳应象大论》记载：“年四十，而阴气自半，起居衰矣。”随着人年龄的增长，四十岁左右的人，体内的元阴和元阳虚耗，日常活动都表现得“不利索”起来。肾为先天之本，内藏元阴元阳，是人体四十岁之前生命活动的主要供能者。脾胃为后天之本，气血生化之源，始终为人体供能，40岁之后，人体衰老，元阴元阳虚耗，脾胃的供能地位更加重要起来。

2. 动态是生命的常态

人体日常的生理活动均处于运动状态，正因为体内物质动态的流动，从而保证了人体的日常所需，是生命活动的常态。食物的消化与吸收是运动的过程，呼吸与心跳是运动的过程，情绪变化是运动的过程，大脑与消化道的相互联系也是运动的过程。

升降运动广泛存在于自然界各种事物的运动中，在自然界，主要指大气的升降，正因为如此，才有一年四季气候的变化，以及万物的春生、夏长、秋收、冬藏。不仅如此，升降运动还存在于人体五脏六腑之中，而脾胃就是脏腑运动的枢纽。

《吕氏春秋·尽数》记载：“流水不腐，户枢不蠹，动也。”流动的水不会发臭，经常转动的门轴不会被虫蛀。脾胃在于运动，生命在于运动，宇宙间万事万物都在于运动，没有运动就没有世界。反之，如果生命的运动状态变得滞塞不通，就会导致机体功能障碍和引发疾病。如腹胀和便秘都是胃肠动力阻滞导致的疾病，治疗需要调节动力，恢复动态。

3. 达到平衡是目的

在人体日常的生理活动当中，平衡同样不可或缺。中医学所提出的“阴平阳秘、精神乃治”的观点正是对平衡的最佳阐释。该思想源自《内经》，是指“阴”以适用为平，“阳”以潜藏为贵，相互协调，维持正常的平衡状态。

然而，平衡是相对的，不平衡是绝对的。如果这种相对平衡遭到了破坏，又失去了自我恢复的能力，自然界就会出现反常现象，人体则会由生理状态进入病理状态，引发疾病，甚至死亡。推而广之，这种在绝对不平衡中追求相对平衡的规律，在万事万物的运动与变化中都存在。小到一种疾病的演变，大到星球的运转，都是如此。

（五）脾胃病的致病特点：“滞、郁、瘀、虚”

科学技术的高度发展、社会竞争的不断加剧及人际关系的日益复杂化，严重影响了人们的生活方式，疾病谱也随之发生相应的变化。与此同时，人类的医学模式发生了革命性变化，即由单一的生物医学模式转变为生物－心理－社会的整体医学模式。人与人、环境与人相互影响，精神心理因素和环境因素已经成为影响人体健康的重要因素。由于上述原因，脾胃病的致病因素具有如下特点。

1. 因滞致病

滞，为黏滞、滞塞不通之意，是积食、宿便等邪气阻滞气机、动力不足的表现。《内经》指出嗜食肥甘厚味、生冷损伤脾胃，产生湿浊，阻滞中焦，进而引起痞满、腹胀等症状。生命在于运动，人体日常的生理活动均处于运动动态，正因为体内物质动态的流动，从而保证了人体的日常所需。恢复动态与平衡正是调理脾胃的核心之处。

暴饮暴食、嗜食肥甘厚味、生冷不忌、饮酒无度、长期久坐、缺乏运动等不良生活习惯均可产生积食、宿便等实邪，阻滞气机，严重影响了人体内的胃肠运动，使人因滞致病。若胃肠运动不畅，胃排空与肠道蠕动过慢，可发生便秘、腹胀等症状，导致功能性消化不良、便秘型肠易激综合征等胃肠动力障碍性疾病的发生。

2. 因郁致病

郁，指情志抑郁。现代社会生活节奏快、生存竞争激烈、工作压力大、人际关系复杂以及对未来不可预知等容易使人产生不良情绪，包括紧张、孤独、恐惧、焦虑、抑郁、狂躁等精神心理状态。中医学对于精神心理活动早有研究，按照五行学说，怒、喜、思、悲（忧）、恐（惊）分属肝、心、脾、肺、肾，分别具有木、火、土、金、水属性。按照五行相克的方法，不同的情志存在生克关系。一情克一情，比如怒胜思，喜胜悲，思胜恐，悲胜怒，恐胜喜。因此，可以进行以情胜情的干预方法治疗情志病。《儒林外史》中的范进和《红楼梦》中的林黛玉相关的病证治疗，分别是“恐胜喜”“喜胜悲”的典型代表，通过以情胜情，治疗疾病。

现代研究重点关注焦虑和抑郁，对于其他的精神心理活动不够重视，特别是对于以情胜情法的内在机制缺乏研究。研究表明，长期抑郁可以引起胃肠道炎症，抑郁是消化系统疾病发生的危险因素。近年来，尤其是随着2016年罗马Ⅳ标准的发布，让人们对功能性胃肠病发病机制的认识由单一的胃肠动力异常转变为包括神经胃肠病学和脑－肠互动等多方面的异常。因郁致病，其作用机制可能与脑－肠互动紊乱有关。

3. 因虚致病

虚即不足，指正气不足，包括阳气、阴血、津液等物质不足，也包括脏腑生理功能的衰弱。《素问》所言的“五劳”与现代社会不良的生活习惯和工作状态相近，也是耗伤人体正气的重要因素。“正气”与现代医学中的免疫功能相关，免疫功能低下正是正气不足的表现。研究表明，各种危险因子反复损害胃黏膜表面，使得胃黏膜变薄、血管显露，胃分泌腺体萎缩，胃酸分泌减少，胃蠕动功能减弱或丧失，因虚致病，进而形成慢性萎缩性胃炎。此外，慢性萎缩性胃炎患者胃黏膜组织中IgG、IgA、sIgA、$CD3^+$、$CD4^+$和NK细胞水平均明显降低，是免疫功能下降，也是“虚”的体现。

4. 因瘀致病

瘀指瘀血阻络。凡离经之血积存体内，或血行不畅，阻滞于经脉及脏腑内的血液，均称为瘀血。临床上，多种疾病迁延不愈，病史日久，易生瘀血，阻滞血络。血络受阻，气行不畅，气滞血瘀，甚至会产生癥瘕积聚，因瘀致病。例如，研究发现慢性萎缩性胃炎胃黏膜表面存在血流不畅和微循环障碍，而腺体萎缩、肠上皮化生和异型增生等胃黏膜组织学病理变化被认为是胃癌的前兆，均是“瘀”的表现。

（六）多维度调治脾胃策略

调治脾胃病应采用多维度的策略，在明确诊断的前提下（包括中医诊断、西医诊断），综合评估，依据中西医的特点和方法予以治疗，治疗手段不局限于中医药，还包括西医的治疗。

1. 消食和胃法

积食是阻滞消化道的主要病因。消食和胃法指通过促进消化积食以达到“通”的治法。一般使用消食化积的保和丸，常用药物有炒谷芽、炒麦芽、山楂、鸡内金等。促动力药剂和消化酶等西药也可以联合使用。

生活中，养成良好的饮食习惯，有利于保护脾胃和预防积食。比如，一日三餐，定时定量，不暴饮暴食，少吃肥甘油腻等难以消化之品。此外，吃饭时不宜过快，也不宜过缓，时间以 20 分钟左右为宜。饭后不要剧烈运动，可配合摩腹法帮助消化。

2. 通腑除滞法

通腑除滞法是指通过增加胃肠动力、促进排便以祛除阻滞消化道的积食、宿便，使消化道畅通无滞，恢复脾胃的升降运动的治法。使用通腑导滞的小承气汤、厚朴七物汤，即是此意。

生活中，注意劳逸结合是养生的基础，可保证脾胃正常的升降运动。建议胃病患者进行适度的锻炼，以散步、太极、八段锦为好，可以有效促进胃肠蠕动，保障食物的消化和营养吸收。此外，按时排便，预防宿便停留也是重要的养生方法。

3. 健脾补肾法

健脾补肾法指调补脾肾，强壮先后天之本，是常用的补虚法。补虚法是针对“虚”而言，“虚则补之”，包括补充气、血、阴、阳和强壮五脏六腑等。健脾补气的方法，常用方剂为四君子汤、参苓白术散、补中益气汤之类。补肾法包括补肾阳与滋肾阴，前者用肾气丸、左归丸，后者用六味地黄丸、右归丸。此外，针刺中脘、艾灸关元可以起到辅助作用。本法还包括增强免疫力、补充白蛋白、肠外营养等方法。

生活中要调养脾肾，避免耗伤脾肾，这是非常重要的养生保健法。胃病患者忌食冷饮、生的蔬菜等食物，水果也要根据个人的体质和气候选择，建议蒸熟之后食用。常食生冷之品会耗伤脾肾阳气，辛辣刺激之物会灼伤脾肾津液。

4. 调情解郁法

调情解郁法主要指调整心态、情绪，祛除抑郁、焦虑等不良心理刺激。在帮助患者调节精神心理状态的过程中，要细心了解其症结所在，以耐心、委婉的语言，晓以利害，缓解患者的紧张情绪，才能渐渐得到其信任，医患结成“战友”关系，共同对抗疾病。有调查表明，家庭失和、劳倦过度、情绪失调（包括过度紧张、焦虑、抑郁等）会造成大脑与内脏的功能失调，久而久之易出现胃部疾病，精神调养是养胃的一大重点。已经患有胃病的患者更要注意保持心情愉悦，乐观开朗。本法还包括应用疏肝解郁的中药，比如玫瑰花、郁金、酸枣仁、合欢花等，以及以情胜情法、音乐疗法、行为疗法等。

5. 活血通络法

活血通络法指通过运用活血化瘀的药物治疗“瘀血”、疏通经络的方法。萎缩性胃炎、溃疡性结肠炎、克罗恩病等疾病，病程日久，迁延不愈，血络不通，且有癌变的风险，治疗时需用此法。研究发现溃疡性结肠炎肠黏膜病理学有微血栓形成，凝血酶原激酶、凝血因子Ⅷ、纤维蛋白原、血小板等增多及抗凝血酶Ⅲ水平降低，且出现血小板激活状态及血液流变学改变，均是“瘀血”的体现。现代药理学研究表明，丹参、红花等活血化瘀之药不仅能改善肠黏膜微循环，而且还能调节免疫功能和抑制炎症反应。活血化瘀可使瘀血去而新血生，腐肉去而新肌生，促进溃疡的愈合。对于瘀血轻症，可用丹参、红花、郁金等活血化瘀，严重者使用三棱、莪术等破血逐瘀，病程日久，癥瘕已成，则使用地龙、土鳖虫、全蝎等化坚消积。

总之，中医学调治脾胃病具有完整的理论体系和独特的治疗手段，值得挖掘和研究。“能量、动态、平衡”是人体的生命观，与生命活动息息相关。针对脾胃病“滞、郁、瘀、虚”的致病特点，可采取多维度的调治策略，治养结合，身心同治。

（魏　玮）

十、健康管理科普要点

健康管理最早由美国密歇根大学 Edingtond W. 博士于

1978年提出，在中国则从2003年“非典”以后才引起关注，虽然起步晚，但作为一门新兴学科和行业，得到了我国政府和相关科研机构的认可和支持，并迅速兴起与发展完善。目前，健康管理学与健康管理相关产业正在成为中国现代医学创新体系的重要组成部分和国民经济新的支柱产业之一。

健康管理是指一种对个人或人群的健康危险因素进行全面管理的过程。其宗旨是调动个人及集体的积极性，有效地利用有限的资源来达到最大的健康效果。实施健康管理是变被动的疾病治疗为主动的管理健康，达到节约医疗费用支出、维护健康的目的。健康管理是由医院等传统医疗机构及之外的第三方服务机构（专业健康管理公司）所提供。具体做法是通过专业的健康管理对个人和群体的健康状况、生活方式和居住环境进行评估，为个人和群体提供有针对性的健康指导，并干预实施。健康管理就是基于个人健康档案基础上的个体化健康事务管理服务，它是建立在现代营养学和信息化管理技术模式上，从社会、心理、环境、营养、运动的角度来对每个人进行全面的健康保障服务。它帮助、指导人们成功有效地把握与维护自身的健康。一般来说，一个慢性疾病的发生、发展过程是从处于低危险状态发展到高危险状态，再发生早期病变，出现临床症状，形成疾病。这个过程可以很长，往往需要几年甚至十几年，乃至几十年的时间。期间的变化多数不被轻易地察觉，各阶段之间也无截然的界线。在形成疾病以前进行有针对性的预防干预，可成功地阻断、延缓甚至逆转疾病的发生和发展进程，从而实现维护健康的目的。健康管理不仅是一个概念，也是一种方法，更是一套完善、周密的服务程序。

健康体检是用医学手段和方法进行的身体检查，是健康管理的基础，包括临床各科室的基本检查，超声、心电图、放射等医疗设备检查，还包括围绕人体的血液、尿、粪的化验检查。健康体检是以健康为中心的身体检查，一般认为健康体检是指在身体尚未出现明显疾病时，对身体进行的全面检查，以了解受检者的身体情况，筛查慢性病危险因素和身体疾病，它不同于以疾病诊治为目的的“医疗性体检”，也不同于在办理入职、入学、入伍、驾照、出国、结婚、保险等手续时的“社会性体检”，而针对未病、初病或将病的健康或亚健康人群的体检，是预防疾病的有效手段之一。通过健康体检，可以了解自身健康状况，早期发现疾病和影响健康危险因素，达到“早预防、早诊断、早治疗”的目的，将疾病消灭于萌芽状态，达到事半功倍的效果。美国医药协会建议：35 岁以上的健康人，应每年做一次全面的健康体检。

为指导和规范健康体检服务，国家卫生部门组织专家在广泛征求意见的基础上制订了《健康体检项目目录》，包括基本项目和备选项目两个部分。基本项目是为达到健康体检目的所设定的项目，共 14 大项 59 小项，建议受检者全面了解自身健康状况时使用。备选项目是基本体检结束后，发现受检者存在某种疾病风险时开展的体检项目及体能项目，由医疗机构和受检者共同确定。《健康体检项目目录》的制订坚持了以下原则：① 达到健康体检的目的，即了解受检者的健康状况，并早期发现疾病隐患，如肿瘤和常见慢性病等；② 区分健康体检项目和疾病诊断项目。主要用于疾病诊断用途的技术和方法，不列入健康体检项目；③ 保证健康体检的质量和安全，采用临床证明已经成熟、准确、敏感的诊断技术和方法，侵入性和存在较大风险的项目不列入健康体检项目；④ 有利于体现健康体检成本效益最优原则，引导健康体检合理进行，避免浪费。

问卷问诊是健康体检的基本项目，内容包括：① 生活方式，即饮食习惯、烟酒嗜好、运动、体力活动、生活起居等；② 个人史，即既往疾病或伤残史、手术史，用药、输血及过敏史、婚姻状况、妇女月经及婚育史等；③ 家族史，即遗传病史、慢性病家族史等；④ 健康体检史，即首次体检时间、主要阳性发现、跟踪管理处置情况等。基本项目还包括血压、脉压、身高、体重、体重指数、腰围、臀围等一般项目的检查，内科、外科、眼科、耳鼻咽喉科、口腔科、妇科检查，实验室常规检查（血常规、尿常规、粪常规、便潜血），实验室生化检查（肝功 5 项、肾功 2 项、血脂 4 项、空腹血糖、尿酸），实验室免疫性检查（乙肝 5 项、丙肝抗体、梅毒抗体、HIV 抗体），常规心电图（十二导联同步心电图），X 线检查（胸部正位片 / 胸透、颈腰椎 X 线检查），超声检查（腹部超声、妇科 B 超 / 前列腺膀胱 B 超、乳腺 B 超）等。备选项目包括体适能检查（肌肉力量与耐力、柔韧性、肺活量、心肺耐力等），肿瘤标志物等实验室检查和眼底照相、颈动脉超声、心脏超声、骨密度检查、宫颈癌筛查等。

健康风险评估是以个人健康档案信息和健康体检信息分析为基础，以循证医学为主要依据，对个体当前健康状况和未来疾病发生风险进行系统、综合、连续、客观、科学地分析和评价的过程，个人健康解决方案的制订和健康风险的控制管理服务。鉴于健康风险评估的复杂性，国内外目前在实际工作中均借助计算机构建数学模型来完成，采用的健康风险评估系统是针对综合健康评估、健康年龄及可达到年龄评估、心理压力评估、危险性疾病评估等进行数字量化分析。健康风险评估是健康管理的重要内容，要作为健康科普的重点。

随着我国经济的发展，饮食和生活条件的改善，体力劳动强度的降低，工作节奏的加快，心理压力的增加，环境和致病因素的变化，中国居民疾病谱发生重大变化。1990—2017年，脑卒中和缺血性心脏病取代下呼吸道感染和新生儿疾病，成为疾病负担的主要原因。目前，脑卒中、缺血性心脏病和慢性阻塞性肺部疾病是国人过早死亡的前三位杀手，其次是肺癌等。现代医学研究也表明，冠心病、高血压、糖尿病等慢性病主要不是生物因素引起的，而是由不良的生活方式、心理因素、环境因素等引起的，这种新的医学观念被称为“生物－心理－社会医学模式”。所谓的生活方式一般包括饮食结构、工作、睡眠、运动、文化娱乐、社会交往等诸多方面。过重的压力造成精神紧张，不良的生活习惯，如过多的应酬、吸烟、过量饮酒、缺乏运动、过度劳累等，都是危害人体健康的不良因素。例如，对于长期从事办公室工作的人来说，长时间坐位、运动不足、长期使用计算机等，可以导致颈、腰肌劳损，颈椎病、腰椎间盘突出、便秘、痔疮、皮肤损害等，饮过量咖啡、浓茶、酒，吸烟、工作紧张、压力大、睡眠不足、睡眠质量差等，也都会不同程度地导致健康受损。长此以往，可以出现各种各样的病症。2017 年，高血压、吸烟和高盐饮食是导致中国人群死亡的三大危险因素。其中，吸烟是 2017 年中国疾病负担的最大危险因素，高血压导致 250 万中国人死亡。另一方面，由于生活方式的改变，红肉摄入量增加和体力活动减少，中国的糖尿病患病率大幅上升，2000—2017 年增幅超过 50%。1990—2017 年，十大主要健康危险因素中，增长最快的是超重和肥胖，增长了 185%。目前冠心病、高血压、高血脂、高血糖、糖尿病等慢性病发病率连年上升，且越来越趋于年轻化，中国城市人口有 70% 的人群处于亚健康状态，这个巨大人群将对健康管理产生迫切需求，健康管理要针对新的疾病谱和庞大的亚健康群体，开展健康管理。

健康干预要根据健康调查、个性化体检制订针对性措施。健康干预措施包括以下内容：① 健康咨询与健康教育；② 制订、实施定期检查计划；③ 行为矫正，如戒烟帮助、限制饮酒、保证睡眠等；④ 营养与运动干预，如饮食指导、运动处方、合理营养等；⑤ 心理与精神干预，积极给予心理咨询和疏导，培养自我保健意识和能力；⑥ 强化健康教育，警惕趋向性疾病的早期信号；⑦ 专项的健康及疾病管理服务，如糖尿病、心血管病及相关危险因素的管理；⑧ 中医治未病，将祖国传统医学治未病和养生保健的理论、技术及特色产品适时应用健康管理的实践中来。同时，健康管理要做好健康档案建立及管理，利用健康信息采集、存储和交换的软件、硬件和基础设施对个人的基本健康资料、个性化体检信息、健康风险评估及健康干预等信息进行规范化、自动化和智能化的计算机管理。

（徐晓峰）

参考文献

[1] 邵岑怡，袁蕙芸．医务人员职业健康研究进展．中国医院，2017, 21(4):74-77.

[2] Harrison J , Dawson L . Occupational Health: Meeting the challenges of the next twenty years. Safety and Health at Work, 2015:S209379111500116X.

[3] 卫生部卫生法制与监督司．中华人民共和国职业卫生法规汇编．北京：中国人口出版社，2002.

[4] 李涛，王焕强 . 我国职业病诊断与鉴定制度概述 . 工业卫生与职业病，2012, 38(5):257-261.

[5] 张雁林，关晓旭，毛丽君，等 . 我国职业医学人才培养的现况和展望 . 职业与健康，2017, 33(19):2733-2736.

[6] 郑玉新，梁友信 . 我国职业卫生与职业医学研究的回顾与展望 . 中华预防医学杂志，2008, 42(增刊):42-45.

[7] 贾光 . 健康中国，职业健康先行 . 北京大学学报（ 医学版 ），2016, 48(3):389-391.

[8] 孙新 . 职业健康 : 挑战与展望 . 中国职业医学 , 2018, 45(2):133-137.

下篇

健康科普

传播篇

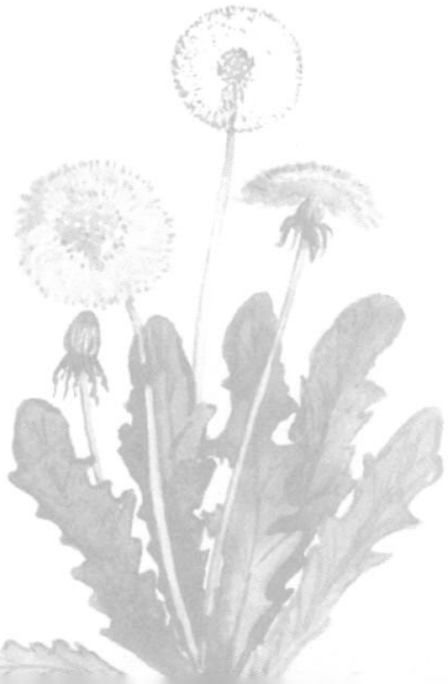

第5章 健康科普传播立足规范 便于公众接受

一、规范健康科普信息生成与传播

随着经济社会和健康事业的发展，人民群众把健康放在了越来越重要的位置，对预防疾病和获取健康知识的需求日益增加。加强健康科普工作，通过各种形式的健康传播活动，将健康领域的科学知识、科学方法、科学精神向公众普及传播，从而提高公众健康素养，是健康促进与教育工作的重要内容。然而，当前存在的优质健康资讯和服务供给不充分、不平衡的现象，甚至有少数虚假信息不断损害群众的健康权益。要在精准对接人民群众健康需求的基础上，进一步推进相关个人与机构科学有效地开展健康科普，逐步引导并规范健康科普工作广泛、深入、可持续开展。

（一）健康科普信息的定义

健康科普信息是指以健康领域的科学观念、科学知识、科学技术、科学方法、科学技能及其进展等为主要内容，以公众易于理解、接受、参与的方式呈现和传播的信息。通过普及这些信息帮助公众形成健康观念，掌握健康技能，采取健康行为，提高健康素养，从而维护和促进自身健康。

（二）健康科普信息生成的原则

1. 科学性原则

《中华人民共和国科普法》第一条总则第八条提出："科普工作应当坚持科学精神，反对和抵制伪科学。"对于帮助公众提高健康素养的健康科普工作而言，坚持科学性是健康科普信息生成的基本原则之一。

(1) 内容正确，没有事实、表述和评判上的错误，有可靠的科学证据（遵循循证原则），符合现代医学进展与共识。

(2) 应尽量引用政府、权威的卫生机构或专业机构发布的行业标准、指南和报告，有确切研究方法且有证据支持的文献等。

(3) 属于个人或新颖的观点应有同行专家或机构评议意见，或向公众说明是专家个人观点或新发现。

(4) 鼓励原创和创新，提高版权意识。引用他人观点、内容、图片或音视频素材等，必须注明原作者及信息出处；如果对他人内容进行再加工处理，也要说明是根据谁创作的什么内容改编的。

(5) 不包含任何商业信息，不宣传与健康教育产出和目标相抵触的信息。健康科普作品不能借科普之名，行广告推销之实。

(6) 建议健康科普信息开发过程要有医疗卫生工作者或取得相应资质的专业人员参与，并且在信息传播前，要请相关领域的专家对信息的科学性进行整体的审核、把关。

2. 适用性原则

健康科普信息工作的初衷，是落实对读者健康知识、健康行为等整体健康素养的提升，其关键在于建议或推荐的知识、行为能够被读者接受、采纳。因此，在进行健康科普时，不能“为了科普而科普”，一定要考虑信息的适用性，选题一定要实用，信息的编写一定要贴近生活，服务群众。

(1) 针对公众关注的健康热点问题，健康素养相关的知识和技能，临床常见病、多发病和康复护理等医疗健康相关知识，以及健康理念、医学科学进展等。

(2) 健康科普信息的语言与文字及呈现方式要通俗易懂，有可读（听）性、观赏性、吸引力与感染力，要适合目标人群的文化水平、阅读能力及接受能力等特点，让目标人群喜闻乐见。

(3) 避免出现在民族、性别、宗教、文化、年龄或种族等方面产生偏见或歧义的信息。

(4) 健康科普信息要有利于目标人群健康行为的养成和保持，具有可操作性，有实际效果。

(5) 在健康科普信息中，一旦涉及国家机密、商业秘密及公民个人隐私时，应在公共利益、个人利益、公众兴趣之间做好平衡，避免伤害他人和国家利益，更不能触及法律。

(6) 主题要积极向上，弘扬社会主义核心价值观；内容及形式符合信息传播特点，容易被受众转发与分享。

（三）健康科普信息生成的流程

1. 评估、了解公众健康需求，有的放矢，以问题为导向

(1) 通过文献查阅及互联网大数据分析、挖掘网民关注的健康热点问题；通过梳理门诊、住院患者常见问题及目标人群访谈、现场调查等方法，了解线下人群的健康信息需求；线上线下、院内院外用户健康需求相结合，确定目标受众的健康问题及健康需求。

(2) 了解目标人群的健康信息需求（他们想知道什么）。

(3) 掌握目标人群对健康科普信息的知晓程度（他们已经知道什么？不知道什么？）。

(4) 了解健康科普信息中所建议行为的可行性。

(5) 了解影响健康科普信息传播的因素（态度、文化、经济、卫生服务等）。

(6) 了解受众喜欢的信息形式、接受能力、信息传播的时机与场合等。

2. 生成信息

(1) 信息编写：针对不同目标人群的不同特点，围绕希望或推荐受众采纳的行为，编制或筛选出受众最需要知道、能激发行为改变的信息，以及为什么这样做、具体怎么做等相关信息。

(2) 信息科普化：要把复杂信息制作成简单、明确、通俗的信息，使目标人群容易理解与接受。

(3) 信息审核：在健康科普信息编制过程中，应邀请相关领域的专家对信息源的资质，信息内容的科学性、适用性进行审核。

3. 对信息进行预试验

(1) 在健康科普信息定稿之前，要在一定数量的目标人群中进行试验性使用，确定信息是否易于被目标人群理解、接受，是否有激励行为改变的作用。

(2) 可以选择小部分的目标人群，通过个人访谈、小组访谈、问卷调查等形式开展预试验。

4. 修改完善信息

根据预试验反馈结果，对信息进行及时的修正和调整。

5. 信息的风险评估

在信息正式发布之前，应对信息进行风险评估，以确保信息发布后，不会与法律法规、社会规范、伦理道德、权威信息冲突，导致负面社会舆论；不会因信息表达不够科学准确或有歧义，引起社会混乱和公众恐慌或对公众造成健康伤害。根据工作实际，在专家审核以及预试验阶段可结合风险评估的内容，同时，在信息发布之前可再组织相关专家进行论证确认。

（四）健康科普信息传播原则

1. 适用性原则

根据目标受众特点，选择合适的传播形式和渠道。形式应服从健康科普信息的内容，并能达到预期的健康传播目标。

2. 可及性原则

健康科普信息能够发布或传递到目标受众可接触到的地方，如公告栏、电视、广播、社交与人际网络等。健康科普信息可通过不同渠道反复多次的传播和使用，并在一定时间内保持一致性。

3. 经济性原则

健康科普信息传播要考虑节约原则，在满足信息传播内容和传播效果的前提下，选择经济的传播方式和传播渠道。

（五）健康科普信息传播要求

1. 注明信源及科学依据，内容准确并可追溯

(1) 注明作者（个人或机构）和（或）审核者的身份。

(2) 如果是转载，必须标明原作者及信息出处；如果是改编，必须说明是根据谁创作的什么内容改编的。

(3) 对健康科普作品中引用第三方的素材，要注明素材出处。

(4) 对治疗方法的有效性或无效性以及预期治疗效果等的介绍，须附以科学依据。

2. 注明信息的更新时间

注明信息发布和修订的日期，方便受众自主选择阅览哪个版本、了解何为最新信息。

3. 明确目的与目标人群

需说明出版或发布的信息的目的，如养生保健类信息需说明其旨在促进健康改善，而不是取代医生的治疗或医嘱。

（六）健康科普信息的效果评价

评价目的在于确定健康科普信息的内容和形式是否适当，是否有进一步修改的空间，健康科普信息传播是否能达到预期目标。

1. 评价的种类和内容

(1) 形成评价：主要是明确受众的主要健康问题，发现信息生成和传播的有利条件和障碍。

(2) 过程评价，主要从以下几个方面进行：① 健康科普信息的内容和形式是否适当；信息是否能够及时提供；媒体传播的信息是否与真实信息出现偏差；② 向目标人群提供信息的方法、渠道等是否有效；信息的覆盖面是否能够达到预期。

(3) 效果评价，主要从以下几个方面进行：① 现有信息及传播效果是否能够满足公众 / 媒介对信息的需求，常用指标包括传播内容满意度、传播方式满意度等；② 信息的内容和传播是否能够提高受众人群的健康知识水平，常用指标包括健康知识合格率、健康知识知晓率等；③ 健康科普信息是否对受众人群的态度和行为产生影响，常用指标包括信念持有率、行为流行率、行为改变率等；④ 健康科普信息传播对事件的处置或政策、舆论、生活质量是否起到促进作用，常用指标包括环境、服务、条件的改变；舆论的改变；发病率、患病率、死亡率等。

2. 评价的方法

(1) 专家咨询：针对健康科普信息的科学性、适用人群、表现形式和传播渠道、传播目标等内容，向相关领域的专家咨询。可用于健康科普作品创作和传播阶段的评价。

(2) 公众调研：采用问卷调查、个人深度访谈、小组访谈等定量和定性研究方法，了解目标人群对健康科普作品的认知程度、理解程度、接受程度、传播渠道是否经济可及等情况。可用于健康科普信息生成与传播阶段的评价。

3. 舆情监测和网络大数据分析

(1) 主要是通过网络监测和公众反馈等方式，了解公众对传播的健康科普信息或现实生活中某些热点、焦点问题的各种态度、情绪、意见和建议。可用于健康科普信息生成与传播阶段以及效果的评价。

(2) 对网民医疗健康相关搜索、浏览及问答等行为进行大数据分析挖掘，梳理网民搜索人次多、浏览频次高、咨询提问多的问题，高效、精准了解不同区域、不同季节、不同性别、不同年龄段等多维度细分用户的健康需求，有针对性地设置健康科普的方向和重点。该法可用于健康科普信息生成阶段的评价。

(3) 对通过互联网、移动互联网传播的健康科普作品进行大数据分析，从用户浏览量、点击率、播放量、访客数、转发数、点赞数、评论数等多维度综合评价用户对健康科普内容、形式及传播方式等的偏好和满意度。该法可用于健康科普信息传播阶段以及效果的评价。

（七）修复与完善

进一步了解公众对健康教育相关内容的认知和需求信息。根据已有的经验和教训，调整优化健康科普信息的内容、形式、载体及传播渠道等。

（李雨波）

二、如何走出健康科普的误区

一提到医生，人们最先联想到的是听诊器、手术刀。近年来，越来越多的医务工作者走出医院，走近民众，把健康科普作为一种特殊的“药”。医务工作者如何胜任健康科普工作？科普的实质是学术大众化，除了具备专业的医学知识，还要借助翻译能力、表达技巧、演讲水平、发散思维，把专业的知识讲通俗，将复杂的道理弄简单，使枯燥的内容变有趣，让“高冷”的事物贴近人。随着大众健康科普需求日益增长，医务工作者开展健康科普的难度更高，加之缺乏大众传播技能与公众沟通艺术，面临的误区也就更多。

那么，健康科普的误区究竟有哪些？如何才能走出这些误区呢？以下列出健康科普最常见的十二大误区，并一一进行介绍。

（一）过于深奥

不少医务人员受专业局限，往往将固有思维模式代入健康科普创作过程，把科普等同于学术报告、科研立项，习惯从原理、机制讲起，引用深奥的理论、复杂的数据、拗口的术语，过于专业、晦涩，老百姓不仅理解不了，还会产生抵触心理，导致科普效果大打折扣。

医务人员做健康科普，不怕不专业，就怕太专业！主要问题是不够通俗易懂、简明扼要、生动有趣。健康科普的服务对象是普通群众，因此，第一要义是通俗化——把高深、复杂、专业的问题用“大白话”告诉老百姓，让大家一听就懂、一学就会。以上海市卫生健康委员会（原上海市卫生和计划生育委员会）和上海教育电视台联合推出的全国首档医学电视演讲节目《健康演说家》为例，节目策划时要求每位专家的科普演讲时间控制在 6 分钟左右，每 20 ～ 30 秒抖一个“包袱”，吸引大家兴趣，在有限时间把重要健康知识点直截了当呈现给观众，讲问题、讲方法，直奔主题、简明实用，获得很好效果。医务人员做健康科普，一定要记住这一点：“遥控器”掌握在观众的手中。

（二）过于冗长

不少科普讲座中，医学人员一讲就是一两个小时，语言又过于专业和学术，自己讲得口干舌燥，台下听众却早已昏昏欲睡，或是“坐不住”提前离席。其实，不少医务人员都有类似困惑：自己花费大量时间和精力，搜罗海量医学资料准备健康科普，取得的效果却并不理想，为什么？这是因为做健康科普时，忽视了大众对于信息的接受程度。

随着移动互联网发展，碎片化阅读模式逐渐取代系统、深度的阅读，医务人员做健康科普时，也必须顺应当下的大众阅读模式，采用“短演讲，多互动”的方式。以“解放健康讲坛”为例，要求每位专家每次演讲都控制在 20 分钟以内，科普知识点不会过多，表达又言简意赅，大部分时间留给现场观众进行提问，专家再根据观众的疑问进行解答。针对观众需求，更多现场互动，这种方式既能活跃现场气氛，又能调动观众兴趣，更重要的是在短时间内让大众对某个健康知识点留下记忆，引发思考和回味，这样才能真正发挥健康科普的功效。

（三）过于“端着”

不少医务人员做健康科普时，都会给大众一种过于“端着”的感觉：高高在上、过于严肃，好像“生人勿进”。如此，科普又怎能贴近大众、发挥作用呢？

医学属于科学范畴，容易给人一种距离感和神秘感，而健康科普就是要让医学走下神坛，走近大众生活，拉近距离感，打破神秘感，所以一定要避免过于“端着”。一方面，健康科普的内容不能“端着”，这要求医务人员平时密切关注热点话题，对容易引起误读的科普有充分预判，用“接地气”的方式释疑解惑，在大众与医学之间构筑一座桥梁，打通“最后一公里”，帮助大众掌握医学知识。

另一方面，健康科普的姿态不能“端着”。医务人员要主动放下身段，避免居高临下的姿态和批评说教的口吻，在健康科普中适当开一些玩笑或者“自嘲”“自黑”，与大众“零距离”互动、打成一片。适度幽默，不仅不会贬低健康科普价值，反而体现医务人员的学术自信，还能激发大众兴趣，增加对健康科普的好感度与关注度。

（四）过于极端

一些医务人员做健康科普时，会不自觉代入极端见解，这是受到“出身决定观点”的局限。比如对于同一种病，内科医生说只有吃药有效，外科医生说只有手术有效，放射科医生说只有放疗有效，每个医生如果只从自身专业角度提出偏颇意见，就会让患者无所适从。健康科普也是如此，不同专业的医生各执一词，就会让大众望而生畏，降低对健康科普的期待感和信任度。因此，医务人员做健康科普，必须把握适度、平衡、合理的原则。

任何事都有一个度，医务人员做健康科普，既要立足自身专业发挥长处，也要立足全局、用综合视角看待问题。以运动健康为例，曾有专家对“每天行走多少步才有益健康”的问题产生争议：骨科专家说每天行走 3000 步就足够，多余运动量会对关节造成伤害；而运动医学科专家说每天至少行走 10 000 步才能达到健身效果。其实，运动要适量、科学、循序渐进、因人而异，没有放之四海而皆准的标准。无论来自什么专业，医务人员做健康科普时，都要避免过于极端和绝对的说法，寻找适合的平衡点，把握适度的分寸感。

（五）过于片面

医学发展突飞猛进，医疗技术日新月异，许多伟大成就容易让人忽略医学并非完美无缺的事实，也导致一些医务人员做健康科普时陷入认知片面、讲话太满的误区，把医学夸得尽善尽美，过度拔高大众对于医学的期待值。其实，做健康科普，必须讲“双重性”：既要讲成功的喜悦，也要讲失败的无奈。

医生是人而非神，常常会面临束手无策的情况。目前仍有很多疾病无法彻底治愈，只能延缓、控制或减少并发症，这就意味着健康科普不能“报喜不报忧”。《医学不能承受之重》一书，作为国内首部系统阐述医学局限与无奈的图书，指出当今医学正承受的“三重重负”——身体与疾病之重、医学与使命之重、社会与人生之重。为给医学“减负”，医务人员做健康科普时，既要展现医学带给人们的希望，更要告知医学存在的风险与缺陷，用真实、真诚、真挚的态度，让大众对医学建立合理的期望，宽容医学的不完美，让医患双方增进对彼此的理解和尊重。

（六）过于笼统

不少医务人员做健康科普时，往往“十六个字打天下”。哪十六个字？就是世界卫生组织提出的“健康四大基石”：合理膳食，适量运动，戒烟限酒，心理平衡。很多健康科普之所以无法吸引人，就是因为内容过于笼统，没有根据不同受众来进行内容细分。一场科普讲座下来，讲的人不知道在对谁讲，听的人也不知道听了什么，如此健康科普，效果大打折扣。

如今，各行各业都流行定制化服务，医务人员做健康科普，也应针对不同年龄段、不同职业的人群，结合不同季节、不同环境等多变因素，精细化、个性化确定科普内容。以开展“适量运动”的健康科普为例，对于行动不便的老年人，要建议他们根据自身健康适度运动；而对于久坐不动的上班族，则要鼓励他们多到户外进行体育锻炼。只有通过定制化的健康科普，才能让每个受众都能产生代入感，找到自己对应的健康困惑和解决方案，让健康科普持续“升温”，发挥效力。

（七）过于随意

一些医务人员做健康科普，存在内容上自相矛盾、说法上朝令夕改的问题。比如，今天科普“喝牛奶能补钙”，鼓励大家多喝；明天科普“喝牛奶容易长结石”，劝大家少喝。太过随意，让大众不知所措，对健康科普产生不信任感。因此，健康科普必须保持一贯性，要求医务人员“博学之，审问之，慎思之，明辨之”。

互联网蓬勃发展，各种来路不明的健康谣言走进大众视野，医务人员要在健康科普中发挥“正规军”“主力军”作用，牢牢占据新媒体“主阵地”，这就需要立足专业医学素养，充分挖掘自身优势，在权威性上狠下功夫，提前做好解疑释惑的准备，让正确理解跑到误解前面。尽管目前医学领域仍有许多值得讨论的问题，但做健康科普必须有理有据、逻辑清晰，不能含糊其辞、不知所云。尤其在同一个科普作品中，必须要求明确观点和内容，绝不能“得过且过”，敷衍了事。健康科普的内容可以简洁明了，表达也应浅显易懂，但在其背后支撑的，必须是严谨的态度、科学的精神和扎实的专业知识。

（八）过于低俗

判断一个健康科普作品的好坏，往往要参考其传播度。互联网时代，有时为吸引大众点击和流量，为健康科普设置一个“吸睛”标题无可厚非。但医务人员要牢记，健康科普的根本出发点是大众健康，而不是哗众取宠。仅仅为点击量而导致文不对题，更有甚者沦为“标题党”，为“骗取”流量而拉低了健康科普的质量和格调，实在是本末倒置。

医务人员应该有别于网络营销号，创作时可以通俗，却不能低俗、媚俗，可以举生动形象的例子，但不能选用不入流、恶趣味的内容，更不能为“博眼球”而故意唱反调，总要“语不惊人死不休”。事实上，只要开动脑筋、积极创新、求真求实、不急不躁，完全可以呈现出有趣好玩的健康科普。还是以《健康演说家》为例，其中有一位侯霄雷医生的作品标题为《今天你拉了吗？》，看似有点“污”的话题，却带大家走近科学的健康知识，让大家加深对便秘这一常见病的认识，这就是一种引起大众兴趣的良好策略。

（九）过于主观

健康科普不是单向的灌输，而是双向的互动。这就要求医务人员开展健康科普时必须有受众视角，关注大众需求，选择内容和采取方式都不能随心所欲。

科普面向大众，每个受众的经济地位、心理状态、精神特质、宗教信仰、生活方式、行为习惯都不相同，要想把科普真正讲到大家心坎里，医务人员必须打破主观桎梏，设身处地为受众着想、与观众共情，挖掘大众真正的健康需求。例如，举办科普讲座时，必须考虑现场观众的感受，多一些台上台下的目光交流和提问互动；讲座的内容也并非一成不变，必须跟随观众的提问和反馈及时调整。再如，撰写健康科普时，必须用事实说话、以情感动人，增加科普的可读性和趣味性。以上海交通大学医学院附属瑞金医院的科普文章《一名“医生妈妈”

的 7 年带娃经验》为例，作者朱凡医生站在“宝妈”的角度撰写这篇科普，同样是介绍小儿常见病的家庭处理办法，这种将心比心的方式，更能触及受众心底最柔软的地方，真正把健康知识讲到大家的心里。

（十）过于迎合

上面说了过于主观的问题，而它的另一个极端，则是过于迎合。受众的满意程度是衡量健康科普效果的标准之一，但并非唯一的标准。有时为了迎合受众，有些医务人员会把科普片拍成狗血剧，把科普文章写成八卦，一味讨好受众而忽视专业性与科学性，这绝不可取。

医务人员应该是健康科普的中流砥柱，而不是“低俗小品科普家”，需要关注大众的需求，但不能过度迎合、流于俗套，忘却科普本身的功能与职责，丧失医学应有的科学性和原则性。其实，真正对大众有益的健康科普，通常都是“忠言逆耳、良药苦口”。因此，医务人员做健康科普时，别总想着怎么“蹭热点”“讨口彩”，必须要说一些不那么“顺耳”的话，揭开隐藏假象背后的健康隐患，只有这样，才能真正实现健康科普的初心。

（十一）过于平庸

不少人觉得健康科普可有可无，就是因为总是看到一些“四季歌”“老三篇”，医务人员讲来讲去都是那些内容，过于平庸的科普注定不会招人待见，转眼就会被人遗忘。健康科普，必须找对“梗”！

信息爆炸时代，健康科普作品想脱颖而出，立意要高、策划要早、手法要新，用文创的理念来策划，用传媒的视角来打造。首先，学会把握机遇，抓住健康日、疾病日、新技术、新药面世，突发事件等关键时间节点，利用名人效应、结合热门影视等新近热点开展健康科普。其次，科普内容确保通俗易懂的基础上，可考虑增加一些有趣“包袱”，寻找合适时机抛出“梗”来，激发大众兴趣。最后，表达可运用互联网思维和“网言网语”，例如复旦大学附属妇产科医院官方公众号在情人节推出一篇《姑娘，我敬你是条汉子》，结合节日和热点，科普有关性行为的安全健康知识，获得火热反响。这种深入浅出、轻松易读的健康科普作品，让读者短时间内同时收获健康知识和愉悦心情，明显提升健康科普的传播效果。

（十二）过于花哨

健康科普形式可以多种多样，近年来，不少医务人员通过文章、演讲、歌舞、情景剧、小品、相声、漫画、短视频等方式开展健康科普，为单一、沉闷的健康科普界吹来一股清新之风。其中有些方式，参加科普大赛可以，但用在日常科普中，需花费大量时间精力，成本太高。从实际效果来看，过于花哨的形式，容易喧宾夺主，让观众把视线投向表演而忽略内容本身，导致健康科普流于形式。

平时医务人员工作繁忙，最好选择投入较少时间和精力就能产生科普效果的方式，同时牢记：形式不能高于内容，最重要还是练好基本功。因此，脱口秀、做演讲和写文章，是较适合医务人员做健康科普的方式。比如《健康演说家》，虽然每个人只有短短几分钟，却可以灵活机动，效果直抵人心。再如，全国首档户外媒体健康脱口秀节目《健康公开课》，邀请青年医师结合自身专业和爱好，以脱口秀的形式，开展趣味健康科普，获得市民广泛好评。因此，健康科普未必需要花样百出，只要对选题策划与内容制作多花心思，简单形式也能取得良好效果。

充分了解、注意避免健康科普这十二大误区，广大医务人员一定能把健康科普做得既科学严谨、专业权威，又生动有趣、时尚酷炫，成为真正的“健康科普达人”！

（王　彤　宋琼芳　杨晓菲）

三、健康科普文稿写作基本要求

健康科普文章写作的基本要求应该强调：① 科学性：内容正确、来源可靠、数据准确，具有共识性；② 通俗性：公众能够看懂，容易接受；③ 适用性：能解决实际问题，学得会，用得上。在创作中尤其应注重以下几个方面。

（一）从公众需求出发

医疗卫生领域工作的医务人员一般都经过严格的医学专业学习，在医学院校，通常学的是解剖、生理、病理、病生、内外科等医学专业知识，且越来越多的学者获得硕士学位、博士学位，毕业后在工作中一方面不断总结经验教训，一方面做科研、写论文，通过临床实践和科学研究，在专业上不断取得进步，长期以来接受的是医学专业化的训练和思维。然而在开展健康科普工作时，面对的是对健康科普知识有需求的人民群众，且多为缺乏医学专业知识的人群。因此需要有一个思维转化过程或角色换位思考，写作内容不再是中英文摘要、资料与方法、结果、讨论等，而是应适合公众的阅读能力、习惯和需求的写作。如对于已患病的人群往往关心的问题是：出现了某种症状是怎么回事？有哪几种可能？还有哪些其他表现？应到哪个科室看病？要做哪些检查？有哪些治疗方法？效果如何？而对于健康人群，健康科普知识点应着重介绍常见疾病或突发性传染病的预防知识，如登革热：登革热由什么引起？有哪些表现？如何预防？健康普及知识重点放在如何预防上，使广大民众了解登革热的发病原因，积极采取防蚊驱蚊措施，从而切断传播途径，控制疫情，减少发病率。只有从公众的健康科普知识需求出发，才能针对性地写出高质量的看得懂、用得上的好文章。那么，如何获取公众对健康科普知识的需求？

1. 从日常医疗工作中获取需求

其实，公众对健康科普知识的需求就存在于医务人员的日常工作中，在看门诊时和患者住院期间、治疗前后、手术前后、出院后随访等场景中，此间患者都会提出各种与其相关的问题，如果我们在日常医疗工作中作为有心人将共性的问题收集整理，通过学习、查找资料及临床实践，撰写出较全面的对应文章，那就解决了公众对某些疾病相关健康科普知识一定的需求。

2. 依据大数据获取需求

当今全媒体时代，公众可以方便地通过网络 PC 端、手机端等提出各种与健康相关的问题，依据大数据统计，问得最多的问题应该就是公众最关心的问题，同时也是公众对健康科普知识需求最多的方面（图 5-1 和图 5-2）。2015 年中国科协科普部、百度指数、中国科普研究所共同开展中国网民科普需求搜索行为研究，图 5-1 所示民众对健康与医疗信息需求在 8 个主题的搜索中占比为 53.05%，最受关注；应急避险主题相关的搜索占比为 13.59%，位居第二；信息科技搜索占比为 10.44%，位居第三。

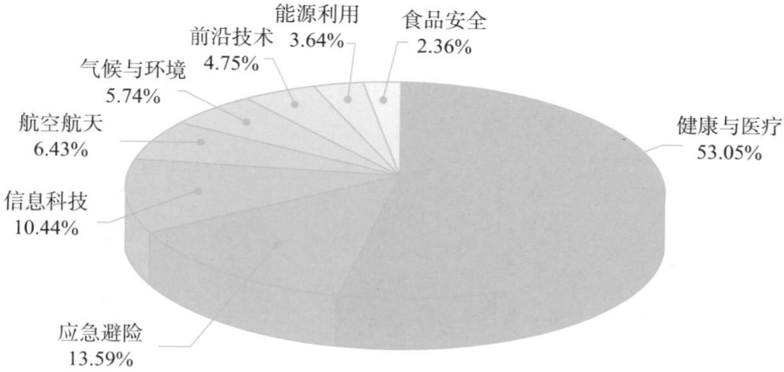

图 5-1　**2015 年 Q2 中国网民科普主题搜索占比**

引自 2015 中国科协与百度联合发布的《中国网民科普需求搜索行为报告》

2019 年第一季度八个科普主题搜索份额排名依次是健康与医疗（73.8%）、信息科技（11.4%）、气候与环境（3.4%）、航空航天（3.1%）、前沿技术（2.9%）、应急避险（2.4%）、能源利用（2.3%）、食品安全（0.7%）。可见有关健康医疗需求的信息有了更多的提升。

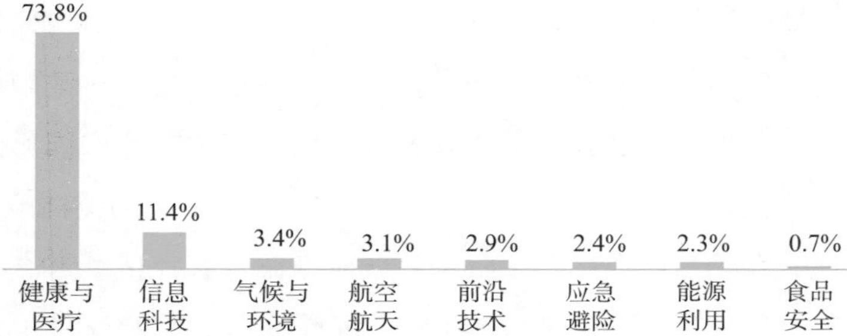

图 5-2　**科普主题搜索份额 -2019Q1**

引自 2019 年中国科协与百度发布的《中国网民科普需求搜索行为报告》

而当新闻热点出现时，瞬间引起搜索热度增长可达数十倍。如 2015 年热点事件，2015 年 1 月 16 日下午，著名歌手姚贝娜因乳腺癌病逝，引发社会各界广泛关注和报道，乳腺癌成为网友关注和讨论的焦点，搜索指数迅速上涨。

通过大数据统计，搜索主题方面，网民最关注的科普主题为健康与医疗，主要热搜词有咳嗽、感冒、艾滋病、维生素、腹泻、糖尿病等，互联网已经成为常见疾病的问询平台。从大数据中可以看出公众对健康科普知识的关注点有哪些。因此，积极开展健康促进教育，有针对性地普及健康科普知识，对倡导健康文明生活方式，加快推动以治病为中心转变为以人民健康为中心，有着极其重要的现实意义。

（二）用通俗的语言表述

在医疗卫生工作中，医务人员的部分日常工作是书写门诊病历、住院病历或护理记录等，并将自己经过多年临床实践的体会、经验、科学研究等通过专业杂志、专著发表，通过国际、国内学术会议进行交流，而医院在职称晋升方面也有相关要求。医务人员习惯了常用的医学专业术语，在他们的日常诊疗过程中，对疾病的诊断、检查、治疗、护理、随访等转归过程，运用的亦是医学专业思维。因此，在进行健康科普知识写作时，很容易采用医学专业的方法和理论去写作。如写某疾病时，很自然地要介绍发病机制、鉴别诊断等内容，使读者云里雾里，深奥难懂。如何将深奥的医学专业知识通过浅显易懂的通俗语言表达出来是一个需要历练的过程。健康科普文章如何做到通俗化？重要的是你所写的内容公众能看得懂。我们认为：① 健康科普类文章应该使具有初中文化水平以上读者可以看懂；② 健康科普文章内所用疾病名称尽量与民间习惯用语相联系，如癫痫，俗称羊癫疯；牛海绵状脑病，又称疯牛病。通过疾病名称绑定关系，既与公众现有的认知相挂钩，同时也普及提高了公众对医学专业知识的知晓度；③ 有关疾病的相关知识如流行病学、病因、症状、检查、治疗、预后、预防等内容应尽量用公众能够理解的语言去描述，如有篇健康科普文章在介绍人乳头瘤状病毒（human papilloma virus，HPV）时是这样描述的："我就是大名鼎鼎的 HPV，中文名叫作人乳头瘤状病毒，99.7% 的宫颈癌发生都与我有关，其实你们不了解我，我的家族很复杂，家族成员有 100 多位，其中有 13 个是可能引起宫颈癌的重点被检测对象，但实际上能引起宫颈癌的多半是 HPV16 和 HPV18 这 2 个‘害人精’。”作者用浅显的语言，非常生动地将女性当前比较关注的患宫颈癌的主要病因讲明白了；④ 尽可能采用图文并茂的形式，通过插图可以更便捷、清晰地表达出作者的观点，使公众不易理解的内容能够通过一图读懂（图 5-3）；⑤ 语言文字要简明易懂，通俗流畅。这是撰写健康科普文章的基本要求，有些作者写作内容是将国外文章直译过来，常常出现倒装句，与国内的语言习惯不一致，非常生涩，不要说读者难懂，编辑加工起来都很困难，修改时感觉无从下手；⑥ 采用多种体裁的写作形式。如问答式、简述式、卡片式、叙事式、趣味式、广告式等方式将健康科普内容清晰地表达出来，达到“轻阅读”的目的。

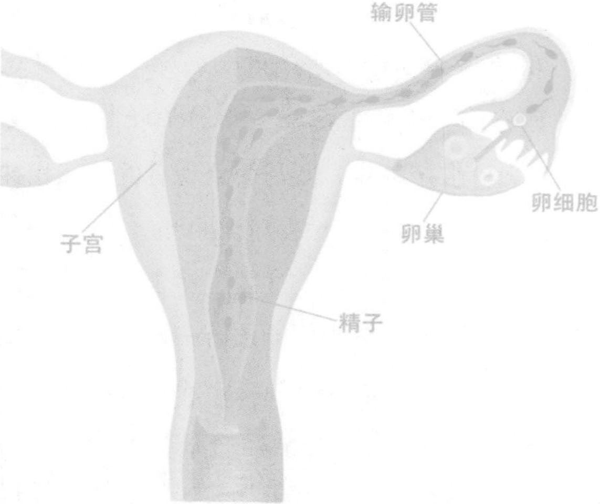

图 5-3　**精子与卵子在输卵管壶腹部相遇**

精子射出后经阴道、子宫颈、子宫腔才能到达输卵管。至此，精子与卵子在输卵管壶腹部得以相见，一般只有一个精子能与卵子结合。神奇的生命之旅从此开始

在写作过程中，为避免对医学概念、基本理论与已出版的教材、专著、期刊内容出现雷同，发生知识产权纠纷，健康科普专家应对所创作的健康科普文章运用自身语言进行表述，选择合适的切入角度，选题要新颖、吸引“眼球”，文字要简洁，内容需流畅，深入浅出，既有指导性，又具服务性。

（三）介绍公认的知识

在健康科普文章写作中，应依据公众关注的热点，介绍科学事实和医学基本知识，同时应反映学术界现有公认的成熟的观点，个人不应作评论、推断和褒贬。医务人员在各自的医疗实践中，在疾病诊疗中，都有不同的经历和体会，这些经验和体会及科学研究可以通过相关专业杂志发表，通过专业学术会议进行交流，但对于公众健康知识的普及教育，应介绍学术界公认的观点，尤其学术界尚在争论的观点不应作为公众健康教育的内容。否则，今天这个专家这样讲，明天那个专家那样讲，会导致公众无所适从。这样的例子比比皆是，如《中国居民膳食指南》推荐健康成年人每人每天食盐摄入量不超过6g。我们在科普宣传中就应以此为标准进行口径一致的宣传，而不是一律提倡低盐饮食，更不是越少越好，低盐膳食常用于某些疾病如高血压、心力衰竭、肾衰竭等患者。我们认为介绍健康科普知识同样应以国际国内权威的医学专业著作、教材的内容和各专业最新指南等为依据，如人民卫生出版社最新出版的《全国高等学校教材（供基础、临床、预防、口腔医学类专业用）》《实用内科学》《实用外科学》《实用妇产科学》《实用儿科学》等系列丛书；中国协和医科大学出版社最新出版的《中华医学百科全书》；中国健康科技传媒集团（原中国医药科技出版社）最新出版的《中华人民共和国药典》；各医学专业相关疾病的最新版指南或共识。参与健康科普内容创作的专家的口径只有基本统一在上述参考资料依据的前提下，再用自身的语言，采用不同的写作方式，介绍公认的健康科普知识，才能真正使公众获得具有科学性、适用性、可信赖的健康科普知识，才能使他们在当前融媒体的海量信息面前不困惑、辨真伪。

（四）医学名词规范与解释

在健康科普文章写作中凡涉及医学专有名词均应以“全国科学技术名词审定委员会”最新公布的名词为准，有关疾病的分类应以《国际疾病分类 ICD-10》最新版为标准。在疾病名称方面，常见的问题用得比较混乱，有时为了方便，甚至造词，如有的作者将传染性单核细胞增多症称“传单”；将酒精性肝炎称“酒精肝”，这种不严谨的做法是不可取的。我们认为，在进行健康科普文章写作时，同样需要严谨，在某种意义上，此类文章的影响力更大，宣传范围更广。因此，在健康科普宣传工作中，应该认真地学习和熟练掌握规范医学名词的用法，养成查找医学辞典和相关资料的习惯，这样不仅有利于健康科普文章的写作，同时对日常医疗护理工作也有极大的帮助。那么，在健康科学普及工作中怎样使公众能够理解这些医学专业术语或了解相关疾病名称呢？这就是我们前面提到的，可将规范的疾病名称与公众常用的俗称（如有）绑定，如流行性角膜结膜炎就是人们常说的红眼病，由腺病毒引起，传染性极强，可造成暴发流行。在写作中对所涉及的医学专有名词作通俗化的解释，才能真正起到普及医学知识的作用，跨过医患之间专业不对等的鸿沟，扭转某些不理解的局面，将医治疾病前移到预防疾病，使公众了解掌握正确的健康科普知识，才能真正改善医患关系。

（五）同行评议的重要性

一篇好的健康科普文章应经得起同行的评议。这就需要我们的作者有扎实的专业基本功底，丰富的临床实践经验，开阔的国际视野，只有这样才能融会贯通地将一篇健康科普文章写好。因此，提高自身的专业水平是做好健康科普工作的前提，只有做好临床各项工作，不断总结经验教训，并将临床中患者提出的各种问题进行收集，详细记录，才能掌握开展健康科普工作的第一手资料。在此同时还需要有更多的精力投入到继续医学教育学习中去，通过阅读专业文献、参加各种形式的学术会议来不断充实自己，不断“充电”，才能从直接经验和间接经验中不断提升自身专业水平，以此写出来的健康科普文章就不是一己之见，更不会局限于个人的临床经验，而是一篇有力度、较全面、经得起推敲的健康科普好文章。再则，同行评议时可以从不同角度、不同深度提出建议，使您的健康科普文章更加完美，以弥补不足之处。随着网络、电视、手机等现代科学技术的飞快发展，融媒体矩阵的日新月异，从某种意义上讲，健康科普文章较专业学术文章的影响力更大，传播速度更快，受众面更广，甚至将直接导致人们日常生活的改变。

（六）认真严谨的编辑加工

健康科普文章的发表如同专业学术文章一样需要规范的编辑加工和严格的审核制度。在互联网发展的最初阶段，网上最多的内容就是各种关于健康、养生、就医的信息，但最不靠谱的也是这类信息。“多”是因为网民在搜索平台上提出有关健康、寻医问药方面的问题最多，“不靠谱”是因为网上的健康科普信息多未经过正规的医学专业团队审核和规范的医学编辑加工，而是随写随发表，不审核写作者的资质，不通过同行的评议，不经过医学编辑的再加工，从而使此类不靠谱信息满天飞。如何写好一篇健康科普文章前面已讲了很多，这里我们重点谈健康科普文章的编辑加工问题，因为只有对编辑工作有了一定的知晓，才能在写作中注意到以下问题，以免造成多次返修，甚至退稿。

1. 通常采用三审制

(1) 一审：由责任编辑按照编辑工作要求对文稿进行加工。医学编辑加工文稿的一般性工作内容应包括统一体例格式、规范名词术语、求证专业内容的科学性，确保文稿语法通顺及文字精练、标点符号使用规范、法定计量单位使用准确、图表符合相关要求、参考文献引用规范等。

(2) 二审：编辑部主任或编审对稿件的修改是否认同，同时解决责编提出的疑难问题，进一步完善修改。

(3) 三审：总编对文稿政治性、科学性及文稿加工等方面进行最终审核，决定稿件的发表。

2. 注重政治性问题

注意文稿中有无与国家方针政策等相悖的论点和提法。有无宣传封建迷信、伪科学等问题。

3. 科普文稿的科学性问题

健康科普文稿的科学性体现在所表述的医学理论、技术和方法应该是准确无误的，是有科学依据的。编辑在加工中有任何疑问应查找有关资料或请教有关专家解决。尤其是当作者跨专业写作时（如临床医生写基础医学内容）容易出现差错。

4. 医学名词规范问题

医学编辑是对文稿中医学名词规范的主要执行者，文稿中专业名词是否规范，是否统一，是考量编辑工作水平和工作态度的重要指标。医学名词的修改应参照“全国科学技术名词审定委员会”最新公布的名词和相关专业权威著作中的提法。

5. 语言文字准确性问题

编辑加工后的健康科普文章，一般应达到简单明了，通俗易懂，语言流畅，文字通顺，正确运用标点符号，体例格式统一。优秀的健康科普文章应该是将高深的科学理论、复杂的科学技术通过健康科普作家的写作和认真细致的编辑加工共同完成。对于某些较深的专业内容，编辑应首先理解作者的意图，并了解熟悉公众接受的能力，再用通俗的语言加以修改，请作者确认后发表。

6. 法定计量单位问题

在医学领域实行法定计量单位，对于加速我国医药科技发展，进一步保证医疗、科研、教学质量起着重要作用。编辑应熟练掌握法定计量单位在健康科普文稿中的使用。对已废除的计量单位不应再在文稿中出现。

7. 缩略语应用问题

在健康科普文稿写作中，为了方便，作者习惯用英文缩写表述，但使读者困惑不知何意。编辑对此可采取两种处理方式。其一，全部用中文表述。其二，该缩略语首次出现时译成中文，括号全英文加缩写，此后文稿中均可用缩写形式，如反流性食管炎（reflux esophagitis，RE）。对于健康科普文稿建议采用第一种方法。建议在健康科普文章中尽量不用医生习惯使用的缩略语或英文字母。如小时（h）、分钟（min）、天（d）、厘米（cm）等，建议用中文，但对公众熟知的缩略语，如 CT、B 超等可用略语，CT 的中文全称应为“电子计算机断层扫描”，在诊疗中当您对患者说，去做“电子计算机断层扫描”检查，患者反而不知其所以然，如果对他说去做 CT 检查，他却明白了。

编辑学是一门专业。一篇好的健康科普文章只有经过认真、细致、严谨的编辑加工后，才能真正体现出她的价值。为了确保文稿质量，编辑工作需要制订严格的质量控制流程。我们深信，互联网发展到今天，网上有关健康科普信息一定会更加严谨、更加规范、更具科学性和适用性，而那些垃圾信息一定会被清理和淘汰；全媒体矩阵时代的健康科普信息会更加科学、规范、通俗、适用。以下为健康科普内容质量控制流程图（图 5-4）。

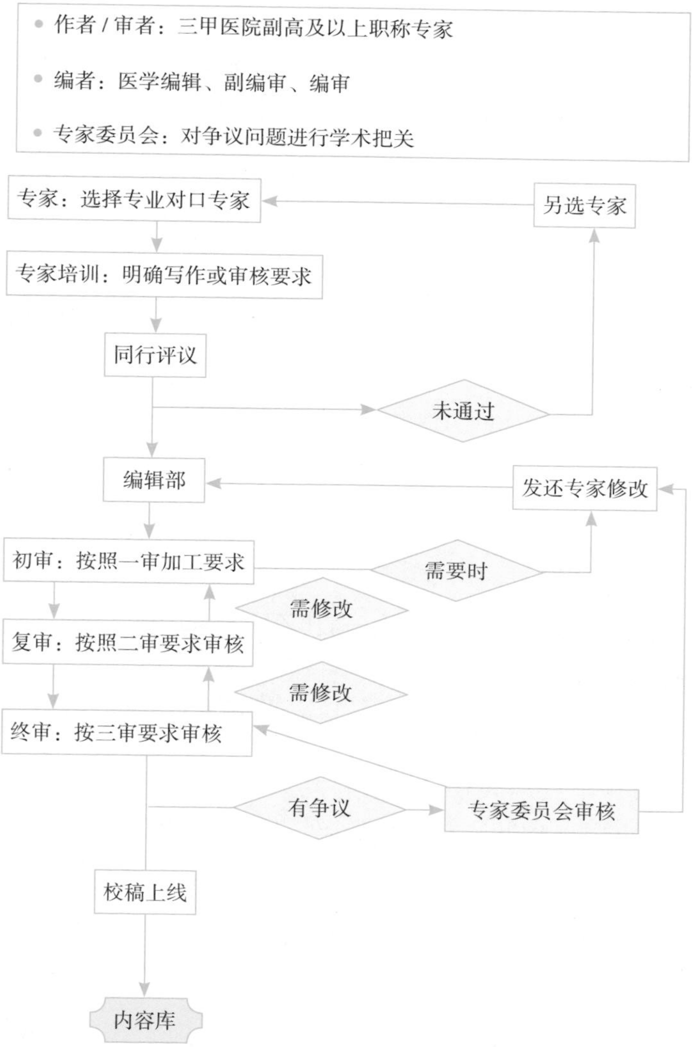

图 5-4　**百科名医网健康科普类文稿质控流程**

（彭南燕）

四、健康科普语言技巧

健康科普语言应该是集科学性、逻辑性、艺术性、通俗性高度统一的健康相关语言。更重要的是需要一定的技巧，将严肃的科学专业知识转化为艺术性的表现形式。这需要把握几个关键性问题，包括：① 仍应明确观点，将科学表达不容易理解的东西，转化为容易接受的内容，充分调动受众固有的记忆经历，以便于产生共鸣；② 运用不同的形式，从不同角度去说明一个科学事务，如从正反两方面去说明；③ 应尽可能给予受众人群可操作的方法与案例，更具备实践性；尽量做到艺术性处理，让受众在愉快的心情和环境中接受健康知识。这其中最核心的内容是，语言的艺术处理和表达方式的艺术性，方式不同，表达的张力不同，科普教育的结果完全不同。下面以“少喝酒有利于健康”为例，对比不同形式的科普语言带来不同的结果。

酒对于人体的影响其实是众所周知的，但是鉴于我国传统对于酒的喜爱和饮酒常常发生在社交场合并已经成为社交的一种表现形式，因此劝人戒酒或少饮酒经常仅仅收到别人的推脱。针对这些人常常有两种表达方法：第一种就是传统方法，也常称为“正论”，例如提出，适量饮酒可以促进血液循环，但如果不能限制饮用的话，对人体是弊大于利的，过量饮酒对人体的伤害主要表现在：① 过量饮酒影响脂肪代谢，乙醇减慢脂肪酸氧化，让脂质更利于储存，肝脏脂肪合成增多，血清甘油三酯含量增高而发生高脂血症；② 长期大量饮酒导致体内多种营养素缺乏，如蛋白质、维生素等；③ 过量饮酒增加高血压、脑卒中的风险；④ 大脑的抑制功能减弱，记忆力减退、理解力下降，而导致醉酒者失去往日的文明礼貌甚至危害治安；⑤ 严重醉酒容易造成知觉障碍、进入昏睡、甚至昏迷状态；过量酒精还会降低男性雄激素水平而影响后代健康，也会导致胎儿畸形甚至死胎。鉴于过量饮酒有如此多的不良反应，建议大家都少喝酒、不喝酒，对自己的健康和社会安全都有好处。

很显然，以上是按照科学论文的方法进行科普教育，讲述的内容都没有错误，但是语言的吸引力和表现形式却是呆板、空洞的，受众人群只能说："我知道了，谢谢，咱们继续喝酒吧。"

而以下科普教育的方式则进行了较大的修改，体现在题目以"酗酒之害、触目惊心"为题。如"只要想一想监狱里50%的罪犯、40%的交通事故和医院中的25%的患者"都与酗酒有关。而这意味着数以百万计的家庭和无数痛苦悔恨都与酗酒有关，就使人不寒而栗。酗酒会更进一步影响医疗与健康的安全性。饮酒后，随着血液中酒精浓度的上升，神经系统产生不同的反应。起初阶段，当100ml血液中酒精浓度在20mg时饮酒者的心情好、精神爽，有欢快感，是饮酒后的最佳状态，表现如君子。当100ml血液中酒精浓度为40mg时，饮酒表现就如"孔雀"，愉快而健谈，思维敏捷，乐而忘忧，喜好展示炫耀自己；但是当100ml血液中酒精浓度达到80mg时，表现如“狮子”，饮酒者就会出现精神亢奋、自高自大，语言傲慢，刚愎自用，略有微醉（按照交通法规定，每100ml血液中酒精含量≥20mg但＜80mg即为酒后驾车，每100ml血液中酒精含量≥80mg则为醉酒驾车）；当100ml血液中酒精浓度为120mg时，表现如“猴子”，自控力减弱，行为古怪，什么话都敢说，什么事都敢做，属于酒后误事范围；最终在100ml血液中酒精浓度达到160～200mg甚至更高时，就表现如“蠢猪”了，会出现思路紊乱、步履蹒跚、反应迟钝、语无伦次，渐入昏睡状态。酒精浓度再高就可能导致昏迷，深度麻醉直至死亡。据说黛安娜王妃车祸时，其司机就属于醉驾，100ml血液中酒精浓度为205mg。在以上表现形式中人们并没有单纯反对喝酒从而没有着力恶意禁酒。但是作者巧妙地将君子、孔雀、狮子、猴子、蠢猪比喻成喝酒的五个行为阶段，让人们静下来思考，从君子变成“蠢猪”的情感变化。从人文的层面表达，情感的角度分析，激发人们对酒精的羞耻感。老子的《道德经》曾经说过“太上，人不知其有”，就是说明，最高级的教育和劝导，就是创造氛围，用看不见摸不着的方法润物无声。

理想的健康科普讲究的是针对听众的需要，讲他们一听就懂，一懂就用、一用就灵的知识，这就是健康科普的实用性。要做到这些并不容易，科普传播者必须真正做到三个贴近（贴近百姓、贴近生活、贴近实践）。科学普及的语言从表达角度来说可分信、达、雅三个层次，信，即科学性，就是写出真正经得起检验的科学知识；达，即用通而不俗的语言，根据目标听众的理解水平，将相关知识、观念传播出去，让受众了解、掌握；雅，即艺术性层面，要求以趣味性、愉悦的心理状态接受传播的内容。为了达到这样的效果，可以采用一些修辞方法，让科学知识“活”起来。

修辞是在运用语言传递信息、表情达意的过程中，追求最佳表达效果的言语实践。最佳表达效果就是指“准确、鲜明、生动、形象”。这些常用的修辞方法主要包含以下几个。

1. 比喻

比喻常常把枯燥的科学名词变得更容易理解，比如骨质疏松的病因中用成骨细胞、骨小梁等名词写给非专业人员很难理解，但是如果用春天的糠心萝卜比喻骨质疏松就让受众心领神会。

2. 对比

对比是将不同事物的特点进行比较、鉴别，使得语言色彩鲜明、事物的特征更加突出。比如反映我国糖尿病发病率快速增长，应用我国 1981 年的数据 0.67%，而 1996 年已经长到 3.67%，到了 2008 年则增加到 9.41%，这些鲜明的数据对比很容易引起受众的关注。

3. 引用

恰到好处地引用一些格言、典故、名人故事可以增加说服力。比如在解释中国古代针对糖尿病的治疗贡献，引用唐代大诗人杜甫自己控制糖尿病的案例，极大地吸引了人们的关注。

4. 归纳

对于生活方式病的生活干预，可以说长篇大论，但是也可以按照 WHO 发表的《维多利亚宣言》提示的“合理膳食，适量运动，戒烟限酒，心理平衡”16 字简单明了地总结。

5. 数据与图表

采用具体的数字及图表更具权威性。

6. 名人名言

希波克拉底说“食物是最好的医药”八个字就将营养与膳食在医学健康中的作用表述得非常清楚。

7. 典故与格言

应用三气周瑜的故事提醒人们心胸要宽一些，心理健康很重要。

8. 重复

最流行的一句话就是“重要的事情说三遍”以增强大脑的记忆。

9. 顺口溜

“饭后百步走，活到九十九”“活到九十九，还是不能走”“12345，红黄绿白黑”这些广为流传的顺口溜，让健康知识朗朗上口，久能记忆。

上述这些常用的修辞方法，可以联合应用，除了文字性科普内容，还可以在科普讲演、微信、抖音等新媒体中应用，将科学知识广为传播。

（陈　伟）

参考文献

[1] 金大鹏，赵春惠 . 科普演讲能力培训教程 : 健康科普演讲能力三循环培训模式 . 北京 : 人民军医出版社 , 2009.

[2] 金大鹏，吕一平，张超，等 . 健康科普演讲教程与实践 . 北京 : 人民卫生出版社 , 2007.

[3] 斯蒂芬 • P. 罗宾斯，菲利普 • L. 亨塞克 . 交际技巧与能力训练：第 3 版 . 刘中显，王润红，王彩虹，译 . 北京：电子工业出版社 , 2005.

[4] 特里 • 甘布尔，迈克尔 • 甘布尔 . 有效传播：第 7 版 . 熊婷婷，译 . 北京：清华大学出版社 , 2005.

[5] 桑德拉 • 黑贝尔斯，理查德 • 威沃尔二世 . 有效沟通：第 7 版 . 李业昆，译 . 北京：华夏出版社 , 2005.

[6] 陈永生 . 医学文稿的常见问题及对策 . 2 版 . 北京：中国协和医科大学出版社，2018.

第6章 全媒体实施健康科普知识传播

一、精准健康传播科普要素

面对当今医学科学的深入发展与日益增长的健康需求，令健康传播工作者难以以专概全；面对当今多元化信息和健康传媒的纷繁复杂，令广大民众难以准确获取而无所适从；面对当今生态环境变幻莫测，令社会人文健康难以适应提速更新；如何去除碎片式知识传播、摒弃片段式见解传播、割断谣言式误导传播。如此种种，摸索以人为本的健康传播科学规律，探索与社会相适应的健康传播科学内容和形式，求索推进“健康中国”的伟大战略，精准健康传播学的产生就成为必然。为规范和指导我国科学健康传播的理论与实践、突出具有中国特色的健康传播整体方略与目标，实现精准健康传播科学惠民的宗旨，结合我国国情和具体实践，绘就精准健康传播“49条”方略，借以提升广大健康传播工作者的理论知识与业务水准，从科学传播源头上精确、科学传播途径上精致、科学传播受众上精益，建立以人人文明健康为目的的科学精准健康传播体系。

（一）精准健康传播守“七则”

根据不同人群的教育背景与生长环境、不同地域不同流行病学疾病谱分布、不同时期的季节变化、不同的公共卫生事件、不同机体器官衰老的发生发展过程、不同种群的基因类型、不同相关的国家法律法规法则，结合人们的实际需求与接受程度，制订具有针对性及实效性的精准健康传播方略：一因“人”制宜；二因“地”制宜；三因“时”制宜；四因“事”制宜；五因“器”制宜；六因“因”制宜；七因“法”制宜。

（二）精准健康传播循“七理”

根据不同人群的生理功能与适应能力、不同人群病理机制与适应能力、不同人群的心理状态与适应能力、不同人群伦理规范与适应能力、不同人群情理倾向与适应能力、不同人群法理约束与适应能力、不同人群数理循证依据与适应能力，结合不同人群教育背景与人们的接受程度，阐述具有匹配性及适宜性的精准健康传播方略：一适“生理”而为；二适“病理”而为；三适“心理”而为；四适“伦理”而为；五适“情理”而为；六适“法理”而为；七适“数理”而为。

（三）精准健康传播具“七素”

大数据全媒体移动互联时代的来临，不仅是技术层面的进步，也颠覆了传统的健康传播模式，从中心到边缘的单向度的健康教育、健康促进，随着技术的发展和公众意识的觉醒，已然无法适应新的媒介环境和公众的要求，健康传播需要以受众为导向，借助新的技术与手段，进行精准健康传播：一健康传播传者；二健康传播受众；三健康传播内容；四健康传播形式；五健康传播渠道；六健康传播数据；七健康传播场景。

（四）精准健康传播修“七质”

我国已经进入“互联网 +”时代，信息传播渠道更加多元，给健康传播带来了新的机遇，同时也带来了新的挑战。精准健康传播不能仅停留在进行健康知识泛泛而谈、盲目灌输的“量”上，更要凸显在健康传播效果、价值的“质”上：一修“信”为上；二修“达”为效；三修“雅”为韵；四修“时”为契；五修“度”为要；六修“知”为基；七修“行”为本。

（五）精准健康传播孝“七母”

寻觅精准健康传播之根，引来精准健康传播之水，灌溉精准健康传播之田；竖起精准健康传播之树，就会结出精准健康传播之果，故加强精准健康传播的系统理论建设，树立精准健康大思维，从源头上把控刻不容缓，方能面对未来可能发生的一切。揭示精准健康传播本源之“母”，克服片面性、减少盲目性、增强针对性，让人们站得高、看得远、击得准，益与同仁孝“母”善行：一地球之“母”造命；二国家之“母”蕴命；三社会之“母”济命；四家庭之“母”塑命；五生身之“母”育命；六他人之“母”扶命；七自体之“母”养命。

（六）精准健康传播延“七生”

健康是一切价值的源泉，它不仅是个人资源、家庭资源，更是社会的基本资源，是经济发展、社会进步、民族兴旺、国家繁荣的保证。然而，想要全面提升我国人民的健康素养水平，探究其“法”，就必须认知其“本”，即生命的本源。我们的生命与健康是上天与父母共同赐予的，极为珍贵，以生命之“生”与身心之“健康”为主线，追寻健康本源：一健康创生；二健康仁生；三健康卫生；四健康养生；五健康救生；六健康悦生；七健康蕴生。

（七）精准健康传播承“七归”

有生有死，有始有终，生命才是完整的。只有摒弃守旧观念，树立正确的“死亡观”，超脱问题之表象，以宏观的眼光再次审视与理解死亡，才能够真正认识到生命的终极意义与价值。在充分尊重中国传统文化的同时，革故鼎新，启发人们既能幸福地“生”，亦可坦然地“归”，获得精神生命的平静与不朽：一，“遗体”归承“遗像”；二，“植棺”归承“植树”；三，“腐生”归承“新生”；四，“寿命”归承“厚命”；五，“哀乐”归承“安乐”；六，“假象”归承“真相”；七，“凡心”归承“善心”。

（八）精准健康传播科普“三心”范例——化心痛、强心力、防心碎

近日相继发生“高以翔们”的逝去，牵动了无数人的心弦，让“猝死”这一出乎人们意料的突发死亡再一次进入了大众的视野。对于猝死而言，无论是心源性还是非心源性原因所致，其前都会出现心搏骤停，如果能在黄金抢救时间内快速建立人工循环与呼吸进行心肺复苏，将使一部分人起死回生。目前我国心搏骤停的发生率正逐年攀升，并成为青壮年人群的主要杀手，仅心源性猝死每年发生近55万人，发病率已渐近发达国家水平，但整体抢救水平远低于发达国家和地区。如何走出我国心肺复苏公民普及率、院外设备配备率、复苏成功率均低于1%的“三低”窘境，是我们应对猝死的重大公共卫生挑战，

当恶魔降临时不再束手无策力不从心，唯强盛心的力量、构筑心的长城、履行心的使命可谓民生体系建设之本。

1. 强大救心“人”

我国心搏骤停 80% 发生于院外，且治愈率仅为 1%，远低于欧美发达国家的 12% ～ 15%。而心搏骤停黄金抢救时间仅为 4 ～ 6 分钟，就院外 120 救护车到达患者身边的出诊时间为 20 ～ 30 分钟，是目前医院、社区、120 专业医疗急救单元“三不及”空白时段，可看出院外是我们与猝死博弈的主战场，院外第一目击者成为第一反应者是我们战胜猝死的主力军。面对我国心肺复苏公民普及率低于 1% 的现状，王一镗教授与王立祥教授曾做过万名医务工作者向家庭成员传授心肺复苏的调查，结果亦低于 1%，表明加强增大我国心肺复苏普及不容滞缓。为此，中国研究型医院学会心肺复苏学专业委员会与中华医学会科学普及分会于 2016 年 5 月 25 日启动了“全国心肺复苏普及进亿家精准健康工程”——525+（我爱我家）工程。5 年内普及心肺复苏 2 亿人，每位培训者普及 5 户家庭，计划 5 年后我国心肺复苏普及率将由 1% 增长至 15% ～ 25%。525+ 工程已在全国全面展开，比如 2017 年山西省卫健委（原卫计委）主任卫小春教授等积极推动“山西心肺复苏进万家”活动，湖南省卫健委副主任祝益民教授等积极推动心肺复苏第一目击者行动，中国心胸血管麻醉学会敖虎山教授等积极推动“心手相连、点亮生命”心肺复苏公益活动等，均以不同的形式及内容普及心肺复苏。随着中国研究型医院学会心肺复苏学专业委员会、中华医学会科学普及分会、中国老年保健协会心肺复苏专业委员会与中国健康管理协会健康文化委员会组成的中国心肺复苏培训指导委员会与中华精准健康传播培训指导委员会，连续三年开展的国家继教项目“中国心肺复苏培训导师班”与“中华精准健康传播培训导师班”，配合建立数百家基地、培养数千名导师、铺设数万个平安驿站、惠及数亿民众的“百千万亿精准健康传播工程”，相信必将强大救心“人”队伍。

2. 强扩救心“器”

当遇见有人在院外出现心搏骤停时，现场除了进行胸外按压人工呼吸等初级生命支持手段外，救助中常需通过相应的急救设备辅助循环呼吸，而我国院外心肺复苏设备配备率低于1%，与发达国家相去甚远。比如对于心脏不规律颤动（心室颤动）这一类型的心搏骤停，可采用自动体外除颤器（automated external defibrillator，AED），尽管AED在发达国家的投放率很高，美国平均每10万人配备400台左右，但在院前可除颤的心律却不高，在心肺复苏成功率比较高的城市西雅图，现场可除颤的心律也仅为25%；而心肺复苏普及率高达92%的日本，院前可除颤的心律只有7.5%。表明除了普及AED外，还应充分认识到AED的局限性，AED只适用于心搏骤停中的一种类型（心室颤动），因为心搏骤停表现为四种心电类型：心室颤动、电－机械分离、无脉室速、心室静止，临床上应对不同类型的心搏骤停采用不同方式的技术设备，就美国心脏协会发布的指南指出，约有50%院外心搏骤停患者首发心律是心室颤动，而创伤性心搏骤停患者的首发心律表现为室颤者还不到3%，60%的患者表现为无脉电活动，并恶化为心电静止，也就是说，这类心搏骤停的患者不适用AED。另外，使用AED时也要注意到对环境的要求，通常运行温度为0℃～50℃，当我国部分地区气温低于0℃时AED受到限制。故开发实施扩展因人而异的适宜心肺复苏技术器具尤为重要，在加强扩大救心器具家族成员上，解放军总医院第三医学中心（原武警总医院）王立祥教授团队研发了利用对腹部进行提拉与按压的心肺复苏方法，由德美瑞李静团队转化为腹部提压心肺复苏仪。大家知道，心搏骤停以往多采用传统胸外按压心肺复苏方法，而实施时受到胸外按压禁忌证的限制，包括在按压过程中30%～80%的患者并发肋骨或胸骨骨折、骨软骨交界分离，甚至导致肺、胸膜及心脏损伤，从而限制了对心搏骤停患者高质量心肺复苏的实施，影响了心搏骤停患者的心肺复苏成功率。对此，通过对心搏骤停患者提拉与按压腹部改变腹内压力使膈肌上下移动，进而改变胸腔压力发挥“腹泵”和“胸泵”等多泵效应，达到既有人工循环又兼顾人工呼吸的目的。腹部提压心肺复苏已编入《2016中国心肺复苏专家共识》指南标准，纳入国家继续教育项目，列入贵州、青海、江西、甘肃四省省级《卫生应急物资储备目录》，列入云南、辽宁、山西三省省级急救能力建设和心肺复苏普及；目前已经应用于千家医院、基层医疗卫生机构及院前急救等心肺复苏领域，为提供高质量心肺复苏生命支持，产生良好的社会经济效益及军民融合互惠效应。2019 年全国科普日活动中，中华医学会展示这一中国原创自主知识产权的腹部提压心肺复苏技术，受到了党和国家领导人的充分肯定，为心肺复苏技术成果转化创新注入了“心”的活力，为胸部无力起搏的心脏找到第二个腹部之家的归宿。诚然，在强扩救心器的过程中，应因人而异、因地制宜、因器施法实行多种技术融合互补的方针，谱写立足本土化、融入国际化、迈向现代化的“心”时代篇章。

3. 强壮救心“体”

猝死看似为意外之“果”，实则亦有意外之“因”，如何针对院外猝死，坚持从源头上防范化解“心碎”，走出一条中国心脏猝死防治救之路。据报道，美国院外每年约 30 万人发生心搏骤停，出院存活率 9.6%，院内为 18%，但是如果在现场没有恢复自主循环的，存活率只有 0.9%，这不到 1% 的存活率和我国是一样的，令人悲哀的是这个全美国心肺复苏统计数据近 30 年也没有发生什么变化。通过这些数据表明，将心搏骤停解决在萌芽之时、猝死之前显得尤为重要。由中国研究型医院学会心肺复苏学专业委员会、中国老年保健协会心肺复苏专业委员会、中国健康管理协会健康文化委员会、中华医学会科学普及分会会同中国心肺复苏公益慈善联盟组成的中国心脏猝死防治救中心联盟，开启人民健康心行动立体民生工程，在全国范围内建立心脏猝死防治救中心，通过绘制起死回生环（心搏骤停前期预防、预识、预警的“三预”方针、心搏骤停中期标准化、多元化、个体化的“三化”方法、心搏骤停后期复生、超生、延生的“三生”方略)、编织起死回生结(上防“未心”、中治“欲心”、下救“已心”)、铸就起死回生体(前人复生、中人厚生、后人蕴生),打造防治救为一体的心脏猝死防治救体系。院外心源性猝死防治救体系依托“生命平安站”(图 6-1),通过“一块屏”担负生命心脏知识普及职能,发挥平时呵护心的作用,达到防御高危因素,上防“未心”,即心搏骤停预防预识预警之目的;运用“一张网”担负生命心脏监测智能,发挥适时监护心的作用,达到治止高危病症,中治“欲心”,即心搏骤停治疗治控治愈之目的;运用“一按钮”担负生命心脏急救功能,发挥急时救护心的作用,达到救急高危类型,下救“已心”,即心搏骤停标准化多元化个体化之目的。连接个人、家庭、社区、公共卫生机构等防治救的人工智能系

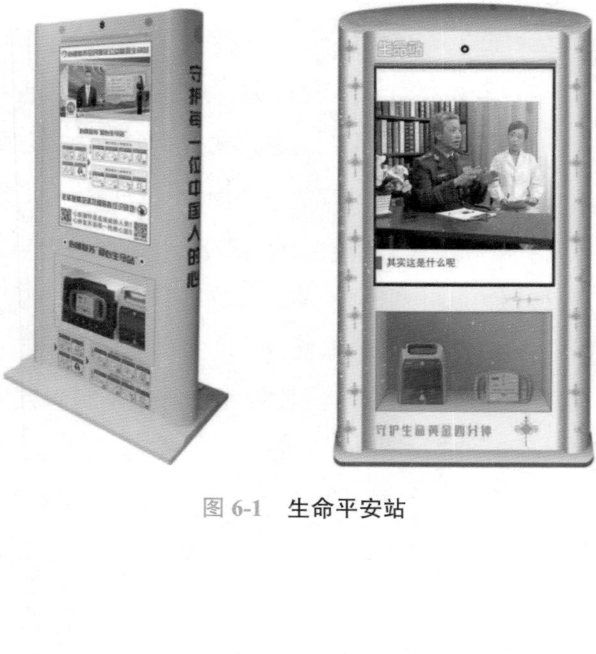

图 6-1　生命平安站

统，充分整合医院救治、120 应急、社区干预、家庭联动、政府协调的强心壮体中国之治。

人类历史就是一部与死亡博弈的抗争史，从古代张仲景开创“心”地到现代心肺复苏体系建设，中国心肺复苏学者以临床心搏骤停患者需求为导向，不断摸索其发生发展规律，改进美国心脏病学会颁布的“从救到救”的生存链模式，推出了中国心肺复苏生存环、生存结、生存体理念。继我国心脏猝死防治救中心建设过程中，新近美国心肺复苏指南 2019 更新提出建立心搏骤停中心，迎来了一个建设人类命运共同体的“心”纪元。让我们贯彻习总书记关于“积极推进我国应急管理体系和能力现代化”的指示精神，充分发挥个人、家庭、社会在心脏猝死防治救体系中的能动作用，从昨日向心搏骤停开战到今日向心脏猝死宣战，无不体现了新时代以心为纲，化心痛、强心力、防心碎，构建过去“心”生命、现在“心”生命、将来“心”生命的万众“亿”心民生蓝图。

（王立祥）

二、新闻传播与健康科普

大众传播媒介在现代社会中扮演着一个重要的角色，成为人们获取健康信息的一个主要渠道。健康科普传播的载体和平台多种多样，新闻媒体是其中最重要的平台之一。新闻媒体包括报纸、期刊、电视台、广播电台等，这里以报纸为例简述新闻传播与健康科普的关系。

（一）科普传播是新闻媒体的重要组成部分

1. 健康科技新闻和科普文章是新闻宣传的重要内容

报纸是一种以新闻报道为主体的、具有连续性（大部分为日的连续）的出版物。报纸上刊登的稿件一般分为两类，一种是在新闻版面上刊发的消息、通讯、评论、特写、新闻图片等新闻体裁；一种是在专版（又称为副刊）上刊登的文章，报纸一般会围绕报纸宣传中心设有不同的专题性专版，如文艺、经济、历史等，健康科普专版是其中的一类。

科普专版与健康类新闻报道既有密切联系，又有不同之处。其中两个重要不同之处在于，一是健康类新闻稿件是对新闻事实的报道，科普稿件是围绕与健康相关的特定主题的知识性解读文章。二是科技新闻稿件一般由媒体专业记者或通讯员采写，科普稿件一般由编辑约请相关领域专家或选取某一领域的专业人员撰写的自由投稿。此外，新闻稿件与科普稿件的写作体例也是不同的。

2. 健康科技新闻和健康科普要遵循的原则

健康类新闻和健康科普是很多媒体报道的重要内容，特别是医学研究和临床治疗在内的科学研究和技术应用等，因为与公众健康息息相关，成为媒体采集信息的重要内容，也是公众关注的内容。健康类新闻在报道中要遵守新闻业务守则，要真实、严谨、科学，避免误导公众。《媒体人新闻业务守则》对健康类报道有明确要求。首先，要交代清楚谁是研究的资助者，报道要为公众提供研究的政治、经济、社会和科学背景，帮助公众进行真伪和风险判断。其次，要注意了解学说和成果科学性是否经过同行评议，使用成果的推广应用是否经过合法验证，如药品、医疗设备和手术的准入。再次，要让公众理解科技的渐进性，要报道对该成果的不同意见、有待完善和进一步研究之处。使用“国内领先”“国际水准”之类说法，一定要有依据。最后，要谨慎报道“有效率”“治愈率”等统计数据，仔细核查数据的获得过程，认真辨别数据的真实含义。

此外，重视、尊重病患者的隐私权，对某些疾病的报道要避免污名化效果等，也是记者和编辑和笔者需要注意的。这些要求虽然是对健康类报道的要求，但对于健康科普文章同样适用。比如，健康科普文章在引用研究结论和数据时，作者要对论文的资助背景等进行核实，以确保数据的公正、客观。在引用相关技术、设备的资料时，要对准入情况进行验证，避免出现违规宣传等。

（二）媒体在科普传播中坚守“把关人”制度

新闻媒体从内容策划到生产、传播有比较完善的“把关人”制度和流程。

1. 话题选择

新闻媒体会以新闻策划会、编前会、编委会的方式，对重大科普选题进行研判、策划。在选题策划中，编辑部会依据新闻业务原则，依据科技报道的业务守则要求，对科普选题进行筛选把握。策划优先的关注点一般为：① 具有新闻性的热点话题，新成果、新发现、新学说、新方法等的知识普及，如美国新版高血压指南重新定义降压标准、国家药监局批准首个PD-1抗体药物上市等；② 新近发生的与健康相关的社会热点话题或公共卫生问题，比如新发传染病暴发时，媒体会请专家进行预防、治疗等知识解读，帮助公众防病治病；③ 即将到来的与健康或疾病相关的纪念日、节日等，如世界卫生日、预防接种日、结核病日、爱眼日、爱牙日、预防艾滋病日等，媒体会围绕这些健康相关疾病进行科普，妇女节、儿童节、重阳节等会围绕相关人群易发疾病进行健康科普；④ 常规健康知识和与生活方式相关的知识普及等。

2. 作者选择

媒体要对撰稿或接受采访的作者严格把关，认真核实其身份的真实性。一般邀请中级职称（或有五年以上工作经历）的专业人员写稿或接受采访。要选择与选题研究领域相一致的专业人员，避免不同领域专业人员对科学问题的不严谨阐述。专家稿件必须实名写作，并刊登作者单位、所在科室的全称，作者职称或职务，以便读者从以上信息中辨别作者的权威性。

3. 三审三校

报纸一般采取三审三校制度，以加强稿件内容和质量的审核和把关，避免出现导向问题、科学性问题和质量差错。三审是指稿件要通过编辑初审、编辑部主任复审、总编辑（副总编辑）终审。三校是指，稿件采用后，编辑和校对要对初校样、二校样、三校样进行审核校对。各媒体因为版面或部门设置不同，审校环节不尽相同，但一般不会少于三审三校。

在审校环节中，编辑等会从真实准确、客观公正、科学性、通俗性等方面进行审核，出现疑问会及时与作者进行沟通核实。编辑会通过对稿件的梳理、判断，纠正可能出现的差错和问题，包括事实性差错、常识性差错、文字性差错等。编辑还会根据版面容量情况，对稿件进行必要的删改。编辑在稿件编辑过程中，要将稿件中专业性表达和词语进行通俗化修改，以增强可读性。对修改较大的地方要与作者及时沟通，必要时要请原作者审稿认可。编辑还要对稿件标题进行修改，既要准确、科学地体现科普内容，又要达到通俗易懂、引人入胜的效果。不能出现以偏概全、曲解原意、张冠李戴、似是而非、文题不符等“标题党”行为。

4. 监测效果

稿件经过三审三校后，付印刊出。一般编辑部还承担收集信息、听取读者反馈的职责。在传统纸媒时代，读者以来信、电话的方式反馈，在新媒体时代，除了上述方式之外，还会通过新媒体方式反馈，比如在微信、微博上留言等。编辑部将收集的舆情进行研判，根据读者或受众反馈进行总结分析，对读者或受众感兴趣的话题进一步科普。如果出现重要差错，要刊登纠错启事。

（三）科普作者与媒体保持良好的合作和沟通至关重要

“开门办报”是新闻媒体秉持的基本原则和工作方针，因此，依靠广大行业专业人员，是媒体生存和发展的基础。媒体在策划选题、约请作者撰稿、采访专家访谈等健康科普工作中，都离不开与专业作者的联络、沟通，一名称职的、优秀的科普编辑背后一定有一大群优秀的作者。而很多优秀的科普作者也是在与媒体编辑的沟通中，不断提升选题和写作水平，成为优秀的科普作者甚至是科普作家。因此编辑和作者（卫生与健康工作者）是互相依存、互相成就的关系。

科普作者在写作和发表科普作品时要注意以下几个方面：首先，了解投稿媒体的属性和特点，知己知彼方能取得成功。媒体按照属性一般分为中央媒体、地方媒体、财经媒体、行业媒体、都市媒体等，很多媒体都设置了健康科普版面。各媒体对科普的设置有不同风格，比如有些偏叙事，有些偏新知，有些长篇大论，有些短小精悍，不一而足。了解媒体版面特点，把握媒体风格，才能打中“靶心”。其次，在稿件撰写中多与编辑沟通。一些媒体的科普版面会约请作者“量身定做”稿件，编辑会请作者就某个热点新闻或某个科普主题撰稿。作者应与编辑进行充分的沟通，就话题的切入角度、涉及范围、长短字数等，了解编辑和版面的设定，以免稿件撰写方向或设定与策划相违背，事倍功半。在稿件撰写好之后，编辑往往还会删改、补充，作者应尊重编辑的劳动和媒体传播规律，根据编辑的要求进行修改。如此，才能在双方的共同努力下，不断打磨、修改，成就一篇优秀的科普作品，达到较好的传播效果。再次，在新媒体时代，很多卫生健康行业专业工作者通过自媒体进行科普宣传，自媒体的兴起丰富了媒介生态，使人们获取了更多的信息获取渠道，也丰富了纸媒编辑获取信息的来源。但自媒体与传统媒体不是相互取代的关系，而是互相弥补的关系。专业媒体在采用自媒体稿件时，要加强与作者的沟通，取得作者授权。反之亦然，自媒体作者也不能擅自选用媒体科普稿件，侵害原作者权益。

（杨秋兰）

三、电视演讲与健康科普

随着我国精神文明建设和健康中国战略的不断推进，人们对寿命及健康生活的期望值不断提高，对医学的重视程度也达到了前所未有的高度。因此，健康科普不仅是广大群众的迫切需求，也是党和国家赋予医务工作者的神圣职责。

在新闻媒体无处不在的时代，健康科普自然要利用好媒体传播速度快、普及面广的优势，让新闻媒体成为健康科普和健康教育传播的有力推手。在中共中央、国务院下发的《"健康中国 2030"规划纲要》中，也明确提到了"各级各类媒体加大健康科学知识宣传力度，积极建设和规范各类广播电视等健康栏目，利用新媒体拓展健康教育"。

（一）电视媒体在信息传播上的优势

媒体的选择决定了健康科普的效果，现阶段有很多传媒途径可用来作为科普平台，如报纸、网络、电视等，其传播方式各有利弊。其中电视作为当代主流的传媒方式，比报纸、杂志更生动，比网络更规范，比影视作品更真实，比医学讲座更接地气、受众面更广，具有冲击力和感染力较强、传播速度快、普及面广的优势，是科普健康生活常识、介绍罕见病例的优秀传播方式。

正是因为电视有着不可替代的宣传优势，现在各类电视演讲节目也层出不穷，如广东卫视的《健康有道》、北京卫视的《我是大医生》和《养生堂》、东方卫视的《36.7℃明星听诊会》等。这些优秀的电视演讲节目都对健康科普提供了巨大的帮助。

（二）电视演讲对健康科普有哪些帮助

1. 普及医学知识，提高人民群众的健康素养

医学与人们的生活息息相关，人人都想健康长寿，但医学作为一门严谨而复杂的学科，对于未接受过正规医学教育的广大群众来说，是晦涩难懂的。这样的矛盾，造成了广大群众对很多基本医学常识知之甚少，或理解片面，或存在误区。

利用电视媒体的优势，开展电视演讲，能够有效为大众提供准确的健康知识，让医学知识为广大人民群众掌握和利用，提高人民群众的健康素养。让群众在生活中能够有效预防疾病，一旦罹患疾病时也能够不慌张不焦虑，增强治愈疾病的信心。

2. 让群众了解诊疗流程，就医更加方便

现阶段各家医院的就医秩序都不甚理想。医院里人满为患、患者因不清楚流程而四处奔走等问题层出不穷。通过电视演讲让公众了解就医“分级分诊”的必要性、相关疾病从预检挂号到付费治疗等的相关流程，这对规范公众的日常医疗行为具有莫大的指导意义。

3. 缓解紧张的医患关系

医学知识的普及，使得人们对各类疾病有了一定的认知。

在此基础上，医生在与患者及家属沟通病情时会更方便，各类谈话也能够更顺畅地进行。这都有助于医患充分相互理解，缓解紧张的医患关系。同时，电视演讲中，医生们可以分享临床上的真实案例，如疑难病例的救治、医患之间的感人故事等，让观众们对医生的日常工作有所了解，共享治病救人的成就感，体会医生工作的艰辛，进一步拉近医患之间的距离。

4. 纠正错误观念，打击虚假广告

当前信息爆炸的时代，各类伪科学充斥着人们的生活。如果没有行之有效的科普宣传，那么虚假广告、误导信息等便会乘虚而入。在电视演讲中，医务工作者可以及时指出人群中的错误医学观念，并传授正确的医学知识（图 6-2）。

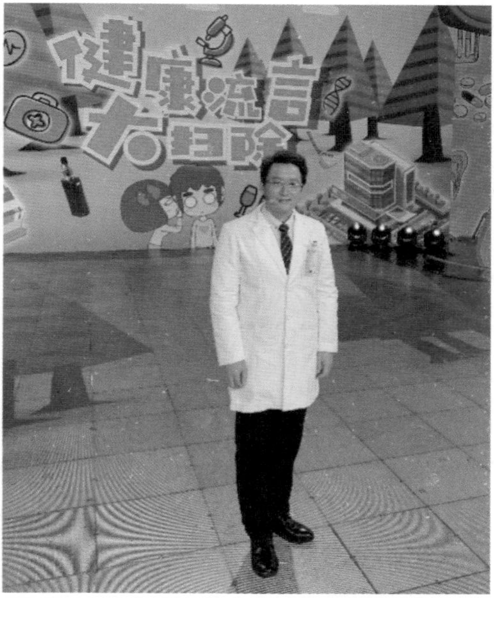

图 6-2　**林国乐教授做节目**

林国乐教授录制北京电视台《我是大医生》栏目，揭示生活中的“健康流言”，传播正确医学知识

5. 同行交流，相互学习

在电视演讲过程中，医务工作者也能与同行有更多的接触与交流，有机会学习了解其他科室的相关知识，有利于完整的医学知识体系的构建。

当然，任何事物都有两面性，电视演讲在为健康科普带来很多帮助的同时，也存在着一些不足。

（三）当前电视演讲在健康科普上存在的问题

1. 长篇大论，专业词汇过多

对于一直撰写专业论著的医学专家来说，演讲习惯常常是按照疾病的定义、病因、表现、诊断和治疗来进行展开，并会引用大量文献和数据。实际上观众对这些数据并不关心，并且大多数观众看电视时注意力是不集中的。讲座式的宣传并不能引起观众的兴趣，也不能被其接受和理解。

2. 年轻医生经验不足

因为年资较高的医生往往工作繁忙，时间有限，有很多节目便邀请年轻医生。年轻医生缺少临床经验，演讲内容常常东拼西凑，有时也会有过于绝对或片面的表述。这会导致观众无法全面认知健康知识，更有甚者会引发歧义。

3. 电视媒体非专业性

由于专业上的差异较大，很多节目的策划和导演没有足够的医学知识，有时并不能正确辨别所涉及的健康科普内容的科学性，导致错误的、不科学的内容得以传播。再加上电视媒体带有一定的娱乐属性，为了吸引眼球常常会对一些内容进行夸大或贬低，或是只顾娱乐而对医学内容关注较少。这些不专业的健康科普宣传，会让观众对得到的健康知识或雾里看花或一知半解，有时甚至会误导观众而造成不良后果。

4. 电视节目商业化

不少电视节目出于自身生存和发展的需要，推出健康科普栏目时需要获得一定的商业利益。这使得有些科普宣传带有明显的目的性和倾向性，与医学科学之间存在偏差，甚至导致了“伪科学”的滋生。健康科普中夹杂着“软广告”、为了提高收视率而宣传“疯狂”的保健观念的情况屡见不鲜。

5. 节目内容炒冷饭，新意不足

现如今，打开电视看健康科普节目，一大半都在讲“三高”。观众每天看到的都是相似的内容，如此反复，即使再幽默的表达方式，也无法吸引观众的目光。没有了受众，健康科普也就失去了意义。

那么我们应该如何改善电视演讲的不足，充分发挥其长处，做出高质量的、顺应时代的电视演讲节目，让其为广大观众更好地服务呢？

（四）如何做好电视演讲

1. 注重节目的科学性

科普要以科学为基础，保证播出内容的科学性是进行健康科普的基本原则。健康科普关系着大众的健康与生命，传播不准确或是虚假内容造成的后果是非常严重的。因此，从事健康科普传播者必须本着实事求是的科学精神，从鱼龙混杂的信息中筛选出有科学依据的内容，严格把关，勇于探索和捍卫真理，保证电视演讲中的科普内容产生积极的社会效应。

2. 让节目内容通俗易懂

在电视演讲中，医生如果像授课一样的进行健康科普，大多数人是没有耐心听完的。因此要降低知识难度，用举例子、打比方、应用道具等多种方法化难为易，将晦涩难懂的医学知识转换为通俗易懂的内容。好的健康科普要简洁易懂，准确易记，通俗而不低俗，轻快而不轻佻。

3. 增加节目趣味性

电视演讲由于大部分时间都在讲解介绍，如果形式不灵活，很容易变成枯燥乏味的医学讲座。因此节目中可以增加一些互动环节，或是设置一些小游戏。抑或是改变节目形式，增加科普小短剧、将流行歌曲改编成科普内容等。这样不仅增加了节目的趣味性，增加节目看点，引人入胜，也能使科普内容深入人心（图 6-3）。

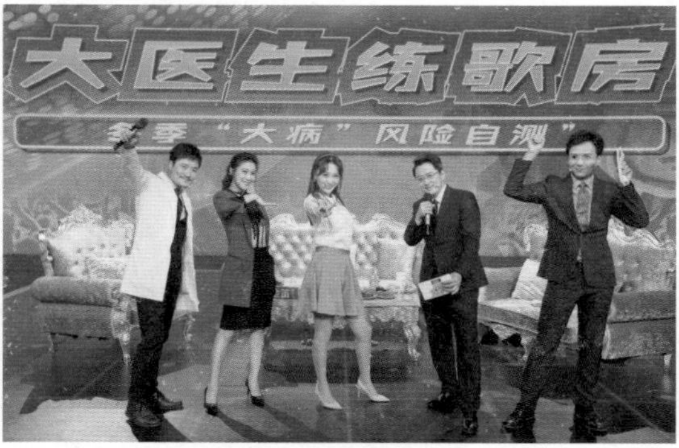

图 6-3　采用多种多样的电视栏目形式帮助大众理解科普内容

4. 介绍易于操作的方法

医生们在学习理论知识时，各项指标都是用数字来具体表述的。而在现实生活中，让大众做到精准量化各项指标是不切实际的。大家很难理解“每天需要吃 40g ～ 75g 肉”到底是要吃多少。但如果告诉观众们“每天吃不超过一个拳头的肉”就很容易记忆和实践。因此，在电视演讲中的知识和道理要有现实意义，容易操作，这样科普才能产生效果。

5. 注重演讲内容的时效性

当大众对“高血压”“糖尿病”“冠心病”等老生常谈的话题已经失去兴趣，紧随时代潮流，关注新闻热点便成了健康科普类节目的源头活水。如孕妇意外死亡、某地区发现鼠疫等人们热议的新闻，都可以成为节目的主题。围绕医疗行业的新闻，挑选媒体和公众关注的话题，能够充分调动观众的积极性和参与度，有效提高科普效果。

6. 逐渐将目标人群转向年轻人

以往健康科普节目的观众以育龄妇女和老年人为主。而随着生活节奏的加快、工作压力的增大，中青年人健康问题频发，对健康知识的需求逐年增长。加上中青年人学习能力、执行能力强，在此阶段抓住他们忧虑的问题，并输入正确的健康理念，有效而又省时省力。

7. 各地方卫视节目要“因地制宜”

我国幅员辽阔，各个地域经济、医疗、文化差异较大，各地区高发疾病谱也大不相同。若是在东三省科普登革热、在沿海城市科普补碘的重要性，可以算得上是白费力气。因此，各地方卫视要在了解当地医疗情况的基础上，按需科普，有重点的科普，这样才能把科普的内容转化成利国利民的成果。

8. 健康科普应预防为主

电视科普栏目不是医学院校，各类疾病的机制和治疗方案，不是几十分钟的节目就能够交代清楚的，但电视节目可以告诉人们在日常生活中应该注意哪些方面。习近平总书记在十九大报告中指出：实施健康中国战略，要坚持预防为主，倡导健康文明生活方式，预防控制重大疾病。因此，健康科普应从以疾病治疗为主向以预防为主转变，引导广大群众做好三级预防。

让我们高度重视健康科普，积极响应党和国家的号召，以人民健康为中心，充分利用电视媒体优越的传播能力，规范电视演讲，改善节目构架。让电视演讲不断推动健康知识的普及，进而促进全民健康，为早日实现健康中国战略添砖加瓦。

（林国乐）

四、直播与健康科普

直播产品这个并不陌生的产品形态，如今已被医药行业所接受，带给医药行业更多传播的产品形态和市场可能。很多媒体都称，2016 年或可称为移动视频直播元年。可以说，在不到 4 年的时间里，平台、内容、流量、变现成为垂直领域里的热门词汇，当然还有一个隐含的词语，医药行业还欲说还体，那就是“带货”。

从传播的本质而言，视频在人与人交互方面具有天然的优势，形态更丰富、信息更多元，能承载更为丰富的情感。恰巧是由于制作条件、信息传播技术的限制，视频产业的暴发晚于文图等内容产业。而随着 5G 时代的来临，这一切还是问题吗？越来越多的公众直播平台的出现，正面回答了这个问题。

回顾互联网信息传播的历史，信息的传递方式正是沿着文字、图片、声音、视频的方式演进。从门户网站的文图时代，到后期专业视频网站的兴起，互联网平台信息传播在不断迭代演进的过程中，视频以其更丰富的内容、更高效的信息获取而逐渐兴起。现如今，视频直播的社交时代已经来临，一切变得移动化、泛娱乐化。以映客、花椒、一直播、斗鱼、千帆为代表的公共直播 APP 的兴起，为视频直播全面注入社交基因，运用社交关系或粉丝关系来进行直播，已然将直播全面推向大众。

2019 年的直播市场正面临全面暴发，每个领域都在被垂直深耕，时尚、体育、健身、财经、科技、母婴、保健等。之所以要垂直，更多是在于盈利模式上的需求，购买道具、打赏、会员等增值服务，都是平台的利润点。同时，平台也通过广告、电商、游戏等充实扩大利润点。很多与直播平台共进退的主播，因此也通过分成、工资等，形成了一种新的职业。

但从 2019 年下半年至 2020 年年初，直播越发作为一种内容承载工具承担起健康科普责任。以下我们就会从内容生产、渠道传播的角度开始谈，当然，最终在考核传播效果的时候，我们会谈及市场变现能力等效益问题。

健康科普传播为什么需要移动视频直播？直播是一种脱离演播室，直接切入精准场景的内容承载工具。很多直播产品经过后期加工，还可成为短视频内容二次传播。因此，对于健康科普传播而言，我们需要更多这样具备裂变可能的内容和渠道。

《传播学》的要义在于，用受众能够接受的传播形式传播主体想传播的内容，也有专家解读为，不在于你说什么，在于别人感受到你说什么。当我们需要将健康科普内容精准投放给更广阔的人群，过去我们投放给老人，以为中老年人比较关注自身或家庭健康，但视频直播让我们发现，原来我们可以将健康科普知识，投放至我们鲜曾涉猎的年轻人群、时尚人群。殊不知，在实际运营中，我们看到，这些年轻群体反而激活了健康科普内容生产的创新力，给予我们更加丰富的形式启迪。很多精彩的健康科普内容形式，反而由此产生，让更多受众接纳，产生了更加精准的传播效果。

每位科普医生我们称之为专业生产内容作者，内容生产时，我们建议作者在有限的时长中聚焦更具传播价值的问题生产。比如，直播之前，首先要为自己建立一个有辨识度的 ID，也就是所谓的网名。如果您的直播定位是健康传播，更多建议是医院 + 名字，或学科 + 名字，当然，个性 ID 也是可以的，主要靠后期运营。定位自己的直播风格，泛娱乐化，还是权威科普，或者行业独立观察，或者大健康生活方式传播，定位的不同决定你直播气质的不同，以及后期直播产品制作手法的不同。

确定了 ID，确定了风格，就要对选题进行甄选，是否有新闻性、是否独家、是否权威等。除了新闻事件的实时表达，在健康传播领域，我们还涉及一个选题角度的问题，同样一个知识点，我们该如何选取角度生产内容呢？

- 与新闻越靠近的角度。
- 与受众越靠近的角度，比如泛娱乐角度。
- 受众门槛越低的角度。
- 权威医学专家的权威观点。
- 独特罕见的解读角度等。

直播时要对取景场所有所掌控，如果是演播室，比较简单，请主讲专家坐在固定的位置，即可录制；如果在外景地，需要斟酌如何聚焦画面，用几个画面表达自己的主题思想等。当然，对于没有时限的直播，可以有更多表达，但鉴于最终效果而言，还是要对传播选题进行策划、专家表达进行培训、演示动作进行精炼、后期尽量还要辅以文字动图等助益观看效果。在传播几次之后，有条件的直播人，建议对留言、热度等运营数据进行分析，总结效果，进行直播内容生产的阶段性优化。

举个实际案例，我们的直播医生，协和谭先杰教授，他受邀在搜狐视频直播产品中开账号，并和搜狐集团董事局主席张朝阳先生同时进行了第一次直播。张朝阳先生首先打开自己的直播室，为谭先杰教授作了一个预告，邀请张朝阳先生的粉丝，到谭先杰教授的直播室围观。在短短半个小时中，1.5 万多粉丝对谭先杰教授加了关注。进入谭先杰教授直播室的粉丝，如何不脱粉，这就无法再靠张朝阳先生的助力了，而是要靠谭先杰教授的科普内容的吸引。谭先杰教授第一期谈的内容是《子宫的多事之秋》。当时正值夏秋交替，子宫等方向的选题本就在互联网媒体上，有较多的群众基础。加之谭先杰教授风趣的现场口述，包袱不断，道具使用熟练，和粉丝互动频繁，在短短 1 个小时的直播之后，粉丝量增长到 7 万余，全站直播曝光量也达到 200 余万。

说完了内容生产，我们谈一下直播分发渠道。工作中，很多新媒体人会将制作好的相关物料分享给平台，希望平台给予分发，但全免费、全流量池开放的分发平台已不再多见。因为自建流量池、私域流量池越来越受到市场的青睐，内容生产者的蜂拥而入，独立的受众消费群体显得更加弥足珍贵。

▶ 高制作成本的电视直播，分发流形式已被低制作成本的，移动视频直播替代。

▶ 更多直播产品成为大型媒体矩阵中的一员，互导用户，相辅相成，互为补充，成为媒体共用平台中的产品形态之一。

▶ 微信、微博、抖音等已成为直播公共入口。

▶ 泛生活、泛娱乐化渠道受众，正成为健康直播受众的后备军。

很多中国在线直播行业发展趋势解读中，我们不难看到，5G 技术“高带宽”“低延时”“连接广”的三大特性将对直播体验带来极大的改变，由于带宽的增加，用户的视觉体验感将增强，低延时和多人连接将使用户在参与感、互动感得到极大的提升。直播用户群体越来越成熟，对直播内容的单向输出和双向互动需求也会变得更多，随着内容越发垂直科普化，细分市场或将涌现新的市场机会。

在此再举个例子，“双十一”期间，我们同时在直播渠道中投放了两位营养师的“带货”直播内容，由于直播营养师的水平不同，表达形式不同，内容角度选取不同，在相同渠道投放监测后，我们能明显看到两者“带货”能力的差距。

因此，我们越来越有理由相信，直播商业化探索新途径，主播养成生态或与专业生产内容作者生态共存。

（袁　月）

五、自媒体与健康科普

随着移动互联网的快速发展，手机已经涉及了人们生活的方方面面，成为人体外延伸出来的“新器官”。随之而来，一种新的信息传播形态——自媒体打破了传统媒体对信息传播的话语权，将我们带入了“人人皆可发声、人人掌握话语权”的时代。

在自媒体时代，信息制作与传播呈现出了：热点导向、即时性、碎片化、可信度参差不齐的特点，而健康科普目的是为人们普及科学的健康知识，帮助树立预防保健意识，进而影响人们形成健康的行为方式，它的本质是：实用性、系统性、科学性。看似存在冲突的两类特性，如何进行融合发展，是健康科普自媒体首先要面对和解决的问题，投射到具体的行动中，可以从四个维度进行思考和落实：认知定位、需求导向、产品思维、数据驱动。

（一）认知定位

大到一个医院，小到一个科室、医务工作者的自有平台，在开始之前，都要先回答三个问题：① 平台的定位是什么？② 平台的用户画像是什么？③ 希望平台在用户心智中建立怎样的认知？

单纯看这三个问题，会比较抽象，换个角度进行拆解，分别对应了：① 自身能力价值的延伸（能力边界）；② 所面向的服务人群（年龄、性别、病症等）；③ 平台价值的感受（获得感的交付）。

这三个问题清晰明确的答案，将给实际的运营工作指明方向，最终将会在自媒体平台的账号名称及简介中体现出来。认知定位在具体的工作中，可以以季度/半年为节奏，重复审视和矫正。需要注意的是，不同的自媒体平台（微信公众号、今日头条、抖音、快手等），因为平台特点的区别，会导致最终的答案并不一定相同。

（二）需求导向

自始至终，要清醒地认识到，健康科普内容要围绕着服务对象的需求进行创作和推送，帮助解决用户的实际问题，切忌脱离现实想象用户需求。

需求可以与热点结合，借此引起用户的关注，但是需求必须来源于真实的用户场景且未被加工，获取真实需求的方法有很多，在门诊环节、检查环节、治疗环节等场合，详细记录下患者关心的各种问题，归纳总结后，就可以成为具有一定代表性的需求集；在自媒体平台的留言、评论区，收集用户的二次 / 多次反馈，可以丰富需求的深度；制作调查问卷，设计一套问答题 / 选择题，投放到平台用户群，进行定量分析，可以验证需求的真伪。

需求导向，一方面确保了健康科普内容解决的是用户实际问题，有的放矢；另一方面，对需求进行系统化的梳理，挖掘需求背后的逻辑，需求的丰富度决定了产品的满足度。

（三）产品思维

产品思维是互联网行业产品经理岗位要具备的一项专业能力，具体说就是平衡需求解决和价值交付背后的思维方式。

对于用户而言，健康科普自媒体的产品既是推送的每篇文章 / 视频，也是健康科普自媒体本身，即内容产品化。确保每次无论是新用户还是老用户，在看到推送 / 分享的文章 / 视频时，可以准确地感知内容传达的观点，每达成一次感知，即可称之为成功完成一次“价值交付”，成功的关键就在于：科普内容与用户认知相匹配。为了实现最大化匹配：“结论先行、通俗化、参考文献引用、逻辑严谨性、可操作性、分享激励点设计；起标题、趣味性、行文话术、排版是否好看、字号大小、字体颜色、音视频结合、段间距、每段字数、插图位置等”，都是在产品思维的思考下得出的具体措施。

所有按需定制的内容产品，不断成功的价值交付，是在用户心智中不断夯实最初的定位，最终形成全平台的获得感认知。

（四）数据驱动

数据驱动的根本逻辑是通过数据发现/定位问题、分析原因，辅助制订决策，形成数据驱动运营的正向闭环。对于健康科普自媒体而言，数据驱动的核心在于强调重视数据，而不是忽视数据。

一般情况下，各自媒体平台都有自己丰富的数据指标，可对内容和账号进行多维度评估，并且后台已集成了分析工具，操作和学习成本极低，可以轻松实现对自媒体自身的增长数据进行监测和跟踪，让运营者更全面地了解自己。

《国务院关于实施健康中国行动的意见》中指出将提升健康素养作为增进全民健康的前提，并且将“健康知识普及行动”作为15项行动中的第1项，同时还将健康促进与教育工作纳入医务人员职称评定和绩效考核，足见国家对于健康科普的重视。

《中华人民共和国科学技术普及法》规定：“科普是公益事业，是社会主义物质文明和精神文明建设的重要内容。发展科普事业是国家的长期任务。”规定明确指出，科普的公益性质是应当坚持的。健康科普具有公益性，秉持公益性的健康科普也更容易获得用户的信任。对于医务工作者而言，健康科普自媒体是参与健康科普事业，传播健康知识的方式之一。

那么，除了政策上的引导外，如何在秉持公益性情况下确保健康科普自媒体的可持续发展？这里应该看到健康科普的公益性，不应简单地理解为免费，免费不等于公益，公益不等于免费，在过往的案例中，我们看到很多前面打着免费旗号，背后做着欺骗勾当的所谓科普。健康科普要确保的是内容的专业性和纯粹性，不受外部任何因素的影响，不“夹带私货”，不“暗藏广告”，健康科普自媒体要为发表的每篇文章负责，自媒体平台要建立相应的质控机制，确保能够追溯到人。

通过健康科普自媒体，医务工作者能够获得的最大收益是打造个人品牌影响力，在国家放开多点执业的大环境下，个人品牌逐渐成为医生的普遍需求，将为医生未来的发展带来重大的机遇。

（聂文涛）

六、智慧医疗与健康科普

智慧医疗是最近兴起的医学名词，其最早的概念源于 2009 年 1 月 28 日美国工商业领袖举行的一次会议上。IBM 首席执行官彭胜明向美国总统奥巴马提出了智慧地球（smart planet）的概念。这一概念是指利用物联网技术建立相关物体之间的特殊联系，利用计算机将其信息予以整合，以实现信息世界与实体世界的融合。在此基础上，IBM提出了智慧电力、智慧医疗、智慧城市、智慧交通、智慧供应链和智慧银行在内的六大推广领域。

智慧医疗可以为公众提供更便捷可及的医疗服务，通过信息技术的辅助，公众可方便地获取包括远程医疗在内的不同形式的安全可靠的医疗服务，并通过诊疗信息在各个医疗机构间实现互联互通，提高了诊疗效率；智慧医疗可以很方便地为公众建立全面的个人健康档案，个人可随时了解自己的健康情况，并借助数字化技术手段，进行主动的疾病预防和及时有效的疾病干预。智慧医疗由三部分组成，分别为智慧医院系统、区域卫生系统及家庭健康系统。

通过上述概念的回顾，我们可以发现智慧医疗主要依靠移动通信、互联网、物联网、云计算、大数据、人工智能等先进的数字化技术，通过医疗信息化平台，将患者、医护人员、医疗设备和医疗机构更好地连接起来，以实现诊断、治疗、预防、康复乃至支付、卫生管理各环节的高度信息化、个性化和智能化，更好地保证医疗服务的安全，提高医疗服务的质量，并改善医疗服务过程中的患者体验。

当前智慧医疗和智慧医学两个词语有混用的情况，从IBM公司最初提出的概念来看，应该采取智慧医疗的说法。智慧医疗的提法更加符合中文的习惯，也更符合其实际内涵。正如邱贵兴院士在《谈谈精准医学和精准医疗》一文中提到，医学是一门学科，正如数学、物理、化学一样，我们不能说一门学科是精准的或者是智慧的，例如很难说有所谓的精准数学或者智慧数学。而医疗是临床医师治疗患者的行为，医疗必须由持有执业医师资格证的医师来实施，而移动通信、互联网、物联网、人工智能等技术手段可以帮助我们的医疗行为变得更具有可及性、更加有效率，可以突破一些时空的限制如远程医疗、远程手术，制订更加个性化的治疗方案等，但智慧医疗的实施者仍然是有执业医师资格证的医师，人工智能、机器人都是为医生服务的辅助手段，并不能替代医生。

科学技术是第一生产力，科学技术的进步会改变医疗的模式、推动医学的发展，但我们也要记住，科技是为人类服务的，不能本末倒置。随着科技的发展、社会的进步，人类的疾病谱发生了重大改变，越来越多的慢性病包括心脑血管疾病、癌症、慢性呼吸系统疾病、骨骼肌肉系统疾病成为威胁我国居民健康的主要疾病。慢性病的诊治成为影响国家经济社会发展的重大公共卫生问题，而慢性病的危险因素中，行为与生活方式因素占到了 60%。这就迫使我们医学模式要从单纯的重治疗转变成集预防、治疗、康复为一体的全人、全周期健康管理模式，提倡每个人成为自己健康第一责任人。我们的健康科普要教育引导公众树立正确健康观，建立健全健康教育体系，普及健康科普知识，做到慢性病的预防为主、关口前移、全民知晓，以真正实现全社会、全体人民的全生命周期健康管理。正是在这样的社会大背景下，我们的健康科普传播手段要不断创新、做到与时俱进，利用智慧医疗可提供的各种先进的信息技术手段，使我们的健康科普知识兼具科学性、通俗性和时效性，尽可能地做到全民知晓，以实现《“健康中国2030”规划纲要》描述的宏大愿景。

智慧医疗模式下的健康科普，一定不是只关注治疗、只关注手术，而是针对预防、治疗和康复各个环节的全覆盖，是成体系的健康科普知识。我们知道，当前的医学模式下，尤其是中国的医疗现状，都是重治疗、轻预防，单纯地提倡疾病的预防和康复，呼吁其重要性，并不能真正地改变这种重治疗、轻预防的状况。针对这种医疗模式的弊端，我们需要发展凯撒医疗这样的模式，让患者成为会员，通过支付保险费用的模式，让医疗机构真正实现预防驱动、以让会员少生病或者不生病为目标，建立以节省医疗费用的支出来获得更多利润的商业模式。这样医疗机构以及医疗从业人员才能有真正的动力去做医学科普、健康科普，尤其是针对慢性病的健康管理。如凯撒医疗模式会通过对会员的管理，譬如体重的管理、营养的监督，来减少肥胖症的发生，以减少糖尿病或者心血管疾病及其并发症的发生。当然，我们国家采取的是全民医保的模式，需要提高家庭医生、全科医生的积极性，使其成为国民健康的守护者。我们需要改变激励模式，家庭医生的收入应与其管辖范围内的居民的健康支出挂钩，对费用控制合理的医生予以奖励，督促他们做到主动预防、主动的健康科普，并适当地给予健康科普的经费支持，激励他们制作与当地文化相结合的健康科普作品。

智慧医疗背景下的健康科普，我们不得不提到医疗决策模式，包括家长式决策模式、完美经纪人模式、资讯式模式和医患共同决策模式。在智慧医疗模式下，我们的公众的健康素养有可能得到一个比较大的提升，因为他本身的健康档案是比较完整的，对于自己过去的疾病有一个比较好的了解，由于基因检测、可穿戴设备等数字化医学的进步，使其在很大程度上也可以了解自己未来的健康走向，譬如比较大的可能罹患某种癌症，或者有较大的可能得心脑血管疾病。在获得这种信息之后，他需要关注这方面的健康管理知识，健康科普就应该变得更加个性化、定制化。我们知道越来越多的慢性病，其实靠的是行为改变，而行为改变的前提是认知的重塑。所以，在未来的健康科普中，一定要注重从小树立一个人的正确健康观，不断提高个人的健康素养。作为普通人，他可以很容易地调取自己的健康档案、了解自己的健康状况，未来容易罹患哪些疾病，同时他也会高度关注某些疾病的科学进展。如安吉丽娜·朱莉，她因为自己有乳腺癌家族史，同时检测出有乳腺癌的易感基因，对于乳腺癌有比较清楚的认识，所以她选择了预防性的乳腺切除手术。尽管这样的手术可能在医学上比较有争议，但未来是不是会有更多人效仿？如何让这些人有更好的健康素养来做出合理的决策，这个时候智慧医疗指导下的健康科普可以起到很好的作用。现代医学发展到今天的水平，我们的医疗变得越来越精准，各种医疗技术的数字化水平越来越高，但不确定性仍然是医学的最重要特点。未来的医患决策应该更多地采用医患共同决策的模式，该模式下对患者自主权充分地尊重，医生也应具有非常高的专业素养，医患双方要进行非常充分的信息交流和沟通。而患者对医疗信息的解读就有赖于良好的健康科普，否则难以对各种医疗决策的利弊进行良好的判断。未来的健康科普要走向循证化与通俗化相结合的模式。我们的患者通过互联网等方式接受越来越多的医学资讯，对自己的身体越来越了解，但同时也可能对自己的健康状况有更多的问题和困惑，这个时候需要医生具有更高的专业素养，需要在诊疗过程中投入更多的精力来回答患者各种各样的问题，多学科合作的模式是必不可少的。理想的情况是患者在就诊之前，通过智慧医疗的方式进行推送并且很好地了解了相关健康科普知识，为接下来的医患沟通做好铺垫工作，这样势必有助于建立良好的医患关系，提高沟通效率，增加患者满意度。

当然，另一种悲观的预测是因为有很好的智慧医疗，傻瓜式的服务，无微不至的关怀，反而让普通人的健康素养变差了。一部分人觉得反正有人一直关心自己的健康状况，不用自己来操心自己的健康。这种情况可能会存在于少数人之中。这个时候，智慧健康科普就需要提供一些反面的案例教材，提醒我们的患者注意自己的健康状况，要自己为自己的健康负责。

随着通信科技的发展，5G 时代即将到来，健康科普知识的载体正逐渐从文字发展到语音，再发展到短视频。我们未来获取医学知识的渠道会越来越通畅，但如何保证品质就成为巨大的挑战。随着 5G 通信技术的广泛应用，我们获取健康科普知识的方式会逐渐实现从文字变成视频，从视频再到虚拟现实

（virtual reality，VR）的转变。视频内容从一般性的健康科普逐渐发展到会员制的知识付费。知识付费不仅仅是一种商业模式，也是一种筛选机制，通过收费筛选出真正关心某种疾病的患者或家属，对其进行精准的健康科普。虚拟现实技术可以让公众以更加直观的方式了解疾病的发生机制、自然史、预防知识和康复知识。譬如我们可以通过虚拟现实的技术让男性更加了解女性分娩过程中遭遇的生理变化和过程，使其对抚养孩子更加具有责任心。我们可以通过虚拟现实技术让医学生体会生病的感受，譬如模拟腰椎间盘突出症患者的坐骨神经痛、难以坐立，使其对患者的痛苦更加理解，在临床实践中变得更具有医学人文精神。我们可以让早期的糖尿病患者了解到糖尿病并发症的严重性，如糖尿病视网膜病变的失明阶段、糖尿病并发下肢动脉硬化闭塞症出现间歇性跛行甚至截肢，使其深切体会到疾病如果得不到很好控制会发生的严重后果，通过这种新形式的健康科普，让患者更加重视早期预防、及时治疗和长期康复治疗，树立起自己是健康第一责任人的观念。

智慧医疗时代，我们可以更加积极主动地进行健康科普。如同我们在零售领域看到的一样，消费者在浏览商品、关注商品以及购买商品后都会在网络上留下痕迹，包括亚马逊、淘宝和京东等电子商务公司都会建立消费者画像，会定期给客户推送相关的商品及延伸的商品，这是一种人工智能在电子商务中的应用。那么，也可以想象一下未来我们的普通医疗机构或者互联网医疗企业会有可能可以同样地把记录下来的患者信息数据进行分析，推送相关的科普知识，增强他的医学和健康素养，尤其是对于一些慢性病患者。未来，主动的推送健康信息，给予患者及家属相关的健康知识，进行主动的健康管理，必将大大促进预防医学、康复医学的发展，并减少患者的痛苦，减少社会的整体医疗费用支出。

我们生活在注意力日益成为稀缺资源的时代。未来的健康科普如何在吸引公众注意力的同时，做好质量把关，避免泛娱乐化的倾向。健康科普未来面临的问题不是信息过少，而是信息泛滥的问题，一定要建立准入制度和质量评估系统。发布健康科普知识需要有相关的认证，对于健康科普信息内容要做到审核与认证，在一些比较严肃的医学科普平台上，应该对健康科普内容进行同行评议，如同专业的报纸期刊，并在网站上做出认证的标志。在信息泛滥的时代，为了吸引用户的注意力，健康科普难免要走上娱乐化的道路，但我们还是要坚持科学性第一的原则，提倡通俗、避免庸俗。

最后，在智慧医疗的时代，患者的健康信息隐私保护问题需要提升到越来越高的水平。一个人对健康科普知识的点击可能会泄露他的健康隐私，一定要从法律的高度避免这一类信息数据的泄露，避免被不良商家利用，这些信息的泄露甚至可能被犯罪分子利用，危害到我们普通人的人身安全。这些问题都需要我们提前思考，提前预防，从制度层面建立预防和处理机制。

（余可谊）

七、叙事医学与健康科普

医学发展面临着新的机遇与挑战，包括疾病谱的改变、慢性病的“井喷”及人们获取医学（健康）信息的渠道更加多元与便捷，这些变化使得预防与科普工作显得愈发重要。与此同时，在医学人文呼声渐强的今天，叙事医学颇受瞩目，且被认为是未来临床医学的理想蓝图。鉴于上述背景，本文基于相关核心概念的探讨，尝试着将叙事医学与健康科普两者进行结合，并展开新的思考。

（一）叙事概念

罗兰·巴特认为，叙事遍存于一切时代、一切地方、一切社会。叙事是与人类历史本身共同产生的，犹如生命那样存在着。80年代初至今，在西方学术界各学科领域里，叙事研究相当兴盛，获称“叙事的转向”。文学、人类学、历史学、传播学等诸多学科领域都在借鉴与运用叙事学。

人类学家将叙事界定为：叙事是人类赋予经验以意义的一个基础性的形式，在讲述和理解经验中，它沟通并调节着内在的思想情感世界和外在的行为、事件的世界。

叙事学概念产生初期是一种对文学中叙事作品的结构分析。经由发展，除了文字文本，叙事还涉及绘画、影像、音乐、符号等多元形式。叙事学认为，叙事是对于时间序列中至少两个真实或虚构的事件与状态的讲述，其中任何一个都不预设或包含另一个。

通俗地讲，具有讲述者、聆听者、时间过程、情节和观点的故事即构成了叙事。

（二）叙事与科普

1. 文献回顾

经由 CNKI 文献检索，以“叙事”“科普”为关键词（“叙事医学”与“科普”为关键词，至今尚没有相关文献），回顾后有如下发现。

(1) 叙事与科普的主题讨论，融合了传播学、文学、叙事研究等领域。

(2) 讨论科教电视节目、纪录片等以影像手段展示的体裁，与叙事结合的路径与效果，并形成对传统科普形式的反思，如创新不足、形式不佳、效果不好等问题。

(3) 针对国外一些成功的科普电视节目，在与国产同类节目对照的基础上，将科普与叙事进行深度关联，探讨如何借助叙事，而达到更好地科学主题的传播等。如借由叙事，BBC 为科普宣传纪录片打开了一扇新的大门，使得文学叙事风格逐渐走入科普创作中。

(4) 科普期刊里对科学特质与人文精神的双重表达。

2. 叙事融入科普创作的价值

(1) 叙事增加了作品的趣味性、可接受性，更加吸引受众。具体的叙事策略包括叙事视角、叙事议题、叙事人物和叙事语言等。

(2) 平衡了真实与情感两大要素，即构成科普作品叙事艺术的关键所在。科普作品以真实与情感为基础，融入文学叙事的艺术风格，可以提高自身的内涵和社会价值。

(3) 以感性思维为开端，形象思维为根本，叙事的科普作品中融合了不同思维形式。

(4) 以人文表达作为科普作品的深厚底蕴，以文学艺术形式为载体进行科学的解释，更易引起受众强烈的感情认同和参与。

（三）叙事医学的概念

1. 叙事医学的定义

叙事医学发起人美国内科医生丽塔 • 卡伦（Rita Charon）将叙事能力界定为“认识、吸收、解释并被疾病的故事所感动的能力”。卡伦认为，以叙事能力所实践的医学，即是叙事医学。

叙事医学能够弥补医学人文的缺失，是未来医者的理想蓝图。经由叙事参与，医生们能够证实人类的力量，接受人类的弱点，从而回应并与苦难共处。叙事医学承担着寻找并弥合医患间差异与分歧的使命，能够更好地实现尊重、同情并提升医疗照护的目标。卡伦的叙事医学理念强调了叙事能力的培养与人文素养的提升，并视其为理想的临床框架。

2. 叙事医学方法论

叙事医学提供了有效的路径：以培养和提升叙事能力为核心，是以叙事能力实践的临床医学框架。以关注、再现、归属为叙事医学实践的三个要素。具体的方法包括文本阅读、反思性写作等。

（四）叙事医学对科普的启示

1. 概念（认知）层面更符合人的整体性

叙事是人与生俱来的能力。作为人类梳理自身经验的一种行为，叙事还承担着建立与他人关联的功能，其中，共情等叙事能力的作用不可替代。叙事的开端是情感回应能力，生物学基础是人类的互助本质。当疾痛与死亡来临的时候，人类的自然属性即人之为人的特征包括情感反应、互助反应都会萌发。叙事医学，有助于人们重新审视医学，因为医学助人幸福的本质须返回重心。

叙事医学是对人的整体性回应，它涵盖了人的生理、心理、情感、家庭、社会等诸多因素，在整体的框架里帮助医生认识疾病与患者，从而更好地回应和面对苦痛。

2. 有助于构建起新的思维模式与互动方式

人类的思考基本有两种倾向：逻辑科学式的思考，理解与产生经验的认知模式，后者也是人们理解日常生活世界与他人沟通的方式。叙事医学能够将不同的思维模式整合起来，在科普工作中能够平衡真实与情感两大关键因素。

另外，叙事中蕴含着交互关系和意义延展的无限空间，这是值得尊重和珍视的医学叙事的独特性，因为它们触动并最为接近生命和医疗实践的本质。叙事能够寻找到医疗中的不确定性、模糊性的存在，这是对现代生物医学实践的有力补充，也成为不可替代的价值。

叙事的交互性，是建立在尊重、平等、接纳、关注的基础之上的，改变了“专家式的思考”向大众“说教”的模式。叙事医学科普作品，将有利于建立起主体间的尊重、感同身受；有助于科学内容的传播；共情能力的发生与实践，使科普叙事汇聚起情感和理性的合力。

3. 叙事能力与科普叙事

叙事医学发起人卡伦以“认识、吸收、解释并被疾病的故事所感动的能力”界定的叙事能力，将可能是达成有效科学传播的一项重要能力。

4. 叙事医学科普工作的准备（步骤）

第一步：唤醒、培养、提高叙事能力。

第二步：系统学习叙事策略。包括时间、过程、情节、视角、风格等叙事要素。

第三步：以具体的疾病（领域）对应的叙事医学科普。就目前国内叙事医学发展现状来看，叙事医学与缓和医疗、肿瘤学、慢性病管理、康复、护理、全科医学等领域，开始积累了相关的经验，成为更加契合的先行者。

2011 年，叙事医学概念结合医学人文的探索与实践在国内正式发端。几年来，学术研究、临床实践与医学教育领域都呈现出了迫切的需求与发展，陆续有外文文献的引荐，经典译著出版,《叙事医学》专业期刊创刊等；在缓和医疗、康复照护、护理、长期慢性病照护、医患沟通等领域开始积累叙事医学的实践；医学教育领域积极回应，国内几所医学院包括北京协和医学院率先开设了《叙事医学》课程等。叙事医学从理论探讨、争鸣，逐步走向临床实践，步入了理论与实践有机整合的探索阶段。叙事医学与科普的结合，令人期待。

（李　飞　谭先杰）

八、循证医学与健康科普

随着全球和中国经济快速增长，人民生活水平明显提高，人均寿命延长，健康需求与日俱增。

2019 年是新中国成立 70 周年之际，在中国改革开放 41 周年，全国解决温饱问题、脱贫，消除传染病，向“小康”“幸福”社会迈进的征程中，全民健康已成为健康中国的最大问题。

长期以来，我国从传统的农业向工业化、现代化的进程中，医疗是保障、是根基，由于改革开放以来，快速的城市化（人口迁移，节奏加快）、工业化（汽车、手机、电脑、电视）、独生子女政策实施，加速老龄化（中国老年人＞ 65 岁，2010 年占 8%，预计 2050 年占人口 20%）；奔向现代化和小康的青少年及人民群众工作和学习压力增大，科普教育缺失，不良的生活习惯增长（吸烟、酗酒，睡眠不足、体育锻炼的减少）及外出就餐多，饮食结构改变、饮食营养不合理（牛奶、油、食盐、肉类增加，谷类蔬菜摄入减少），以及污染问题(空气、水、土、食品），各地区经济发展不平衡等，导致慢性病的高发、过早死亡。目前，非传染病已占全球死亡 65%，2020 年近 80% 慢性病（25% 过早死亡，年龄＜ 60 岁），已成为中国迈向“小康”或“幸福”的重大难题和瓶颈，带来新的医疗、社会及家庭的消耗和挑战，因此，重大疾病防控面临巨大挑战！

习近平主席为首的党中央提出“健康中国”的“十三五”战略规划，国家卫健委和中华医学会、中国科协共同联手，贯彻十八大精神：凝心聚力，助力健康。广大民众和医务工作者需要积极响应、行动起来，终身学习、更新观念，亟待将健康宣教融入疾病治疗管理的重要组成部分，创新发展中国的健康事业，关乎国家的前途和民族的命运。

慢性病定义：一类起病隐匿、病程长且病情迁延不愈、缺乏确切传染性生物病因证据的疾病。世界卫生组织指出，慢性病是人类最主要致死原因。中国慢性病占总死亡人数 86.6%（图 6-4），包括① 心脑血管病；② 癌症；③ 糖尿病；④ 慢性阻塞性肺疾病等。慢性病常合并营养不良，导致不良临床结局：并发症增多、死亡率增加、住院时间延长、医疗费用增加、家庭社会负担增。

已有明确医学证据和实验研究结果表明：吸烟、酗酒、

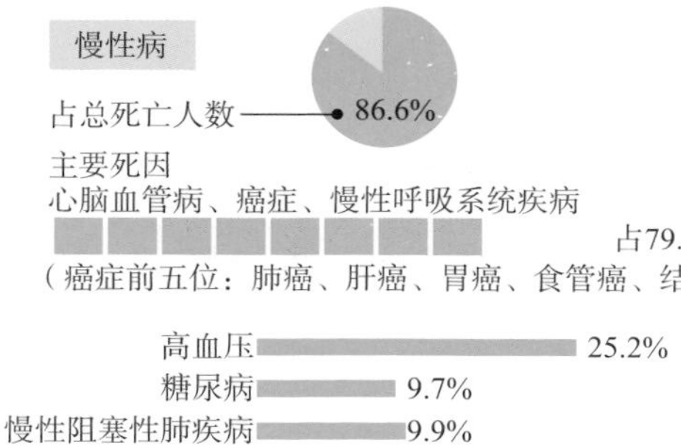

图 6-4　**慢性病概况**

引自 2015 年社科院《中国居民营养与慢性病状况报告》

肥胖，是导致心血管疾病、癌症、糖尿病、呼吸系统疾病、消化系统疾病以及骨关节疾病以及生育问题的公共杀手，也是耗竭医疗资源和社会资源的巨大陷阱。

在中国，许多烟民是一边享受医疗资源，一边继续不良习惯。如吸烟、酗酒、肥胖患者常常合并“三高”，糖尿病、高血压、高血脂、高尿酸血症后，又出现急性心肌梗死、脑梗死、肠系膜缺血、下肢缺血、肾病、肾衰竭，如果患者“享受”急诊救治、血管支架植入后，继续吸烟、酗酒，有些可导致肺癌、胃癌、食管癌、胰腺癌、结肠癌，接受手术、化疗、放疗等治疗，常常因出现并发症死亡；许多炎性肠病的年轻患者，在未成年就开始吸烟，青年发病，多次医院就诊手术、抢救，贫血、感染、维生素缺乏、吸收不良、营养不良高发，常常导致短肠综合征，长期需要静脉营养治疗。

近年来，经济的快速发展，健康体检成为“福利”。虽然健康体检查出一小部分患者，但还有许多正常人被“查出问题”，如常见的良性疾病：甲状腺结节、肝囊肿、子宫肌瘤等，而医院的“快速”“高效”“绩效”，催生了过度检查、过度治疗，一方面造成医疗资源极大浪费，另一方面，医源性焦虑的“患者”及全家又从互联网上查到危言耸听的信息，造成患者、家庭、社会的焦虑和紧张，身心疲惫，加剧医疗资源消耗、花费增多及医患矛盾。

另一方面，在中国，临床医护人员由于工作压力大、节奏快，收入与透支不平衡，不良的生活习惯如吸烟、酗酒、肥胖、休息睡眠不足，常常致使中年患病、英年早逝。因此，“健康中国”更需要关心和教育医护工作者，维护身心健康和职业的健康可持续发展。

1992年，加拿大Gordon Guyatt教授在JAMA上发表第一篇循证医学论文，标志着循证医学的正式诞生。作为循证医学的创始人，他从事循证临床研究与实践20余年，在系统评价和实践指南方法学领域造诣很深，他强调“预先评估的证据”“将循证医学证据等级纳入临床决策”“患者价值观和偏好”，反映循证医学的新理念。

循证医学（evidence-based medicine，EBM），又称实证医学，其中心思想是在现有的最佳的临床研究依据基础上作出决策，同时也应重视结合个人的临床经验和患者的实际情况。循证医学的目的是解决临床问题，通过防控危险因素预防疾病，依据实证和临床经验提高疾病的早期诊断率，正确合理的选择治疗方案，从而改善患者预后，提高生存质量。综上所述，我们需要在循证医学的基础上，加强医务工作者对慢性病的宣教培训及重视，将慢性病的宣教与预防、治疗和管理相结合，将以疾病治疗为中心变为以预防为中心，共同为实施健康中国行动而努力。

（于健春）

参考文献

[1] 智慧医疗 .https://baike.baidu.com/item/ 智慧医疗 /9875074?fr=aladdin

[2] 邱贵兴 . 谈谈“精准医学”与“精准医疗”. 中华骨与关节外科杂志，2019,12(7):481-485.
[3] 互联网健康医疗产业联盟：5G 时代智慧医疗健康白皮书（附下载）. http://www.199it.com/archives/911783.html
[4] 张渊 . 患者偏好与医患共同决策 . 协和医学杂志，2019, 10(6): 679-684.
[5] 丽塔 • 卡伦（Rita Charon）. 叙事医学：尊重疾病的故事 . 郭莉萍，译 . 北京：北京大学出版社，2015.
[6] 阿瑟 • 克莱曼（Author Kleinman）. 疾痛的故事——苦难、治愈与人的境况 . 方筱丽，译 . 上海 : 上海译文出版社 , 2010.
[7] 亚瑟 • 乔拉米卡利，凯瑟琳 • 柯茜 . 共情的力量 . 王春光，译 . 北京：中国致公出版社，2018.
[8] Rita Charon. Narrative Medicine A Model for Empathy, Reflection, Profession, and Trust. JAMA, 2001, 286(15): 1897-1902.
[9] Rita Charon. What to do with stories : The sciences of narrative medicine. Canadian Family Physician, 2007,53:1265-1267.
[10] 李飞 .《生命消逝的礼赞》导读 . 中国医学人文杂志，2018(11):65-70.
[11] 渠茌铄 . BBC 科普宣传片中的文学叙事风格——以《与恐龙同行》《与古兽同行》为例 . 出版广角 (12 期):92-94.
[12] 刘晓 . 科普教育电视节目创作中的思维模式和叙事结构——以大型系列节目《身边的奥秘》为例 . 科普研究，2010，5(29):54-59,79.
[13] 潘希鸣 . 科普影视的审美转向与叙事策略 . 学会 , 2018, No.356 (7):58-63.
[14] 姜波 . 论科普期刊的科学特质与人文精神 . 传媒观察 , 2015(12): 45-46.
[15] 崔林 . 受众本位与自由叙事——2002 北京国际科教电影电视展评研讨会带来的创作启示 . 现代传播 , 2006(1):123-124.
[16] 黄雯 . 中美科普类电视节目叙事差异研究——以美国 Discovery 科普类节目和央视《走近科学》节目为例 . 中国电视 , 2014(9):86-89.
[17] 王惟正 . 科普节目叙事结构之初探 . 台湾：国立台中教育大学，2017.
[18]《媒体人新闻业务守则》编写组 . 媒体人新闻业务守则 . 北京：中国政法大学出版社，2015.
[19] 戈登 • 盖亚特 . 医学文献使用者指南：循证临床实践手册(第 3 版). 刘晓清，译 . 北京 : 中国协和医科大学出版社 , 2019.

国务院关于实施健康中国行动的意见

国发〔2019〕13号

各省、自治区、直辖市人民政府，国务院各部委、各直属机构：

人民健康是民族昌盛和国家富强的重要标志，预防是最经济最有效的健康策略。党中央、国务院发布《“健康中国2030”规划纲要》，提出了健康中国建设的目标和任务。党的十九大作出实施健康中国战略的重大决策部署，强调坚持预防为主，倡导健康文明生活方式，预防控制重大疾病。为加快推动从以治病为中心转变为以人民健康为中心，动员全社会落实预防为主方针，实施健康中国行动，提高全民健康水平，现提出以下意见。

一、行动背景

新中国成立后特别是改革开放以来，我国卫生健康事业获得了长足发展，居民主要健康指标总体优于中高收入国家平均水平。随着工业化、城镇化、人口老龄化进程加快，我国居民生产生活方式和疾病谱不断发生变化。心脑血管疾病、癌症、慢性呼吸系统疾病、糖尿病等慢性非传染性疾病导致的死亡人数占总死亡人数的88%，导致的疾病负担占疾病总负担的70%以上。居民健康知识知晓率偏低，吸烟、过量饮酒、缺乏锻炼、不合理膳食等不健康生活方式比较普遍，由此引起的疾病问题日益突出。肝炎、结核病、艾滋病等重大传染病防控形势仍然严峻，精神卫生、职业健康、地方病等方面问题不容忽视。

为坚持预防为主，把预防摆在更加突出的位置，积极有效应对当前突出健康问题，必须关口前移，采取有效干预措施，细化落实《“健康中国2030”规划纲要》对普及健康生活、优化健康服务、建设健康环境等部署，聚焦当前和今后一段时期内影响人民健康的重大疾病和突出问题，实施疾病预防和健康促进的中长期行动，健全全社会落实预防为主的制度体系，持之以恒加以推进，努力使群众不生病、少生病，提高生活质量。

二、总体要求

（一）指导思想。以习近平新时代中国特色社会主义思想为指导，全面贯彻党的十九大和十九届二中、三中全会精神，坚持以人民为中心的发展思想，坚持改革创新，贯彻新时代卫生与健康工作方针，强化政府、社会、个人责任，加快推动卫生健康工作理念、服务方式从以治病为中心转变为以人民健康为中心，建立健全健康教育体系，普及健康知识，引导群众建立正确健康观，加强早期干预，形成有利于健康的生活方式、生态环境和社会环境，延长健康寿命，为全方位全周期保障人民健康、建设健康中国奠定坚实基础。

（二）基本原则。普及知识、提升素养。把提升健康素养作为增进全民健康的前提，根据不同人群特点有针对性地加强健康教育与促进，让健康知识、行为和技能成为全民普遍具备的素质和能力，实现健康素养人人有。

自主自律、健康生活。倡导每个人是自己健康第一责任人的理念，激发居民热爱健康、追求健康的热情，养成符合自身和家庭特点的健康生活方式，合理膳食、科学运动、戒烟限酒、心理平衡，实现健康生活少生病。

早期干预、完善服务。对主要健康问题及影响因素尽早采取有效干预措施，完善防治策略，推动健康服务供给侧结构性改革，提供系统连续的预防、治疗、康复、健康促进一体化服务，加强医疗保障政策与健康服务的衔接，实现早诊早治早康复。

全民参与、共建共享。强化跨部门协作，鼓励和引导单位、社区（村）、家庭和个人行动起来，形成政府积极主导、社会广泛动员、人人尽责尽力的良好局面，实现健康中国行动齐参与。

（三）总体目标。到 2022 年，健康促进政策体系基本建立，全民健康素养水平稳步提高，健康生活方式加快推广，重大慢性病发病率上升趋势得到遏制，重点传染病、严重精神障碍、地方病、职业病得到有效防控，致残和死亡风险逐步降低，重点人群健康状况显著改善。

到 2030 年，全民健康素养水平大幅提升，健康生活方式基本普及，居民主要健康影响因素得到有效控制，因重大慢性病导致的过早死亡率明显降低，人均健康预期寿命得到较大提高，居民主要健康指标水平进入高收入国家行列，健康公平基本实现。

三、主要任务

（一）全方位干预健康影响因素

1. 实施健康知识普及行动。维护健康需要掌握健康知识。面向家庭和个人普及预防疾病、早期发现、紧急救援、及时就医、合理用药等维护健康的知识与技能。建立并完善健康科普专家库和资源库，构建健康科普知识发布和传播机制。强化医疗卫生机构和医务人员开展健康促进与教育的激励约束。鼓励各级电台电视台和其他媒体开办优质健康科普节目。到 2022 年和 2030 年，全国居民健康素养水平分别不低于 22% 和 30%。

2. 实施合理膳食行动。合理膳食是健康的基础。针对一般人群、特定人群和家庭，聚焦食堂、餐厅等场所，加强营养和膳食指导。鼓励全社会参与减盐、减油、减糖，研究完善盐、油、糖包装标准。修订预包装食品营养标签通则，推进食品营养标准体系建设。实施贫困地区重点人群营养干预。到 2022 年和 2030 年，成人肥胖增长率持续减缓，5 岁以下儿童生长迟缓率分别低于 7% 和 5%。

3. 实施全民健身行动。生命在于运动，运动需要科学。为不同人群提供针对性的运动健身方案或运动指导服务。努力打造百姓身边健身组织和“15 分钟健身圈”。推进公共体育设施免费或低收费开放。推动形成体医结合的疾病管理和健康服务模式。把高校学生体质健康状况纳入对高校的考核评价。到2022年和2030年，城乡居民达到《国民体质测定标准》合格以上的人数比例分别不少于90.86%和92.17%，经常参加体育锻炼人数比例达到37%及以上和40%及以上。

4. 实施控烟行动。吸烟严重危害人民健康。推动个人和家庭充分了解吸烟和二手烟暴露的严重危害。鼓励领导干部、医务人员和教师发挥控烟引领作用。把各级党政机关建设成无烟机关。研究利用税收、价格调节等综合手段，提高控烟成效。完善卷烟包装烟草危害警示内容和形式。到2022年和2030年，全面无烟法规保护的人口比例分别达到30%及以上和80%及以上。

5. 实施心理健康促进行动。心理健康是健康的重要组成部分。通过心理健康教育、咨询、治疗、危机干预等方式，引导公众科学缓解压力，正确认识和应对常见精神障碍及心理行为问题。健全社会心理服务网络，加强心理健康人才培养。建立精神卫生综合管理机制，完善精神障碍社区康复服务。到2022年和2030年，居民心理健康素养水平提升到20%和30%，心理相关疾病发生的上升趋势减缓。

6. 实施健康环境促进行动。良好的环境是健康的保障。向公众、家庭、单位（企业）普及环境与健康相关的防护和应对知识。推进大气、水、土壤污染防治。推进健康城市、健康村镇建设。建立环境与健康的调查、监测和风险评估制度。采取有效措施预防控制环境污染相关疾病、道路交通伤害、消费品质量安全事故等。到2022年和2030年，居民饮用水水质达标情况明显改善，并持续改善。

（二）维护全生命周期健康

7. 实施妇幼健康促进行动。孕产期和婴幼儿时期是生命的起点。针对婚前、孕前、孕期、儿童等阶段特点，积极引导家庭科学孕育和养育健康新生命，健全出生缺陷防治体系。加强儿童早期发展服务，完善婴幼儿照护服务和残疾儿童康复救助制度。促进生殖健康，推进农村妇女宫颈癌和乳腺癌检查。到2022年和2030年，婴儿死亡率分别控制在7.5‰及以下和5‰及以下，孕产妇死亡率分别下降到18/10万及以下和12/10万及以下。

8. 实施中小学健康促进行动。中小学生处于成长发育的关键阶段。动员家庭、学校和社会共同维护中小学生身心健康。引导学生从小养成健康生活习惯，锻炼健康体魄，预防近视、肥胖等疾病。中小学校按规定开齐开足体育与健康课程。把学生体质健康状况纳入对学校的绩效考核，结合学生年龄特点，以多种方式对学生健康知识进行考试考查，将体育纳入高中学业水平测试。到2022年和2030年，国家学生体质健康标准达标优良率分别达到50%及以上和60%及以上，全国儿童青少年总体近视率力争每年降低0.5个百分点以上，新发近视率明显下降。

9. 实施职业健康保护行动。劳动者依法享有职业健康保护的权利。针对不同职业人群，倡导健康工作方式，落实用人单位主体责任和政府监管责任，预防和控制职业病危害。完善职业病防治法规标准体系。鼓励用人单位开展职工健康管理。加强尘肺病等职业病救治保障。到2022年和2030年，接尘工龄不足5年的劳动者新发尘肺病报告例数占年度报告总例数的比例实现明显下降，并持续下降。

10. 实施老年健康促进行动。老年人健康快乐是社会文明进步的重要标志。面向老年人普及膳食营养、体育锻炼、定期体检、健康管理、心理健康以及合理用药等知识。健全老年健康服务体系，完善居家和社区养老政策，推进医养结合，探索长期护理保险制度，打造老年宜居环境，实现健康老龄化。到2022年和2030年，65至74岁老年人失能发生率有所下降，65岁及以上人群老年期痴呆患病率增速下降。

（三）防控重大疾病

11. 实施心脑血管疾病防治行动。心脑血管疾病是我国居民第一位死亡原因。引导居民学习掌握心肺复苏等自救互救知识技能。对高危人群和患者开展生活方式指导。全面落实35岁以上人群首诊测血压制度，加强高血压、高血糖、血脂异常的规范管理。提高院前急救、静脉溶栓、动脉取栓等应急处置能力。到2022年和2030年，心脑血管疾病死亡率分别下降到209.7/10万及以下和190.7/10万及以下。

12. 实施癌症防治行动。癌症严重影响人民健康。倡导积极预防癌症，推进早筛查、早诊断、早治疗，降低癌症发病率和死亡率，提高患者生存质量。有序扩大癌症筛查范围。推广应用常见癌症诊疗规范。提升中西部地区及基层癌症诊疗能力。加强癌症防治科技攻关。加快临床急需药物审评审批。到2022年和2030年，总体癌症5年生存率分别不低于43.3%和46.6%。

13. 实施慢性呼吸系统疾病防治行动。慢性呼吸系统疾病严重影响患者生活质量。引导重点人群早期发现疾病，控制危险因素，预防疾病发生发展。探索高危人群首诊测量肺功能、40岁及以上人群体检检测肺功能。加强慢阻肺患者健康管理，提高基层医疗卫生机构肺功能检查能力。到2022年和2030年，70岁及以下人群慢性呼吸系统疾病死亡率下降到9/10万及以下和8.1/10万及以下。

14. 实施糖尿病防治行动。我国是糖尿病患病率增长最快的国家之一。提示居民关注血糖水平，引导糖尿病前期人群科学降低发病风险，指导糖尿病患者加强健康管理，延迟或预防糖尿病的发生发展。加强对糖尿病患者和高危人群的健康管理，促进基层糖尿病及并发症筛查标准化和诊疗规范化。到2022年和2030年，糖尿病患者规范管理率分别达到60%及以上和70%及以上。

15. 实施传染病及地方病防控行动。传染病和地方病是重大公共卫生问题。引导居民提高自我防范意识，讲究个人卫生，预防疾病。充分认识疫苗对预防疾病的重要作用。倡导高危人群在流感流行季节前接种流感疫苗。加强艾滋病、病毒性肝炎、结核病等重大传染病防控，努力控制和降低传染病流行水平。强化寄生虫病、饮水型燃煤型氟砷中毒、大骨节病、氟骨症等地方病防治，控制和消除重点地方病。到2022年和2030年，以乡（镇、街道）为单位，适龄儿童免疫规划疫苗接种率保持在90%以上。

四、组织实施

（一）加强组织领导。国家层面成立健康中国行动推进委员会，制定印发《健康中国行动（2019—2030年）》，细化上述15个专项行动的目标、指标、任务和职责分工，统筹指导各地区各相关部门加强协作，研究疾病的综合防治策略，做好监测考核。要根据医学进步和相关技术发展等情况，适时组织修订完善《健康中国行动（2019—2030年）》内容。各地区要结合实际健全领导推进工作机制，研究制订实施方案，逐项抓好任务落实。各相关部门要按照职责分工，将预防为主、防病在先融入各项政策举措中，研究具体政策措施，推动落实重点任务。

（二）动员各方广泛参与。凝聚全社会力量，形成健康促进的强大合力。鼓励个人和家庭积极参与健康中国行动，落实个人健康责任，养成健康生活方式。各单位特别是各学校、各社区（村）要充分挖掘和利用自身资源，积极开展健康细胞工程建设，创造健康支持性环境。鼓励企业研发生产符合健康需求的产品，增加健康产品供给，国有企业特别是中央企业要作出表率。鼓励社会捐资，依托社会力量依法成立健康中国行动基金会，形成资金来源多元化的保障机制。鼓励金融机构创新健康类产品和服务。卫生健康相关行业学会、协会和群团组织以及其他社会组织要充分发挥作用，指导、组织健康促进和健康科普工作。

（三）健全支撑体系。加强公共卫生体系建设和人才培养，提高疾病防治和应急处置能力。加强财政支持，强化资金统筹，优化资源配置，提高基本公共卫生服务项目、重大公共卫生服务项目资金使用的针对性和有效性。加强科技支撑，开展一批影响健康因素和疑难重症诊疗攻关重大课题研究，国家科技重大专项、重点研发计划要给予支持。完善相关法律法规体系，开展健康政策审查，保障各项任务落实和目标实现。强化信息支撑，推动部门和区域间共享健康相关信息。

（四）注重宣传引导。采取多种形式，强化舆论宣传，及时发布政策解读，回应社会关切。设立健康中国行动专题网站，大力宣传实施健康中国行动、促进全民健康的重大意义、目标任务和重大举措。编制群众喜闻乐见的解读材料和文艺作品，以有效方式引导群众了解和掌握必备健康知识，践行健康生活方式。加强科学引导和典型报道，增强社会的普遍认知，营造良好的社会氛围。

国务院

2019 年 6 月 24 日